《专科护士临床工作手册》丛书

药疗咨询护士临床工作手册

主　审　李乐之

主　编　欧尽南

副主编　王小艳　杨　群

编　者（以姓氏笔画为序）

王小艳　向娥英　刘　莉　刘艺平　刘志青

杨　剑　杨　群　张玉芳　欧尽南　罗　婷

徐　萍　崔　薇　彭　霞　彭海燕　蒋开明

谢　霞　谢彩霞　戴红艳

人民卫生出版社

图书在版编目（CIP）数据

药疗咨询护士临床工作手册 / 欧尽南主编 . —北京：人民卫生出版社，2018

ISBN 978-7-117-26942-1

Ⅰ.①药…　Ⅱ.①欧…　Ⅲ.①药物疗法 - 护理 - 手册　Ⅳ.①R453-62 ②R473-62

中国版本图书馆 CIP 数据核字（2018）第 132253 号

人卫智网	www.ipmph.com	医学教育、学术、考试、健康，购书智慧智能综合服务平台
人卫官网	www.pmph.com	人卫官方资讯发布平台

药疗咨询护士临床工作手册

主　　编：欧尽南
出版发行：人民卫生出版社（中继线 010-59780011）
地　　址：北京市朝阳区潘家园南里 19 号
邮　　编：100021
E - mail：pmph @ pmph.com
购书热线：010-59787592　010-59787584　010-65264830
印　　刷：北京画中画印刷有限公司
经　　销：新华书店
开　　本：710×1000　1/16　　印张：14
字　　数：259 千字
版　　次：2018 年 8 月第 1 版　2018 年 8 月第 1 版第 1 次印刷
标准书号：ISBN 978-7-117-26942-1
定　　价：49.00 元
打击盗版举报电话：010-59787491　E-mail：WQ @ pmph.com
（凡属印装质量问题请与本社市场营销中心联系退换）

编 写 说 明

根据《中国护理事业发展规划（2016—2020 年）》要求，为大力发展专科护理，提高临床护士的专业能力，提升护理服务的专业化程度，帮助护士更好地进行职业规划，中南大学湘雅二医院根据 2007 年 5 月卫生部颁布的《专业护理领域护士培训大纲》的内容和要求，充分发挥医院作为湖南省专科护理质量控制中心的优势，结合医院护理专业小组的宝贵工作经验，组织编写了这套《专科护士临床工作手册》。

本丛书由医院护理部正副主任、科护士长担任主编，主编同时也是各护理专业组的牵头人，各专业组组长、副组长担任副主编。丛书包括 12 本，其中《静脉治疗护士临床工作手册》由李乐之教授主编，《急危救治护士临床工作手册》由李亚敏教授主编，《糖尿病联络护士临床工作手册》《营养管理护士临床工作手册》由黄金教授主编，《围手术期管理护士临床工作手册》《教学护士临床工作手册》由赵丽萍教授主编，《造口伤口护士临床工作手册》由曾立云主编，《疼痛管理护士临床工作手册》由姜志连主编，《药疗咨询护士临床工作手册》由欧尽南主编、《康复护士临床工作手册》由何桂香主编、《心理联络护士临床工作手册》由陈琼妮主编，《礼仪促进护士临床工作手册》由周昔红主编。

在编写过程中，始终强调理论与实践相结合，将临床实践经验归纳总结并提升到理论高度，对临床实践有较强的现实指导意义。同时，注重篇幅适宜、内容精练、便于记忆、实用性强，旨在为医院从临床专业护士的遴选、培训、晋级管理等方面提供参考建议；也可为临床专科护士提供理论、实践指导。

中南大学湘雅二医院

2017 年 6 月

《专科护士临床工作手册》丛书
编 委 会

一、丛书编委会

主　任　李乐之　唐四元

副主任　黄　金　赵丽萍　李亚敏

委　员　欧尽南　何桂香　姜志连　曾立云　陈琼妮　周昔红　高竹林

　　　　张孟喜　杨玲凤　谭晓菊　刘卫红　陈谊月　王小艳

　　　　张慧琳　金自卫　欧阳沙媛

二、主编与副主编

书　名	主审	主编	副主编	
《静脉治疗护士临床工作手册》	黎志宏	李乐之	高竹林	夏春芳
《急危救治护士临床工作手册》	李乐之	李亚敏	赵先美	彭　娟
《糖尿病联络护士临床工作手册》	周智广	黄　金	杨玲凤	王　琴
《营养管理护士临床工作手册》	李乐之	黄　金	张孟喜	李迎霞
《围手术期管理护士临床工作手册》	李乐之	赵丽萍	刘卫红	徐　灿
《教学护士临床工作手册》	李乐之	赵丽萍	张慧琳	方春华
《疼痛管理护士临床工作手册》	李乐之	姜志连	陈谊月	肖　树
《药疗咨询护士临床工作手册》	李乐之	欧尽南	王小艳	杨　群
《康复护士临床工作手册》	李乐之	何桂香	谭晓菊	熊雪红
《造口伤口护士临床工作手册》	李乐之	曾立云	金自卫	杨　静
《心理联络护士临床工作手册》	陈晋东	陈琼妮	张展筹	汪健健
《礼仪促进护士临床工作手册》	李乐之	周昔红	欧阳沙媛	骆璐

《专科护士临床工作指南》丛书编写组

2018 年 3 月

中南大学湘雅二医院始建于1958年,是国家教育部重点高校——中南大学附属的大型综合性三级甲等医院,是国内学科最齐全、技术力量最雄厚的医院之一。医院脱胎于1906年美国雅礼协会在中国创办最早的西医院之一——雅礼医院,素有"南湘雅"之美誉。经过几代人六十年的努力,湘雅二医院不断发展壮大,医疗护理、医学教育及科学研究均居于全国前列水平。医院拥有两个国家临床医学研究中心、6个国家重点学科以及包括临床护理在内的23个国家临床重点建设专科。作为湖南省专科护理质量控制中心挂靠单位,牵头指导全省15个专科领域专科护士的培养与认证工作。

为响应国家医改目标导向,深入开展优质护理服务示范工程,建设一流临床护理重点专科,进一步提高护士专业素养和综合素质,医院积极探索适应新形势、满足护理新需求的专科护士培养途径。近十年来,依托医院优势学科,借助开展湖南省专科护士培训工作的经验,结合医院护理学科发展实际,构建了多部门多学科联动的专科护士培养体系,整合了院内12个护理专业小组,从培训、考核、研究、质控以及专科护士层级培养与使用等方面开展了大量卓有成效的工作。

为继承湘雅优良传统,弘扬医院文化理念,展示我院建院六十年来在护理学科建设尤其是护理人才培养方面的经验与做法,护理部组织12个护理专业小组编写了这套《专科护士临床工作手册》丛书,从每个领域专科护理发展的历史沿革、组织与管理、质量控制等方面介绍了医院对专科护士的培养与使用策略;每本书还重点介绍了各领域专科护士必备的知识和基本技能,为专科护士打好理论和实践基础提供支持与借鉴。丛书的出版,将为广大读者带来新的视角、新的理念和新的方法,为护理学生和临床护士规划职业生涯和提高专业素养提供新的参考,为护理管理者谋划学科发展提供新的思路。

我院将在习近平新时代中国特色社会主义思想指引下,始终秉承"公勇勤慎、诚爱谦廉、求真求确、必邃必专"的湘雅校训和"团结、严谨、求实、创新"的院训,践行"技术硬如钢,服务柔似水"的二院文化理念,不断完善专科护士的培养模式,与全国护理工作者一道,共同提高专科护理水平,造福更多病人,为健康中国建设作出新的更大的贡献。

中南大学湘雅二医院党委书记

周智广

2018 年 4 月于长沙

2011年3月8日，国务院学位办颁布了新的学科目录设置，其中护理学从临床医学二级学科中分化出来，成为了一级学科，这给护理学科发展提供了广阔的空间，也给护理工作者提出了如何定位护理学科以及如何加强学科建设、提升护理学科内涵与质量的问题。广大护理工作者围绕培养护理人才、夯实护理基础、提升护理专科化水平、加强科学管理和创新护理手段等方面开展了大量卓有成效的工作，促进护理学科迅速发展，使其逐渐成为既与临床医学有交叉又有自身特色的独立学科体系。

临床护士专业化，是临床护士在专业上发展的新领域，是护理学科建设的重要元素，是适应社会进步和诊疗技术不断发展的重要手段，是保证护理工作质量、合理使用护理人力资源、构建护理人才梯队以及体现护士专业价值的重要举措。提升临床护士的专业化水平，需要在建立护士专科培训和管理使用机制的基础上，加强专业知识和专业技能培训，增加护士工作责任感、成就感，进而提高他们在不同专科领域的能力。

中南大学湘雅二医院系国家卫计委临床护理重点专科建设项目单位，湖南省专科护理质量控制中心挂靠单位。医院以建设国家临床护理重点专科为契机，借鉴培养、认证、考核湖南省专科护士方面的经验，构建学科联动专科护士培养体系，联合医务部、教务部、药学部及营养科等部门及各临床专科，成立12个护理专业小组，从培训、考核、研究及质控以及专科护士层级培养与使用等方面开展了大量工作，取得有目共睹的成效，并在湖南省专科护士能力提升大赛中斩获冠军。

为分享在专科护士培养与使用方面的经验，中南大学湘雅二医院组织各专业组长及专科护士编写了这套《专科护士临床工作手册》丛书，共12本，由医院护理部正副主任、科护士长担任主编，各专业组组长、副组长担任副主编。丛书共12本，涵盖了静脉治疗、围手术期管理、急危救治、糖尿病联络、康复护理、造口伤口护理、营养管理与支持、疼痛管理、心理联络以及药疗咨询等病人需求大、专业化要求高的领域，也包括了临床教学、护理礼仪促进等提升护理管理水平的领域。丛书既介绍了专业组构建与管理相关的信息，也介绍了各领域专科护士必备的专业知识与专业技能，对规范专科护士培养以及拓宽专科护士专业视野、提升专业能力有良好的借鉴作用。

探索科学、有效的专科护士培养与使用策略，不断提升临床护士专业化水平,促进临床护士适应社会的进步、医学专业的发展和人民群众对美好生活的期盼,是广大护理管理者和护理教育者恒久关注的话题,也是广大临床护士努力的方向。期待丛书的出版,能为护理工作者提供一些新的思路,也为护理学科发展注入新的生机和活力。

中南大学湘雅护理学院院长
唐四元
2018 年 3 月

近年来，随着护理学科专业化水平的不断提高，国内专科护理迅速发展，药疗咨询专科护理在一些大型综合性医院中应运而生。具有药疗护理领域专业知识的一大批护理人员活跃在临床工作的一线，进一步促进了护理服务品质的提高。药疗护理是护理工作的重要组成部分，在保证病人用药安全性和有效性方面起着不可忽视的作用。

国内药物种类繁多，更新换代速度快，在使用过程中有不同的方式方法；由于专业教育背景的差异，我国护理人员对于药学知识的储备相对不足；再加上国内适合护理人员使用的系统性、规范性的药疗护理参考书籍较少，护士在临床工作中会遇到有关药物的各方面问题。

本书旨在将药学知识与护理知识相结合，为广大护理工作者在药疗护理领域提供参考。由护理人员牵头完成药疗护理工作手册的编写在国内还是首次，本书在编写过程中，我们始终秉承以病人为中心、临床实用性的理念，从医院药疗护理专业小组的构建、药学专业知识、药疗咨询护理专业技能等方面进行了阐述，希望能为广大护理人员提供临床参考，进一步规范药疗护理行为，促进护理专业的专科发展。

因受篇幅字数限制，涉及药学知识层面的部分仅围绕临床需要进行了初略地介绍，一定程度上存在局限性，不当之处还请广大医务工作者批评指正，我们将在后续的版次中持续改进。

欧尽南

2018 年 4 月

目 录

第一篇 概　述

第二篇　药疗咨询护士必备知识

第三篇　药疗咨询护士必备技能

第一篇

概　　述

第一章　药疗咨询护士的
历史沿革

一、药疗咨询护士的诞生

2011年,国务院学位办颁布新的学科目录,护理学成为一级学科,在一定程度上推进了专科护理的发展。"十一五"期间,国家卫生计生委强调要加强对专科护理人才的培养,使得国内一些专科护理得到了长足的发展,如新生儿专科护理、肿瘤专科护理、血液净化专科护理等,这些护理专科的设置基本与医疗临床亚专科一致。专科护士(Clinical Nurse Specialist)是在某一专科领域有较高理论水平和实践能力、完成该专业所需要的教育课程且考核合格、专门从事该专业护理的临床护士。随着近年来专科护理的不断发展,各地对专科护士的培养进行了一些探索,基于护理一级学科的亚专科护士培养方向也进一步拓宽。如伤口造口、静疗、糖尿病教育、药疗咨询等专科护理正发挥着举足轻重的作用。这些护理亚专科的出现,进一步促进了护理向专业化方向的发展。药疗咨询护理亚专科涉及多种专科药物知识,跨多个医疗专科领域,旨在培养一批具有较高药疗护理理论和实践能力的药疗咨询护士,结合临床护理及药学知识,在医院的多个专科对病人合理安全用药开展工作。

二、药疗咨询护士的地位与作用

全球每年都有相当数量的药物不良事件发生,其中大部分发生在医院。药物不良事件的发生不仅对病人造成损害,还会导致医疗费用的增加,存在医疗纠纷隐患,因此,药物治疗中的咨询与健康指导尤为重要。我国医药知识普及力度不够,国民医药知识相对匮乏,药物滥用现象普遍存在,已成为不可忽视的社会问题。临床一线护士在保证临床用药安全、合理、有效和减少并发症方面发挥极其重要的作用。

1. 护士是药疗服务链的前哨兵 药疗咨询护士作为临床服务的提供者,处于医疗服务链的最前沿,是药疗活动的直接执行者,能及时掌握来自病患的第一手资料。及时正确的干预措施在一定程度上能降低风险,提高病人依从性,因而,药疗护士工作质量直接影响药疗相关服务水平。

2. 护士是连接医患的重要枢纽 处于临床一线的药疗咨询护士,其工作范畴和性质决定了他们是联络药师、医生和病患的重要纽带。他们融合药学、临床医学、基础护理学、社会人文学、护理管理学知识于一体,在为病人提供整体护理的同时,通过不断总结经验、循证等方法,在药品管理、不良事件管理方面促进质量持续改进。

3. 护士是实施药疗健康教育的主力军 一方面,医院是病人接受健康指导的重要场所,与病人接触时间最多的是护理人员。另一方面,健康指导是护理人员的重要职责,尤其是药疗咨询护士,如何运用药疗护理领域的最新理论,及时提供专业的指导是反映护理工作质量的重要指标之一。此外,随着人类疾病谱的变化及人口老龄化,慢性病占据了相当大的比例,需要长期药物治疗的病人增多,药疗健康指导服务进社区、院内外一体化护理服务模式将有很大的发展空间。综上所述,无论是医院还是社区的健康教育,都离不开具有高度专业化水平的药疗咨询护士。

三、药疗咨询的发展历程

1976 年以前,国外的多数病人未被告知药物的有关信息,甚至在相当长的一段时间,连所用药物的名称都不清楚,更谈不上对病人进行咨询与辅导。直到 2006 年,个体化药物咨询逐渐普及,许多国家专门就给病人提供口头或书面健康指导信息立法。目前,许多发达国家规定,在职的药学继续教育是获得护理从业执照所必需的条件。

近些年来,国内也提出了"知、信、行"的健康教育目标,而且把它作为病房责任护士的职责之一,贯穿于病人从入院宣教至出院教育的全过程。护理健康教育的内容涵盖药学方面的咨询,护理教育已开始将护理药理学作为高等护理教育必设的课程之一。2006 年,首都医科大学护理学院开始专门开设"护理药物治疗学"课程,这是一项非常重要的护理教学改革。

四、药疗咨询的现状

医院开展药疗健康教育的形式包括卫生科普宣传板报、电视、广播、面对面个体化宣教指导、书面材料、讲座、电话咨询等;场所主要包括门诊、住院部等;人员包括医生、护理人员、药学人员等。在部分医院还开设了药物咨询门诊,主要由药学专业人员担任该类门诊咨询任务。近年来,随着临床药师制度的建立,促使药师进入临床一线指导医师正确、合理地用药。然而,病患的药疗随时咨询与指导任务仍然由医护人员完成,尤其是与病患接触甚多的护理人员扮演着重要角色。近些年来,在专科护理快速发展的大背景下,国内一些大型综合性医院开始了一些尝试,如组建药疗咨询专科护理小组,其职责包括负责医院药疗护理安全管理和护理人员的培训,这样既能答疑、保障用药安全,又能促进护士业务水平的不断提高;它既是进一步提升药学服务水平的突破口,也是激励护理人员的助推剂。也有医院对临床药师与医护团队跨学科协作模式进行了探讨,药、医、护协作开展病人用药教育,在促使病人用药依从性的提高和正确规范使用药物方面取得了一定的成效。但药疗咨询处于探索阶段,仍有许多不足之处,主要表现在以下几方面:第一,对药物咨询无统一定义和要求,没有界定相应的职责;第二,源于主观重视度不够,在药疗过程中护患沟通欠缺;第三,源于药物品种繁多,更新速度快,护理人员药物相关知识相对匮乏,导致咨询水平参差不齐,因而药疗健康指导效果有限,不能满足广大病人的要求。

五、药疗咨询专科护理的发展趋势

1. 多学科协作成为常态　慢性疾病已成为人类疾病谱的重要组成部分,在疾病的预防和治疗中,药疗起着较为重要的作用。有效、经济、最低不良反应与杜绝药品滥用是合理用药管理的关键要素,而这些都离不开医学专业人员相当长时间的共同努力。处于医疗服务前哨的护理人员需要综合运用医学相关知识,为病人提供专业的服务。基于目前护理教育的课程设置及专业分工侧重点不同,在为病人提供优质护理的过程中,必须与药学、医生团队协作,各自发挥专业的长处,这将是未来药疗服务的常态。

2. 服务对象不再局限于医院　随着现代护理服务模式的改变,院内外一体化护理模式出现,势必要求护理人员改变观念,拓展服务半径,将护理服务延伸至社区、家庭。因此,药疗咨询中需要考虑的因素更加全面复杂,这就对广大护理人员的各方面都有了较高的要求。

3. 工作的内涵进一步深化,范围拓广　过去传统的观念一直充斥着大众甚至是部分医务人员的头脑:护理工作就是被动地执行医嘱。而随着社会的进步,护理人员专业素质的不断提高,这种观念正被取代和纠正。护理人员应运用评判性思维执行医嘱。在药疗过程中,护理与医疗各自发挥自身专业的优势,共同为保障病人用药安全提供服务。护理人员在病人用药观察、处方查对、病人教育、药品管理、药品不良事件管理方面都将发挥不可忽视的作用。

4. 药疗咨询进一步走向专科化、专业化　随着专科护理的不断发展，药疗护理领域呼唤一批经验丰富的高素质护理团队。他们能够通过循证指导工作，不断推进药疗护理向前发展。然而培养高素质的药疗咨询专科护理人才需要从护理教育模式的改革抓起，应有与之配套的护理教育，例如在医学院校的护理专业单独设立药疗护理学课程等。

（欧尽南）

第二章 药疗咨询护士的组织与管理

第一节 药疗咨询护理专业小组的构建

一、指导思想

组建专业小组的过程中,宜充分发挥护理人员的主观能动性。在选拔和考核专业组成员时,应使护理人员个人兴趣与能力相结合,自愿报名,公平公正考核,旨在通过紧密结合临床实际需要定期开展各种培训及质量控制活动,不断提高临床服务水平的同时,提升护理人员的专业价值感。

二、组织管理架构

药疗护理小组实行由护理部主任领导、医院护理专业发展委员会直接业务指导下的专业组组长负责制,负责全院药疗护理的业务指导及质量管理。专业小组由护理专业发展委员会1名专家牵头,下设正副组长各1名、专业组成员若干,组员来自各个临床亚专科,根据小组成员人数规模建立由若干人组成的质量控制小组,参与组内质量控制工作(图2-1)。

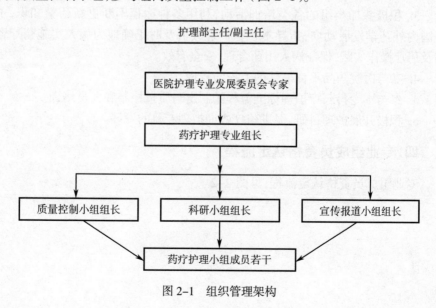

图 2-1 组织管理架构

三、专业组工作职责

（一）护理部主任（副主任）/护理专业发展委员会专家工作职责

1. 负责全院所有专业组的管理工作 根据医院年度计划,结合临床工作实际,拟定专业组的护理工作目标。

2. 建立各专业组管理制度、常规及质量标准并督促实施。

3. 监督并指导各专业组组长的工作,对各专业组培训及活动进行统筹管理,对专科小组成员工作进行质量全程控制。

（二）药疗护理专业组组长职责

1. 在护理部主任的领导下,在医院护理专业发展委员会专家的业务指导下开展专业组各项工作。

2. 负责起草本专业组的管理制度、护理常规、工作流程、技术操作规程、护理质量考核与督查标准、各类应急预案等并上报护理专业发展委员会及护理部主任审查。

3. 负责制定适合本专业组的培训及科研计划并组织实施,亲自参与培训授课。负责专业组活动的组织、策划和具体实施。

4. 负责督查并指导本专业组成员的工作,定期进行评估、考核及质量控制。

（三）专业组成员职责

1. 在专科小组组长的指导下进行专科护理工作。

2. 运用全面的药学及护理学知识和技能,为病人提供药疗咨询服务。

3. 积极参加小组的各类培训活动,利用多种途径不断更新药学知识,了解国内外药学发展动向,指导本科室护理人员及时正确地为病人实施药疗咨询及药疗操作实践,保证病人用药合理、安全有效。

4. 参与医院药品不良事件的上报与管理。

5. 参与本专科药疗护理标准流程的制定与质量控制和人员培训。

6. 积极开展护理科研,促进药疗咨询护理专科的发展。

四、专业组成员资格认定流程

专业组成员资格认定流程,见图 2-2。

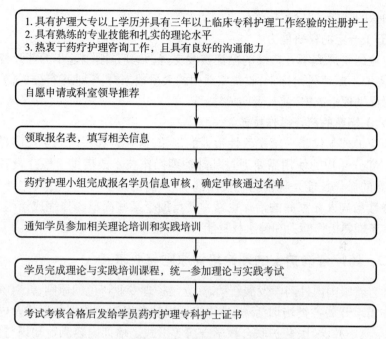

图 2-2 药疗护理专业组成员资格认定流程图

第二节 药疗咨询护士的培训

一、药疗咨询护士的素质要求

（一）拥有扎实的药理学及护理学基础知识

药疗咨询要求知识面广,除扎实的药理知识外,还需具备丰富的疾病知识、良好的沟通能力,并能综合运用,做到及时进行有效的干预,保证药疗的安全、有效性。

（二）敏锐的观察能力

病人药疗过程中的反应个体化差异大,故用药后的效果观察在保证合理安全用药中起着至关重要的作用。及时发现药疗过程中的异常情况,能为医师及时进行处理提供依据。

（三）有良好的人际沟通能力

药疗咨询与语言沟通表达能力高度相关,良好的沟通技巧能使药疗知识信息被准确传达,对提高病人的用药依从性起着很重要的作用。

（四）获取知识的能力

医疗行业发展迅猛,知识更新迅速,药疗咨询护士必须具备利用多种途径获取知识的技能,如检索药学信息的能力等。

(五)一定的科研能力

专业的发展离不开持续的循证实践支持,尤其是刚刚起步的药疗咨询专业,更需要不断地科研探索,收集实践中的大量数据,科学地进行分析,为专业的发展提供理论依据,使其走向成熟。

(六)娴熟的药疗操作技能

药疗护理工作是一项实践性很强的工作,这一点在医院内更加明显。例如相当部分药物的使用需要通过基础护理操作技术或借助于医疗设备来完成,娴熟的操作技能是保证药物使用准确、及时的重要方面。除此之外,针对某些慢性病病人在家庭的治疗也常常要借助于某些简单操作完成给药,这就需要具备娴熟操作能力和健康教育能力的专业人员给予指导。

二、药疗咨询护士的理论培训原则与要求

本着着眼国内外药学发展新动态、立足护理专业特色的原则,针对临床实际工作需求开展各类培训活动,具体实行组长负责制。培训的形式及内容包括自学、集中授课、医药护联合教学查房等形式。培训内容涵盖知识与技能,如药物学新进展、沟通交流技能等,做到培训形式的多样性、知识内容的科学性、前沿性、实效性。理论培训时间累计不得少于 50 个学时。通过培训,要求学员掌握本专科常见药物的最新知识,并能针对性地开展科室护理人员的培训和病人药疗健康指导。

三、药疗咨询护士的实践培训原则与要求

紧密结合临床实际的原则,实际操作中做到药学理论与护理学技能相结合。在相应临床专科实践工作时长不得少于 4 周,实践培训结束,能独立解答病人一般药疗相关疑问,对病人施行正确的药疗健康指导;每年度至少完成本科室护理人员或病人药疗健康讲座 1 次,每次不得少于 1 个课时;能组织护理查房,能解决本科室疑难药疗护理问题。

第三节 药疗咨询护士的工作定位

一、药疗咨询护士的遴选条件

具有 3 年及以上临床工作经验的护理人员,自愿申请或专家推荐,通过必需相关课程的培训且考核合格。

二、药疗咨询护士的角色定位

在合理用药的过程中,临床工作一线的护士担负着非常重要的责任,他们既是药物治疗的执行者,又是病人用药前后的监督者。第一,病人药疗过程中的监护与健康指导是护理工作的重要职责。护理人员在与病人密切接触的过程中,能第一时间发现病人在合理用药方面存在的误区及用药后的效果,及时对病人进行干预指导,提供第一手资料给临床医生,为进一步治疗方案提供依据,因而在保证合理安全用药、减少不良反应方面发挥着极其重要的作用。第二,在药疗过程中,护理人员与临床药师、临床医师团队构成合作伙伴关系,共同为提高病人药疗依从性和安全有效性开展工作。第三,护理人员在执行药疗医嘱的过程中的职责是:尊重医嘱,运用评判性思维保证药疗过程安全、正确有效,使治疗行为更加完善、更加科学;第四,护理人员还要求与药师保持良好的沟通,保证药品的储存与保管的规范正确性;第五,护理人员需参与药物相关不良反应的上报管理等。

（欧尽南）

第三章 药疗咨询的质量管理

一、药疗咨询工作质量标准要求

1. 组织架构及制度完善 建立全院药疗咨询专科护理团队,实行组长负责制。制度职责完善,定期总结分析,持续改善药疗护理质量,促进专科发展。

2. 专业理论知识掌握方面 护士掌握本专科领域常用药物的基本知识,包括主要药物的药理作用、主要不良反应及应急处理措施、使用过程中的注意事项,知晓药物不良反应应急处理及呈报流程等。

3. 专业技能掌握方面 护士掌握药疗健康教育基本技能,能给病人提供有效的指导,使得病人用药依从性好、对药疗相关注意事项掌握好、药疗医嘱执行准确及时。

4. 专业发展能力方面 专业组成员具备一定的教学能力,定期组织本科室护理人员学习药疗护理新动态,且效果良好。

5. 其他 药品管理规范,符合要求,不良反应上报及时,管理符合要求。

二、药疗咨询工作质量管理考核办法

药疗咨询工作质量管理考核办法见表3-1。

表 3-1 药疗咨询工作质量管理考核办法

项目	标准要求	分值	考核得分	评分方法
知识掌握	知晓本专科常用药物的药理作用、使用过程中的注意事项及不良反应	10		随机抽考1种药物的相关知识,根据回答的正确与否酌情计分
咨询技能	健康指导通俗易懂,健康指导知识点表述完整,条理清晰	10		现场考核护士行药疗咨询指导,采取询问病人与考核者观察相结合的方式
人员培训管理	定期开展药疗相关知识培训(每半年不少于1次),培训内容紧贴临床实际需要	10		查看记录与询问护理人员相结合,1处不符合扣1分

续表

项目	标准要求	分值	考核得分	评分方法
病人教育	病人知晓药物名称,了解相应药物使用注意事项,用药依从性好	30		选取2名病人,根据情况酌情扣分
不良反应管理	知晓药品不良反应上报管理流程并督促相关人员及时上报不良反应	10		抽考1名护士的知晓情况,酌情扣分
药品管理	药品管理符合规范,参照医院等级评审标准,护理单元药品管理符合要求	10		现场查看,一处不符合扣1分
正确给药	保证病人正确及时给药率达100%	20		随机抽查,不合要求酌情扣分

（欧尽南）

第二篇
药疗咨询护士
必备知识

第四章　护理药学基础

第一节　药　物

一、药物的基本概念

（一）药物的定义

用于预防、治疗、诊断疾病，有目地地调节人体生理机能并规定有适应证或者功能主治、用法和用量的物质，并经国家食品药品监督管理局批准生产者为药品，临床上所谓的药物一般是指药品。除了中药饮片外，所有药品外包装都有"国药准字"，否则为假药。

（二）药物名称

通常情况下，同一药品有不同的名称，主要包括商品名、化学名及国际非专利药名（International Nonproprietary Names，INN）。药品的通用名名称均采用国际非专利药名，化学名因较复杂，临床中很少使用。我国临床常用的通用名是按照《中国药品通用名称》（CADN）收载的名称及其命名原则命名的为药品的法定名称。

二、药物分类

药物有很多种分类方式，根据药物的来源分为：①天然药物及其提取物（中药材及饮片、中成药）；②化学合成和半合成药物；③基因工程药物（如干扰素、疫苗等）；④血液制品（白蛋白等）。从国家对药品分类管理的角度，根据药品的安全性、有效性原则，依其品种、规格、适应证、剂量及给药途径等的不同，将药品分为处方药和非处方药（over the counter drug，OTC）。从临床应用角度,常根据药理作用进行分类,如平喘药、祛痰药、镇咳药等。从临床药品管理的角度,分为一般药品、麻醉药品、高危药品等。

三、药物的剂型

药物的剂型即药物的应用形式。药物的剂型常根据药物的理化性质、药理作用和临床需要进行设计,常用的药物剂型有片剂、胶囊剂、注射剂、溶液剂、乳剂、贴剂等。同一药物可能存在不同剂型,临床上药物的使用除了需要选择药物种类外,还要选择药物的剂型。

第二节 影响药物疗效的因素

一、药物剂量

药物的疗效与剂量密切相关。在低剂量时,一般不产生药理作用,随着剂量的逐渐增加,药物疗效不断增加;但继续增加剂量,药物疗效会进入一个平台期,药物疗效不再增加,只会增加药物的不良反应。应该注意的是,不同的药物剂量可发挥不同的药理作用,如大剂量阿司匹林具有解热镇痛作用,而低剂量的阿司匹林用于防治血栓的形成。

二、药物剂型

药物剂型的选择需要考虑病人的病情、依从性和经济因素。固体剂型服用、携带、贮存方便,价格相对便宜;注射剂型给药起效快,到达血药浓度时间短;外用制剂直接作用于病变部位,全身不良反应较少。因此,病情较轻且需长期用药者,宜选用片剂、胶囊剂、散剂等;重症病人宜选用注射给药,适合粉针剂、注射剂等;局部皮肤感染一般宜选用外用剂型,适合选用乳剂、软膏等。

三、给药途径

(一)常见的给药途径

药物要发挥作用,是通过不同的给药途径实现的。给药途径包括口服给药、经皮给药、静脉注射给药、眼部给药、耳部给药、吸入给药、鼻内给药、阴道给药、直肠给药、口腔内给药、海绵体内或尿道内给药、囊内(膀胱内给药)、缓释注射或植入给药、椎管注射或硬膜外注射、皮下或肌内注射等。

(二)给药途径的选择

药物给药途径的选择需要考虑病人疾病的严重程度、药物的安全性和病人的依从性。心绞痛病人可以舌下含服硝酸甘油迅速缓解心绞痛,严重不能口服的危重病人常静脉给药,哮喘发作病人使用吸入给药,皮肤疾病病人常用外用制剂,发热的婴幼儿可采用直肠给药。

四、给药时间

(一)开始给药时间

不同疾病选择用药的时间也不一样。对于感染性疾病,用药越早越好。在感染的早期,入侵的细菌量低,早期用药可以迅速杀灭细菌,利于疾病的康复;反之细菌迅速繁殖,产生大量的毒素,造成组织器官的损害,这时候使用抗感染药物临床效果会有所减低。也有一些疾病,药物治疗不需太积极,如帕金森病早期宜采用物理治疗及功能锻炼,尽量推迟左旋多巴类药物的使用。新发低危高血压病人也不必马上进行药物治疗,可通过改变生活方式(如均衡膳食结构,适量运动,戒烟限酒,调节心态等方式),观察血压能否恢复到正常范围,如果不能恢复到正常范围,再使用降压药物。

(二)服药最佳时间段

大部分药物每天都要服用,其具体时间也有讲究。服用激素类药物,最好早7~8时服用,符合激素分泌昼夜节律性变化,可以减少自身肾上腺皮质功能下降。抗抑郁药物一般选择白天使用,避免晚上入睡困难。降血脂的药物(如辛伐他汀、氟伐他汀等)则需晚上服用更有效,因为胆固醇主要在夜间合成。降压药物宜早上服用,可以减少高血压的晨峰现象。

(三)选择餐前或餐后服药

食物可影响药物的吸收。因此大部分药物只要对胃肠道无刺激作用,均宜空腹服用,即餐前半小时或者餐后2小时服用。此外,某些药物也要根据其疾病和药物的特点来选择餐前或餐后服用。如糖尿病病人,由于进餐会使血糖升高,大部分降血糖药物需在餐前半小时服用,而阿卡波糖是通过抑制肠道糖类的分解来发挥降血糖作用的,因此需在进餐时服用。而二甲双胍因为对胃肠道有刺激,宜在饭后服用。

五、药物的体内过程

药物进入体内是一个非常复杂的过程。口服药物首先要经过胃肠道的吸收,进入血液之后通过血液循环至各组织器官进行分布,在体内药物代谢酶的作用下,药物经过系列酶的代谢过程,最后通过尿液或粪便等途径排泄。非口服药物除了不通过胃肠道吸收外,其余与口服药物一致。

六、药物的相互作用

药物相互作用是指药物与药物或者药物与食物之间合用时引起药物作用

增强或减弱的现象。药物有益的相互作用可提高药效、减轻不良反应。有害的相互作用可降低药效或增加毒性,因此,需避免不合理的联合用药,以免使疗效降低或毒性增强,有时甚至会危及生命。

第三节　药物的安全性

一、药物过量的处理

药物过量是指服用了超过推荐剂量的药物。药物过量的处理主要是针对药物的性质进行分别处理。药物安全性高(治疗指数高)的药物,过量一般不会发生严重的不良反应,只需密切观察即可。治疗指数低的药物,过量导致严重结果者应及时处理,若为口服药物,服药时间在半小时之内者可采用催吐、洗胃、导泻、灌肠的办法;若时间超过半小时,药物可能已吸收,可根据药物过量的多少、药物对机体损伤的程度决定是否需要血液滤过。药物过量时,一方面应阻止药物继续进入体内、促进排泄外,另一方面可使用药物的拮抗剂中对抗其不良反应。

二、药物误用与处理

在临床工作中,护理人员严格坚持查对制度是杜绝或减少给药错误的有效途径。然而实际工作中也无法完全杜绝。在发生误用药物的情况下,首要的措施就是及时终止和补救错误给药,积极寻求医、药、护相关专家的帮助,共同努力,积极救治,将病人的损害降至最低。其次就是要关注病人的心理疏导,避免不必要的惊慌。最后还应及时准确记录,按要求上报不良事件,以便日后进行分析整改。

第四节　药物的管理

一、一般药品管理规定

药品管理是保障医疗质量和用药安全的重要保障。药品日常管理包括药物的储存、保管和使用管理。为保障药品的质量,科室不仅需要一整套完整的管理制度,同时要求护理人员掌握执行。

(一)护理单元药品的请领

护理单元有固定明确的抢救药品、麻醉精神类药品及普通药品基数,由专人负责药品管理,根据需要适量领取,防止积压,且工作人员不得随意挪用。

（二）药品的存放与保管

外用、口服、注射、静脉用药、消毒剂应分别放置、分类保管,且做到标识清晰。所有的针剂和口服药均应置于原包装盒（瓶）内。急救药品必须按基数按规定存放于抢救车内,做到"四定",即定人、定位、定数量、定品种,用后及时补充,每周定期清理。麻醉药品及高危药品按规定单独存放与管理。对看似或听似的药品应分柜或隔垛存放,并有明显标识。

二、高危药品管理

高危药品是指药理作用显著且迅速、过量或误用易危害人体的药品,使用不当会对病人造成严重伤害或死亡。由于高危药品品种较多,为切实加强高危药品的管理,一般采用"金字塔式"的分级管理模式（图4-1）。A级高危药品是高危药品管理的最高级别,使用频率高,一旦用药错误,病人死亡风险最高,医疗单位必须重点管理和监护;B级高危药品是高危药品管理的第二层,包含的药品使用频率较高,一旦用药错误,会给病人造成严重伤害,但给病人造成伤害的风险等级较A级低;C级高危药品是高危药品管理的第三层,包含的药品使用频率较高,一旦用药错误,会给病人造成伤害,但给病人造成伤害的风险等级较B级低。无论何种级别的高危药品,均应按要求存放,并标识醒目,加强有效期的管理,做到"先进先出"。

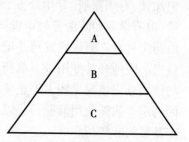

图4-1　高危药品"金字塔"式的分级管理模式

（一）A级高危药品管理规定

A级高危药品应有专用药柜或专区贮存,药品储存处有明显专用标识（黑色警示牌）,护理人员执行A级高危药品医嘱时应注明高危,双人核对后给药;A级高危药品应严格按照法定给药途径和标准给药浓度给药,超出标准给药浓度的医嘱医生须加签字。常用的A级高危药品有50%高渗葡萄糖注射液、普通胰岛素注射液、硫酸镁注射液、10%氯化钠注射液、10%氯化钾注射液、10%葡萄糖酸钙注射剂等。

（二）B级高危药品管理规定

B级高危药品储存处有明显专用标识,护理人员执行B级高危药品医嘱时应注明高危,双人核对后给药,超出标准给药浓度的医嘱医生须加签字。常用的B级高危药品有100ml以上灭菌注射用水、硝普钠注射液、静脉用抗心律失常药、硝酸甘油注射剂、抗血栓药、硬膜外或鞘内注射药、放射性静脉造影剂、全胃肠营养液、注射用化疗药、静脉用催产素、静脉用中度镇静药、小儿口服镇静药、阿片类镇痛药、凝血酶冻干粉、静脉麻醉药、静脉用强心药、静脉用肾上腺素能受体激动药、静脉用肾上腺素能受体拮抗剂等。

（三）C级高危药品管理规定

C级高危药品存放时应有明显的警示信息，门诊药房药师和执行治疗的护士核发C级高危药品应进行专门的用药交代。常见的C级高危药品有口服降糖药、甲氨蝶呤片、阿片类口服镇痛药、脂质体药、肌肉松弛剂、口服化疗药、腹膜和血液透析液、中药注射剂等。

三、精神类、麻醉药品的管理

麻醉药品是指连续使用后易产生身体依赖性、能成瘾的药品；精神类药品是直接作用于中枢神经系统、连续使用后易产生身体依赖性、能成瘾癖的药品。精神类药品根据其导致成瘾的程度分为精神一类和精神二类。精神一类药品按麻醉药的要求管理。麻、精药品施行"五专"管理制度，即专人管理、专柜加锁、专用账册、专用处方、专册登记。病区根据实际使用情况提交书面申请，报药学部和院医务处审批同意，建立病区基数，病区人员持基数表至药房，由药房负责人确认后发药并记录。麻、精药品存于病区麻精药品专柜，由专人负责。医师开具专用处方取药，并专册登记，药学部定期到病区检查麻精药品的使用登记情况。病人停止使用麻精药品，立即停止发药，将剩余药品无偿交回药房。病区使用麻醉药必须保留空安瓿，定期凭处方、空安瓿到药房领取规定基数的麻醉药。

（刘艺平）

第五章 特殊人群的用药及处理

所谓特殊人群,是指那些因某种原因或疾病致使药物的体内过程改变,或者所用药物毒性较大、不良反应较多且其用药要求与一般病人有所区别的人群。如妊娠病人、老年病人、肝肾功能异常病人等。

第一节 妊娠病人的用药

孕妇用药直接关系到下一代的身心健康。在胎儿发育过程的不同阶段,其器官功能尚不完善,若用药不当会产生不良影响。在妊娠初始 3 个月妇女,应尽量避免服用已确定或怀疑有致畸作用的药物。若必须用药,应在医师和药师的指导下,选用一些无致畸、致癌、致突变作用的药物。对致畸性尚未充分了解的新药,一般避免使用。

一、药物对孕妇的影响

(一)妊娠早期

即妊娠初始的 3 个月,此期是胚胎器官和脏器的分化期,易受药物的影响引起胎儿畸形。如雌激素、孕激素等常可致胎儿性发育异常,甲氨蝶呤可致颅骨和面部畸形、腭裂等。

(二)妊娠后期

应用红霉素引起阻塞性黄疸并发症的可能性增加,可逆的肝毒性反应的发生率高达 10%~15%。妊娠晚期服用阿司匹林可引起过期妊娠、产程延长和产后出血。过多饮用含咖啡因的饮料,可使孕妇不安、心跳加快、失眠,甚至厌食。此外,妇女在妊娠期对泻药、利尿药和刺激性较强的药物比较敏感,可能会引起早产或流产。

二、药物对妊娠的危险性分级

国际上一般采用美国 FDA 颁布的药物对妊娠的危险性等级分级的标准。主要根据药物对胎儿的危险性进行危害等级分类(即 A、B、C、D、X 级)。这一分类便于用药者对孕妇用药时迅速查阅。有些药物在不同的孕期应用,选择不同的剂量及用药时间等,对胎儿的危害不同,在级别后加"/"并注明危险级别。如吗啡在孕期属于 B 类，但如足月、长期服用或大量用药则属于 D 类，则标记为"B/D"。分级标准如下：

（一）A 级

在有对照组的研究中，在妊娠 3 个月的妇女未见到对胎儿危害的迹象（且没有对其后 6 个月的危害性的证据），可能对胎儿影响甚微。

（二）B 级

在动物繁殖性研究中（未进行孕妇的对照研究），未见到对胎儿的影响。在动物繁殖性研究中表现有不良反应，这些不良反应并未在妊娠 3 个月的妇女得到证实（也没有对其后 6 个月的危害性的证据）。

（三）C 级

在动物的研究证明有胎儿的不良反应（致畸或杀死胚胎），但并未在对照组的妇女进行研究，或没有在妇女和动物并行的进行研究。本类药物只有在权衡了对妇女的好处大于对胎儿的危害之后，方可应用。

（四）D 级

有对胎儿的危害性的明确证据。尽管有危害性，但对孕妇用药后有绝对的好处（例如孕妇有死亡风险或患有严重的疾病，应用其他药物虽然安全但是无效）。

（五）X 级

在动物或人的研究表明药物可使胎儿异常。或根据经验认为在人或在人及动物是有危害性的。在孕妇应用这类药物显然是无益的。本类药物禁用于妊娠或准备妊娠的病人。

三、妊娠期病人用药注意事项

（一）一般原则

应在了解不同药物在妊娠期对胎儿的影响的基础上，安全选药，应尽量选用对孕妇及胎儿安全的药物。注意用药时间宜短不宜长，剂量宜小不宜大。有条件者应注意测定孕妇血药浓度，以便及时调节剂量。凡属于临床验证的新药以及疗效不确定的药物都不要用于孕妇。妊娠期妇女禁用的药物见表 5-1。

（二）慎用引起子宫收缩的药物

垂体后叶素、缩宫素等宫缩剂小剂量即可使子宫阵发性收缩，大剂量可使子宫强直收缩。使用过程中应严格掌握禁忌证，对适合用缩宫素的产妇，应用时也要特别谨慎，如发现子宫收缩过强、过频，或胎心异常时，应立即停用。

表 5-1　妊娠妇女禁用药品

类别	药　物
抗感染用药	链霉素、依托红霉素、琥乙红霉素、氯霉素（孕晚期禁用）、米诺环素、多西环素、吡哌酸、诺氟沙星、环丙沙星、氧氟沙星、左氧氟沙星、培氟沙星、依诺沙星、洛美沙星、司帕沙星、莫西沙星、加替沙星、氟罗沙星、磺胺嘧啶（临近分娩禁用）、磺胺甲噁唑（临近分娩禁用）、磺胺异噁唑（临近分娩禁用）、甲硝唑（前 3 个月禁用）、呋喃唑酮、伊曲康唑、利巴韦林、伐昔洛韦、膦甲酸钠（注射剂禁用）、甲苯咪唑、左旋咪唑（孕早期禁用）、阿苯达唑、乙酰嘧啶
神经系统用药	左旋多巴、溴隐亭（孕早期禁用）、卡马西平、扑米酮、夸西泮、咪达唑仑、苯巴比妥、异戊巴比妥、水合氯醛、地西泮（前 3 个月禁用）、奥沙西泮、氟西泮、氯硝西泮、三唑仑、艾司唑仑、赖氨酸阿司匹林（孕晚期禁用）、尼美舒利、金诺芬、阿明诺芬、别嘌醇、麦角胺、丁丙诺啡、戊四氮、贝美格、吡拉西坦、他克林
循环系统用药	地尔硫䓬（注射剂禁用）、美托洛尔（孕中晚期禁用）、索他洛尔（孕中晚期禁用）、比索洛尔、丁咯地尔、阿托伐他汀、洛伐他汀、普伐他汀、氟伐他汀、非诺贝特、辛伐他汀、阿昔莫司、普萘诺尔（孕中晚期禁用）、吲达帕胺（妊娠高血压病人禁用）、卡托普利、依那普利、咪达普利、贝那普利、培哚普利、福辛普利、西拉普利、阿罗洛尔、卡维地洛、尼群地平、非洛地平、缬沙坦、赖诺普利（孕中晚期禁用）、厄贝沙坦（孕中晚期禁用）、特拉唑嗪、肼屈嗪、利血平、呋塞米
呼吸系统用药	厄多司坦、喷托维林、氯哌斯汀、非诺特罗、曲尼司特
消化系统用药	雷贝拉唑钠、三甲硫苯嗪、哌仑西平、枸橼酸铋钾、胶体果胶铋、碱式碳酸铋、胶体酒石酸铋、米索前列醇、罗沙前列醇、恩前列醇、甘珀酸钠、吉法酯、醋氨乙酸锌、奥沙拉秦钠、生长抑素。复方铝酸铋、匹维溴铵、托烷司琼、甲氧氯普胺、茶苯海明（孕早期、晚期禁用）、硫酸钠、蓖麻油、欧车前亲水胶体、地芬诺酯、复方樟脑酊、硫普罗宁、甘草酸二铵、甲磺酸加贝酯、丙型肝炎疫苗注射剂、非布丙醇、曲匹布通、羧甲香豆素、鹅去氧胆酸、奥曲肽、阿糖腺苷、柳氮磺吡啶（临近分娩禁用）、注射用兰瑞肽、托烷司琼
泌尿系统用药	布美他尼、醋甲唑胺、鞣酸加压素
皮肤科用药	维 A 酸、异维 A 酸、阿达帕林
血液及造血系统用药	血凝酶、依诺肝素（孕早期禁用）、华法林、双香豆素、双香豆素乙酯、醋硝香豆素、茴茚二酮、苯茚二酮、东菱精纯抗栓酶、去纤酶、羟乙基淀粉（孕早期禁用）、西洛他唑、沙格雷酯、吲哚布芬、伊洛前列醇、氯贝丁酯
激素有关药物	曲安奈德、雌二醇、戊酸雌二醇、炔雌醇、雌三醇、尼尔雌醇、己烯雌酚、甲羟孕酮、尿促性素、氯米芬、亮丙瑞林、曲普瑞林、甲地孕酮、左炔诺孕酮、孕三烯酮、氯地孕酮、羟孕酮、米非司酮、卡前列醇、卡前列甲酯、甲苯磺丁脲、格列本脲、格列吡嗪、格列齐特、格列喹酮、格列美脲、苯乙双胍、二甲双胍、瑞格列奈、降钙素、碘化钾、重组人生长激素

类别	药物
抗过敏药物及免疫调节药物	苯海拉明（孕早期禁用）、西替利嗪（孕早期禁用）、依巴斯汀、左卡巴斯汀、曲尼司特、青霉胺、环孢素、他克莫司、硫唑嘌呤、咪唑立宾、抗人淋巴细胞免疫球蛋白、来氟米特、麦考酚吗乙酯、雷公藤总苷、干扰素 β-1α、重组人白细胞介素Ⅱ
抗肿瘤药	美法仑、氧氮芥、异环磷酰胺、雌莫司汀、卡莫司汀、洛莫司汀、司莫司汀、尼莫司汀、福莫司汀、塞替派、卡培他滨、甲氨蝶呤、巯嘌呤、硫鸟嘌呤、硫唑嘌呤、氟尿嘧啶、氟脲苷、卡莫氟、替加氟、阿糖胞苷、吉西他滨、丝裂霉素、平阳霉素、柔红霉素、多柔比星、表柔比星、阿柔比星、伊达比星、长春新碱、长春地辛、长春瑞滨、依托泊苷、替尼泊苷、拓扑替康、伊立替康、紫杉醇、他莫昔芬、托瑞米芬、福美坦、依西美坦、氨鲁米特、来曲唑、阿那曲唑、甲羟孕酮、甲地孕酮、亮丙瑞林、戈舍瑞林、曲普瑞林、丙卡巴肼、达卡巴嗪、顺铂、卡铂、奥沙利铂、羟基脲、亮丙瑞林、利妥昔单抗、亚砷酸、米托蒽醌
生物制品	森林脑炎灭活疫苗、冻干黄热病活疫苗、冻干流行性腮腺炎活疫苗、流行性出血热灭活疫苗（Ⅰ型、Ⅱ型）、水痘减毒活疫苗、斑疹伤寒疫苗、霍乱疫苗、甲型肝炎活疫苗、伤寒菌苗、伤寒副伤寒甲乙菌苗、伤寒Ⅳ多糖菌苗、钩端螺旋体菌苗、冻干鼠疫活疫苗、冻干人用布氏菌病活疫苗、霍乱菌苗
生化制品	降纤酶、人促红素、阿糖腺苷
维生素、营养及调节水、电解质和酸碱平衡药物	丙胺磷酸二钠、羟乙膦酸钠、氯屈膦酸钠、阿仑膦酸钠、伊班膦酸钠

（三）要权衡利弊

在妊娠期要慎用抗菌药，对疑有感染的孕妇，必须进行详细的临床检查及微生物学检查，必要时行药敏实验，最好是根据药敏实验结果选药。致病菌尚未明确时，可在临床诊断的基础上选用抗菌药物，其原则是首先考虑对病人的利弊，并注意对胎儿的影响，一般多采用 β- 内酰胺类药物。对致病菌不明的重症感染病人，宜联合用药。

四、妊娠病人误用药物的处理

一般情况下，母体肝脏和肾脏具有解毒功能，能将药物及时分解和排出体外，进入胎盘的药物只是一小部分。胎盘对母亲血中的药物有一定的屏障作用和解毒作用,胎儿不一定致病。但当进入胎儿体内的药物浓度大、持续时间长,则会对胎儿产生伤害。因此,如果妊娠病人误用了药物,应根据用药量、用药时妊娠月份等因素综合考虑处理方案。

（一）根据妊娠病人妊娠周数选择处理方案

一般受精卵在 2~3 周内受到药物影响时,虽不易着床,但不致流产,胎儿可以在后期修复,最后以健康儿产出。因此妊娠 3 周内不必考虑药物对胎儿的影响（维 A 酸药物除外）,但是应注意有蓄积性的药物。在妊娠 4~7 周时,胎儿的中枢神经、心脏、消化器官、四肢等开始分化,此时为胎儿致畸的绝对敏感期。妊娠 8~15 周,生殖器官的分化和上颚的闭合等继续进行,胎儿对致畸的敏感性开始降低。随着妊娠的进展,胎儿对有致畸性药物的敏感度逐日降低,但仍有致畸的可能。自 16 周以后胎儿因药物致畸的情况较少见,若此间误服药物可影响胎儿的发育和使功能发展受阻,能引起胎儿发育中的畸变。

（二）根据妊娠病人误服的药品选择处理方案

可结合病人用药史,查看空药瓶或余下的药物及中毒表现,然后对症处理。若病情较轻者,如过量服了维生素等,只需大量饮水使之大部分从尿中排出或将其呕吐出来即可。病情较重者或误服可能对胎儿致畸的药,此时应迅速果断地采取催吐法,促进中毒药物迅速排出,减少吸收。催吐必须及早进行,催吐法适用于服毒后 4~6 小时内,且中毒者意识清醒能合作。若服毒时间超过 4 小时,毒物已进入肠道被吸收,催吐也就失去了意义。若服用了禁用于妊娠病人的药物且量较大时,原则上应终止妊娠。

第二节 老年病人的用药

老年人由于身体各器官功能的改变,用药后的药效学与药动学亦有变化,所以在给老年人用药时需要特别注意,这样才能使老年人的药物治疗安全有效。

一、老年人的药动学特点

老年人胃肠道肌肉纤维萎缩,张力降低,胃排空延缓,胃酸分泌减少,胃液 pH 升高,一些酸性药物分解增多,吸收减少,小肠黏膜表面积减少,心输出量降低和胃肠动脉硬化致胃肠道血流减少,有效吸收面积减少。同时,老年人细胞内液减少和功能减退,脂肪组织增加而总体液及非脂肪组织减少,使药物分布容积减少。老年人肝肾功能低下,药物代谢排泄均与正常人不同,用药需充分考虑病人因素,做到个体化给药。

二、老年人的给药注意事项

（一）选择合适的剂型和给药方法

慢性病人尽量用片剂、胶囊剂和溶液剂。因控释片和缓释片释放慢，吸收量增加，易产生毒性，应慎重使用。急性病人可选用静脉注射、静脉滴注给药，而尽量少用肌内和皮下注射。

（二）注意药物相互作用

老年人常伴有多种疾病，往往同时应用多种药物，更易发生药物相互作用。为了减少药物之间的相互作用，最好不要多种药物同时应用。若必须应用多种药物，也应保持一定的时间间隔分开使用。

（三）用药知识宣教

由于许多老年人对药物知识知之甚少，常导致漏服、多服、重服或服用方法不对、服用剂量不准等。还由于有些老年病人反应比较迟钝，对于某些症状不能确定是疾病引起还是药物不良反应所致，容易造成误诊。因此，在给药时应详细说明有关注意事项和某些用药知识。

（四）遵医嘱服药

要严格按照医师处方和医嘱的用药剂量、次数和疗程用药，未经医师同意，不得自行增减，以免影响疗效或增加药物不良反应。

（五）合理补充营养

老年人常常由于摄入不足或饮食失调而导致营养缺乏症。因此，老年人在用药期间应根据其营养状况和所用药物对营养素的影响，合理补充必要的营养，这对疾病的治疗和身体的康复是有益的。

（六）注意疾病的影响

除肝脏和肾脏功能可影响药物效应外，中枢神经系统疾病、心脏及呼吸系统疾病等均可以影响药物效应，如慢性呼吸系统疾病能够加重某些镇静药的呼吸抑制作用。

（七）用药剂量要小

根据老年人的生理特点，使用常规剂量是不适宜的。一般 60 岁以上推荐剂量为成人的 3/4；甚至有人建议在此剂量基础上，65 岁以上再减 10%，75 岁以上再减 20%，85 岁以上再减 30%。个别老年人特殊情况下用药还应个体化，即根据每位病人的具体情况选择适当的剂量。目前，许多医院都开展了治疗药物监测，可根据血药浓度的动态变化调整药物的剂量，目的是争取做到剂量最小、疗效最大，并最大程度减小药物的不良反应。

（八）避免使用新药

新药的各种特点尚未被人们所认识，安全程度也很难估计，容易产生不良后果,除非不得已而用之。

（九）注意药物不良反应

由于老年人生理或病理的某些改变,使得他们对药物反应的敏感性增强,药物不良反应的发生率也比年轻人明显增高。如老年人用同剂量的吗啡,其镇痛作用的持续性比年轻人明显延长。另外,老年人的自我稳定反应能力衰减,药物引起的器官功能改变得不到反射性代偿,一些在年轻人中不会出现的不良反应,在老年人中也会出现。因而,作为从事临床药物治疗工作的护理工作者,应特别注意观察老年人用药后的药物不良反应,出现症状及时处理,轻者调整给药剂量,重者立即停药。

第三节　儿童用药

一、儿童不同发育阶段的用药特点

儿童处于生理和代谢过程迅速变化的阶段,对药物具有特殊反应。儿童发育可分为新生儿期、婴幼儿期和儿童期 3 个阶段,不同的生长发育阶段存在不同的用药特点。

（一）新生儿期用药特点

新生儿的组织器官及生理功能尚未发育成熟,体内酶系统亦不健全,对药物的吸收、分布、代谢、排泄等体内过程不同于其他年龄组儿童,更不同于成人。为了保证新生儿的用药安全有效,必须熟悉新生儿药动学的特点。

1. 药物的吸收　①新生儿皮肤角化层薄,局部用药透皮吸收快而多。尤其在皮肤黏膜受损时,局部用药过多可导致中毒。可引起中毒的药物有硼酸、水杨酸、妥拉唑啉;②新生儿胃黏膜尚未发育完全,胃酸分泌很少,故不耐酸的口服青霉素吸收较完全。胃排空时间较长,磺胺类等主要在胃内吸收的药物吸收完全;③皮下注射或肌内注射可因周围血液循环不足而影响分布,一般新生儿不采用。静脉给药起效最快,药效也可靠,但必须考虑到液体容量、药物制剂和静脉输注的速度。

2. 药物的分布　新生儿总体液量占体重的 80%,较成人高,因此水溶性药物在细胞外液稀释后浓度降低,排出也较慢。例如早产儿的卡那霉素分布容积较成熟儿小,血药峰浓度较成熟儿高,易造成卡那霉素中毒,对听神经和肾功能造成影响。婴幼儿血浆蛋白结合药物能力差,游离的药物血药浓度过高,容易导致药物中毒。某些药物如磺胺类、苯妥英钠、水杨酸盐、维生素 K、毛花苷丙等与血胆红素竞争血浆蛋白,使血中游离胆红素增加。新生儿血脑屏障尚未形成完全,胆红素易进入脑细胞内,使脑组织黄染,导致核黄疸,甚至引起死亡。

3. 药物的代谢　新生儿的酶系统尚不成熟,某些药物代谢酶分泌量少且活性不足,药物代谢缓慢,血浆半衰期延长。如新生儿应用氯霉素后,由于缺乏葡萄糖醛酸转移酶,不能与葡萄糖醛酸结合成无活性的代谢物,导致血浆中游离的氯霉素增多,使新生儿皮肤呈灰色,引起灰婴综合征。

4. 药物的排泄　新生儿肾脏有效循环血量及肾小球滤过率较成人低,影响很多药物排泄,致使血浆药物浓度高,半衰期也延长。因此一般新生儿用药量宜少,用药间隔时间应适当延长。

（二）婴幼儿期用药特点

婴幼儿期的药物代谢比新生儿期显著成熟,但从其解剖生理特点来看,发育依然尚未完全,用药仍需予以注意。

1. 口服给药　以糖浆剂为宜。口服混悬剂在使用前应充分摇匀。维生素 AD 滴剂绝不能给熟睡、哭吵的婴儿喂服,以免引起油脂吸入性肺炎。

2. 注射给药　婴儿吞咽能力差,且大多数不肯配合家长喂药,在必要时可采用注射方法,但肌内注射因局部血液循环不足而影响药物吸收,故常用静脉注射或静脉滴注。

3. 镇静剂的使用　婴幼儿期神经系统发育未成熟,患病后常有烦躁不安、高热、惊厥,可适当使用镇静剂。对镇静剂的用量,年龄愈小,耐受力愈大,剂量可相对偏大。但是,婴幼儿使用吗啡、哌替啶等麻醉药品易引起呼吸抑制,不宜使用。氨茶碱有兴奋神经系统的作用,使用时也应谨慎。

（三）儿童期用药特点及注意事项

1. 儿童期用药特点　①儿童正处在生长发育阶段,新陈代谢旺盛,对一般药物的排泄比较快;②儿童对水及电解质的代谢功能还较差,故长期或大量应用酸碱类药物更易引起平衡失调,故应间歇给药,且剂量不宜过大;③糖皮质激素类药物应慎用,以免影响生长发育;④骨和牙齿发育易受药物影响。四环素可引起牙釉质发育不良和牙齿着色变黄,8 岁以下儿童禁用四环素类抗生素。动物实验证实氟喹诺酮类药可影响幼年动物软骨发育,导致承重关节损伤,因此应避免用于 18 岁以下的儿童。

2. 儿童用药注意事项　①严格掌握剂量:由于小儿的年龄、体重逐年增加,体质强弱各不相同,用药的适宜剂量也有较大差异。近年来肥胖儿童比例增高,根据血药浓度测定发现,传统的按体重计算剂量的方法往往血药浓度过高,因此必须严格掌握用药剂量;②注意延长间隔时间:切不可给药次数过多、过频。最好通过测定血药浓度来调整给药剂量和间隔时间;③正确选择给药途径:一般来说,能吃奶或耐受经鼻饲给药的婴幼儿,经胃肠给药较安全,应尽量采用口服给药。新生儿皮下注射容量很小,药物可损害周围组织且吸收不良,故不适用于新生儿。早产儿皮肤很薄,多次肌内注射可发生神经损伤,最好不用。较大的婴幼儿,循环较好,可选肌内注射。婴幼儿静脉给药,一定要按规定速度滴注,切不可过快过急,要防止药物渗出引起组织坏死。要注意不断变换注射部位,防止反复应用同一血管引起血栓静脉炎。另外,婴幼儿皮肤角化层较薄,药物很易透皮吸收,甚至中毒。

二、吐药之后的处理

口服给药对于成人而言是最常用、最方便、既经济又安全的给药方法,但对小儿却很难实施,甚至发生吃完药呕吐等。小儿吐药一般发生在其刚吃完药后或几分钟到十几分钟内,这时,药物一般还没有被吸收或仅吸收了很少一部分。因此,应尽量让小儿保持安静,待小儿不哭闹后再给其喂一次药,以保证药物的有效性。

第四节　肝功能异常病人用药

肝脏是人体内进行解毒及药物代谢的重要器官,易受到药物或毒物的侵袭而损及肝脏结构和功能。在肝功能异常病人中,药物的吸收、分布、代谢和排泄等环节均受到不同程度的影响,可使药物的药理效应和不良反应增强,一方面可能加重肝脏功能的损害,另一方面可能产生其他的药源性疾病,如急性或慢性药物中毒。

一、药物对肝脏的毒性

肝脏是体内药物代谢或生物转化的主要场所,许多药物或其代谢产物对肝脏具有不同程度的毒性作用,这种毒性可能诱发药源性肝病,如胆汁淤积、黄疸等,甚至会危及病人生命。

（一）药源性肝病

药物所致肝损害的原因比较复杂,大致可以分为两类,一是药物本身引起的肝损害;二是病人对药物的过敏反应或特异质反应引起的肝损害。按照肝损害的性质大致可以分为以下 2 个类型:

1. 细胞毒型　是药物直接损害肝细胞所致,临床表现为乏力、食欲缺乏、恶心、上腹不适、黄疸、血清氨基转移酶升高等。细胞毒型可以由内在性肝毒性（即药物本身引起的肝毒性）和个体特异性肝毒性（即过敏反应或特异质反应）所引起。

2. 胆汁淤积型　损害以胆汁滞流和黄疸为主,临床表现为肝内阻塞性黄疸、血清氨基转移酶升高、碱性磷酸酶（ALP）正常或偏高或偏低等。

（二）常见引起肝毒性的药物

1. 抗精神失常药 如氯丙嗪的肝毒性主要为胆汁淤积,大多在治疗1个月内出现,通常与剂量无关。许多其他抗精神病药也可引起氯丙嗪类似的肝损害。

2. 抗癫痫药 苯妥英钠、苯巴比妥、丙戊酸钠、卡马西平、三甲双酮等偶可发生肝损害,表现为肝细胞坏死,兼有ALP升高。

3. 解热镇痛消炎药 阿司匹林和水杨酸类药具有潜在的肝毒性,其发生与药物的剂量有关,及时停药后肝功能可恢复正常。对乙酰氨基酚给1次大剂量或长期超量滥用可致中毒性肝炎,如与乙醇同时应用则对肝脏的损伤更为严重。大剂量保泰松可致肝损害,产生肝炎、黄疸,并可因继发肝硬化而致死。

4. 激素类药 甲睾酮、去氧甲睾酮、苯丙酸诺龙等均有诱发胆汁淤积性黄疸的可能。女性长期较大剂量应用口服避孕药后,偶有引起胆汁淤积,但停药后多在2个月内恢复正常。

5. 利尿药 各种排钾利尿药在治疗肝硬化病人时,可因低钾而诱发肝性脑病。依他尼酸偶可发生肝细胞损害。

6. 其他 抗生素、抗结核药及抗肿瘤药、降糖药等均可导致不同程度的肝损害。

二、肝功能异常病人给药注意事项

（一）慎用疑为有肝损害的药物

在药物治疗中,尽可能避免使用致肝损害的药物。如必须使用,可短期减量或交替使用。

（二）密切观察肝损害征象

药源性肝损害最显著的临床表现是黄疸,这是提醒停药的警告,但是更常见、更容易被忽视的是无黄疸的肝脏药物反应,包括肝大、肝功能异常或伴有发热和皮疹。对应用可能损及肝脏的药物,特别是长期用药者,要定期做肝功能复查。

（三）关注药物的蓄积毒性

肝功能异常病人合并其他疾病时,应用药物要慎重,因为肝脏的解毒功能下降,易致药物蓄积毒性。

第五节 肾功能异常病人用药

肾功能异常时,主要经肾排泄的药物消除变慢,$t_{1/2}$延长,药物蓄积体内,致使药物作用增强,甚至产生毒性反应。肾功能异常病人常伴有低蛋白血症,导致弱酸性药物与血浆蛋白结合率降低,游离药物浓度增加,血药浓度增加,药物不良反应亦增加。因此,加强肾功能异常病人的给药护理格外重要。

一、药物对肾脏的毒性

肾脏是药物排泄的主要器官,这就使得肾脏易于受到药物的损害,以致发生药源性肾损害,其临床表现多种多样,大致可以分为急性肾衰竭、肾病综合征、肾炎、肾结石等4种类型。

(一)药源性肾病

1. 药物本身对肾脏的副作用或毒性反应　如氨基糖苷类抗生素、两性霉素B、氟尿嘧啶、万古霉素及去甲万古霉素、强利尿药等本身对肾脏就有毒性作用,很容易引起药源性肾病。

2. 过敏反应　此种反应对肾脏的毒性作用与药物的剂量无关,如青霉素类药,特别是甲氧西林可引起过敏性间质肾炎,常伴有高热、腹痛、嗜酸性粒细胞增多及皮疹。

3. 继发性反应　由某些药物引起血管扩张、血压下降或过敏性休克,导致血流不足,继发肾缺血而致肾皮质或肾小管坏死等。

(二)常见引起肾毒性的药物

1. 磺胺类药　此类药引起的肾损害以结晶尿、管型尿、血尿、肾痛、少尿为特征。磺胺类药物呈弱酸性,可通过碱化尿液减少其对肾脏的毒性作用,如给予碳酸氢钠等。

2. 四环素类抗生素　肾功能异常病人使用四环素易于发生血尿素氮、血清磷酸盐和硫酸盐升高,并可伴有酸中毒及尿毒症等症状。

3. 氨基糖苷类抗生素　此类药物可引起急性肾衰竭、肾小管坏死等肾损害,通常以蛋白尿、血尿、少尿、管型尿、尿素氮和肌酐增加为特征,一般认为此类药物引起的肾损害是可逆的。

4. 解热镇痛抗炎药　阿司匹林、保泰松、吡罗昔康、氨基比林、布洛芬、吲哚美辛、对乙酰氨基酚等可引起间质性肾炎和肾小球坏死。保泰松、氟芬那酸、甲芬那酸等偶可引起血尿、蛋白尿及肾小管坏死。

二、肾功能异常病人给药注意事项

(一)须适当减量的药物

药物大部分通过肾脏排泄,并有严重毒性,一般不用。若必须使用,则适当减量,而且需监测血药物浓度。

(二)需要调整药量的药物

药物也是通过肾脏排泄,但毒性不大,只需对给药剂量作一些调整即可。

（三）可按常量给药的药物

抗微生物药包括主要经肝、胆代谢或排泄，在肾功能严重损害时血药浓度无明显增高，$t_{1/2}$ 延长不显著，且药物本身毒性较小。

（四）不宜使用的药物

如四环素等可诱发肾脏损害，甚至造成严重的尿毒症；呋喃妥因治疗尿路感染的效能是靠它在尿中的浓度，而在肾衰竭时排出量极为微小，故这些药物在肾衰竭时不宜使用。

（徐　萍）

第六章　临床药疗中的护理问题

第一节　用药依从性

一、概述

（一）用药依从性定义

是指病人用药与医嘱的一致性。从药物治疗的角度,用药依从性是指病人对药物治疗方案的执行程度。依从性根据不同的程度可分为完全依从、部分依从和完全不依从 3 类。

（二）影响用药依从性的因素

影响用药依从性的因素很多,涉及医师开处方、药师调配发药、药师和护士的用药指导、病人的用药等多个环节,既有客观因素,又有主观因素。了解常见影响依从性的因素,有利于针对性地采取干预措施,有效提高病人用药的依从性。

1. 药物因素

（1）药物治疗方案的复杂程度:药物治疗方案的复杂程度是影响用药依从性的主要原因之一。用药方案越复杂,病人对方案的理解就越困难,用药依从性也越差。用药方案的复杂程度表现在用药的品种数、次数、给药途径的复杂性、剂量和疗程的长短等方面。一般来说,联合用药的品种数越多,病人的依从性越差,病人容易混淆各类药物不同的服用时间、剂量、次数等。用药次数越多,疗程越长,用药依从性越差。

（2）药物的不良反应:药物的不良反应是影响病人用药依从性的重要因素。不良反应越大的药物,用药依从性越差,有些病人因为不能耐受药物的不良反应而不得不停止用药。另一方面,联合用药的品种越多,药物之间相互作用和发生配伍禁忌的机会就越大,药品的不良反应就越多。药物不良反应的增加,导致依从性下降。

（3）药物的剂型:一般来说,内服剂型的依从性高于外用剂型。而内服剂型中,片剂的依从性最高,其次为胶囊剂、糖浆剂、颗粒剂、丸剂。在外用制剂中,软膏剂(包括乳膏)的用药依从性较好。

（4）给药方式:门诊病人和出院病人的药品主要采用多剂量包装,在包装盒上贴标签注明药品的用法、用量,而住院病人采用的单剂量给药方式,病人对用法用量的理解程度直接影响到病人用药依从性。多剂量给药方式中,病人必须逐个药品按照用法用量取用,每种药品的用法、用量和用药途径不同,显得比较复杂。而住院病人采用的单剂量给药方式,每一时间点服用的药品都已经集中在一起,只需在准确的时间服用即可,而且有护士的提醒,因此住院病人用药依从性远优于门诊病人和出院病人。

(5)药物的形状及理化性质:药片太小,老年人因视力和手指的灵活性减退而用药困难;药物太大,病人难以下咽;制剂带有不良气味及颜色,导致儿童拒绝服药。

2. 病人本身的因素

(1)年龄:病人用药依从性在不同年龄的人群中差异比较大,通常老年人和未成年人的依从性差,而中青年依从性较好。

(2)心理因素:病人心理很大程度上影响用药的依从性,疾病的种类、病情、就医环境、医务人员的服务态度、药物、家庭、社会因素和他人的经验等都会对病人的心理造成影响,病人的焦虑心理,对医务人员缺乏信任,病人的期望过高,对药物不良反应的误解,对西药、中成药和保健品的错误认识,羞怯心理等都有可能影响病人的用药依从性。

(3)疾病因素:病人罹患的疾病不同,治疗紧迫感也不太一样。一些需要长期用药的慢性病病人用药依从性较差,特别是一些本身无明显症状或经过一段时间治疗后症状已经改善的疾病,如原发性高血压和高脂血症,病人往往因缺少症状的提醒而漏服药物。而一些精神性疾病如抑郁症、精神分裂症等,如果无监护人的协助,病人往往会完全不依从用药。相对而言,感冒、过敏性疾病等急性症疾,由于有症状的提醒,同时往往有"药到病除"的明显感受,且疗程较短,所以病人往往依从性较好。

(4)病人的受教育程度:病人的受教育程度可以影响其对药物治疗方案、药疗知识指导和药品标签的理解。不理解或不清楚用药的名称、用药途径、用药的时间以及用药注意事项等,可影响用药依从性。文化程度低的病人辨别是非的能力较弱,容易受到非法行医机构和保健品供应商的蛊惑,听从不规范药品广告宣传的误导,相信所谓的民间偏方、秘方,乱投医乱用药,不遵医嘱,不信任医师的药物治疗方案,从而影响用药的依从性。

(5)病人的自我诊疗:互联网的快速发展为病人获取医学知识提供了极大便利,病人通过互联网可以方便地获得疾病基本诊疗信息,通过这些信息进行"自我诊疗"的现象越来越多。由于未通过系统的医学和药学知识的学习,对于有些问题只是一知半解,通常这些"自我诊疗"都是错误的。有些病人在病情稍有好转、自我感觉良好时,就擅自停药或减少剂量,影响治疗效果,甚至治疗失败。有的病人因为错误的"自我诊疗"而延误病情,或导致严重的不良反应,甚至出现一些严重的药害事件。这些都可能影响病人用药的依从性。

（6）对用药途径存在误解：有的病人迷信注射用药的作用，特别喜欢静脉用药，想当然地认为只有注射用药才可以迅速地改善症状，而忽视注射用药所带来的风险，从而拒绝使用医师开具的口服药和外用药，强烈要求静脉用药，影响用药的依从性。

（7）病人的经济状况：家庭经济状况不佳的病人，特别是老年病人，为减轻子女的负担和减少药物的费用，经常会擅自降低药物剂量，用价格较低的药物替换原有药物，甚至有的停药放弃治疗。另外，有些药品本身的价格昂贵，如靶向制剂，而且社保报销比例低，病人难以承受药品费用，被迫停止用药。

3. 医务人员因素　医务人员缺少与病人的有效沟通，未能让病人清楚用药方案；或者仅仅把主要的工作目标定位于为病人提供安全、有效、准确、无误的药品，不注重提供药物相关信息，缺乏对病人的用药指导等，从而影响了病人用药依从性。

二、提高用药依从性的方法

（一）简化治疗方案

某些病人由于用药品种较多，且每日 3~4 次，难以按时用药。如能将用药方案的复杂性降低到最小程度，将有利于提高病人的依从性。例如采用每天 1 次的长效制剂及缓释或控释制剂。

（二）加强用药指导

护理人员应掌握药疗咨询沟通技巧，对毒副作用较大的药品以及一些特殊给药方法更应详细交代，尽量使病人能掌握相关注意事项，同时加强与药师、医师和病人的沟通，从多角度、多途径、多方法对病人进行正确用药方面的指导沟通，减少药品不良反应发生率，让病人自觉提高依从性。

（三）改进药品包装

改进药品包装为解决不依从性问题提供了一条简捷途径，例如单剂量的普通包装以及 1 天量的特殊包装，能促使病人自我监督，减少差错。药品包装上的标签应醒目、通俗、简单明了，必要时可附加标签以示补充，如"这是同一制剂的几瓶之一，请服完一瓶后再换另一瓶"；又如"该药可能有镇静作用，如发生嗜睡或精神运动障碍，请勿驾驶或操作机器""用法如有疑问请向医务人员咨询"等。

第二节　正确执行给药医嘱

一、掌握正确给药时间间隔

大多数药物都需要按一定的时间间隔重复给予一定剂量，以达到期望的治疗效果。不同的药物对时间间隔的要求也不相同。给药时间取决于药物作用的持续时间,而药物作用的持续时间则依赖于药物在体内的消除速率和吸收速率。某些药物可以通过增加药物剂量来减少给药次数,如普萘洛尔的半衰期仅为 2.5 小时,要求每日给药 8 次,但将给药剂量增加一倍后,使每日给药次数减少到 3~4 次。然而,并不是所有的药物都能如此改变给药次数或增加给药剂量。由于给药剂量的增大,体内血药浓度的蓄积程度也随之增加,这对于那些安全治疗指数小或维持一定血药浓度对治疗非常重要的药物是极其危险或不允许的。

给药时间是影响药物疗效的一个重要因素,如果给药时间不正确不仅会影响药物疗效,而且有可能引起药物中毒的危险。

二、关注饮食对药物的影响

口服给药往往与饮食相关,尤其是每日需服用 3 次的药物。为了工作上的方便,护士常常在进食前后给予病人服药。这种给药方案不仅给药时间分配不均匀,而且食物对药物的吸收有很大的影响。在一天中选择最恰当的给药时间对于临床合理用药、提高药物疗效和减少药物毒副作用的发生是非常重要的。

药理学上要求根据药物不同的特性和治疗目的,确定饭前、饭后或饭间给药。长期以来,临床上通常指定饭后服药,因为这样可以方便地提醒病人不至于忘记服药。显然,这种千篇一律的服药时间是不合理的,不利于某些药物发挥疗效。对于某些局部作用的药物如制酸剂饭前或饭后均可服用,其理由是不涉及吸收问题。有些药物对胃肠道有刺激,可在饭后服用,因为这样吸收未受到严重影响,而且食物的存在可减轻不良反应。另外,脂肪的存在有助于吸收的药物,须在饭间服用,如双氯芬酸钠等;而需要在肠部作用的药物,只有在空腹时服用才能使药物迅速达到作用部位,如枸橼酸哌嗪等。

三、关注饮酒对药物的影响

酒中的主要成分为乙醇,它是一种酶诱导剂。乙醇能与一系列药物产生相互作用。饮酒时给药,可能导致极为危险的后果。在给病人使用能与乙醇产生相互作用的药物时,有必要询问病人是否有饮酒的嗜好,或者告诉病人在治疗期间需要禁酒,并说明可能发生的不良反应,争取病人配合,确保药物安全、有效地使用。

四、关注静脉给药速度

在护理治疗中,输液滴速通常控制在成人为 60~80 滴 / 分;儿童为 20~

40 滴 / 分。然而在液体中加入某些治疗药物时,其滴速的快慢在临床合理用药中具有重要的作用。对于某些药物的剂量浓度,如果滴速过快可能产生不良反应,甚至导致死亡;而滴速过慢,则药物在体内达不到治疗浓度,以致无效。静脉滴注速度的调节对那些治疗指数小的药物尤其重要,如扩血管药硝普钠、强心药洋地黄等在使用时一定要严格控制速度,如果护理人员在执行医嘱时按照常规方法调节滴速,则可能会对机体造成不同程度的不良反应。

第三节　药物过敏试验

一、必须皮试的药物

必须皮试的药物见表 6-1。

表 6-1 《中华人民共和国药典》规定须做过敏试验的药物

类别	药物名	类别	药物名
青霉素及其合成品类	青霉素钠注射剂	抗毒素及免疫血清类生物制品	破伤风抗毒素
	青霉素钾注射剂		白喉抗毒素
	青霉素 V 钾片		多价气性坏疽抗毒素
	普鲁卡因青霉素注射剂		抗蛇毒血清
	苄星青霉素注射剂		抗炭疽血清
	苯唑西林钠注射剂		抗狂犬病血清
	氯唑西林钠注射剂 / 胶囊 / 颗粒		肉毒抗毒素
	氨苄西林钠注射剂 / 胶囊		
	阿莫西林片剂 / 胶囊 / 注射剂		
	羧苄西林钠注射剂		
	哌拉西林钠注射剂		
	磺苄西林钠注射剂		
	青霉胺		
酶类	玻璃酸酶	其他	胸腺素注射液
	a- 糜蛋白酶		鱼肝油酸钠
	门冬酰胺酶		细胞色素 C
	降纤酶		盐酸普鲁卡因
			鲑鱼降钙素

二、常用药物的皮肤过敏试验法

（一）青霉素类药物

国家卫生健康委员会规定，使用青霉素类药物前均需仔细询问有无药物过敏史，并做青霉素皮肤试验，既往有青霉素过敏史者及皮试阳性反应者禁用。

做青霉素皮试时需注意：①极少数高敏病人可在皮肤试验时发生过敏性休克，常于注射后数秒钟至 5 分钟内出现，应立即按过敏性休克抢救方法进行救治；②试验用药含量要准确，配制后在冰箱中保存时间不应超过 24 小时；③更换同类药物或不同批号或停药 3 天以上，需重新做皮内试验。

目前青霉素皮肤试验方法有传统的青霉素皮试法和快速仪器试验法。

1. 传统的青霉素皮试法步骤

（1）配制青霉素皮肤试验溶液：青霉素钾盐或钠盐以生理盐水配制成为含 20 万 U/ml 青霉素溶液（80 万 U/瓶，注入 4ml 生理盐水即成）→取 0.1ml，加生理盐水至 1ml（此时溶液为 2 万 U/ml）→取 0.1ml 加生理盐水至 1ml（此时溶液为 2000U/ml）→取 0.25ml，加生理盐水至 1ml（此时溶液为 500U/ml）。

（2）用 75% 乙醇消毒前臂屈侧腕关节上约 6cm 处皮肤。

（3）抽取皮试液 0.1/ml（含青霉素 50U），做皮内注射成一皮丘（儿童注射 0.02~0.03ml）。

（4）观察 20 分钟。

（5）结果判断：局部出现红肿，直径大于 1cm 或局部红晕或伴有小水疱者为阳性。

（6）对可疑阳性者，应在另一前臂用生理盐水做对照试验。

2. 快速仪器试验法

（1）将青霉素皮试液（皮试液浓度为 1 万 U/ml）和生理盐水各约 0.1ml 滴入导入小盘；

（2）将导入小盘紧裹于前臂屈侧腕关节上约 6cm 处皮肤；

（3）导入时间为 5 分钟，仪器到时自动报警；

（4）药物导入完成后 5 分钟观察结果，如局部出现红肿，直径大于 1cm 或局部红晕或伴有小水疱者为阳性。

（二）盐酸普鲁卡因

对过敏体质病人用药前做皮内试验。普鲁卡因皮肤试验方法为：皮内注射 1%~2% 普鲁卡因溶液 0.1ml，局部出现红疹、发热或肿块者为对普鲁卡因过敏，不宜采用本品。

（三）普鲁卡因青霉素

用药前必须先分别做青霉素过敏试验及普鲁卡因过敏试验，其中任何一药试验阳性者均不可应用本品。具体皮试方法参考青霉素与盐酸普鲁卡因。

（四）抗毒素及免疫血清类生物制品

1. 破伤风抗毒素

（1）过敏试验：取 0.1ml 破伤风抗毒素原液加 0.9ml 0.9% 氯化钠注射液，混匀，在前臂掌侧皮内注射 0.05~0.1ml，观察 15~20 分钟，注射部位无明显反应或皮丘小于 1cm，红晕小于 2cm，同时无其他不适反应，即为阴性。如注射局部出现皮丘 ≥1cm、红晕 ≥2cm，特别是形似伪足或有痒感者，为弱阳性反应。如注射局部皮丘 ≥1.5cm，或除局部反应外，并伴有全身症状，如荨麻疹、鼻咽刺痒、喷嚏等，为强阳性反应。

（2）脱敏注射法：在一般情况下，可用 0.9% 氯化钠注射液将破伤风抗毒素原液稀释 10 倍，分小量数次做皮下注射，每次注射后观察 20~30 分钟。第 1 次可注射 0.2ml，观察无发绀、气喘或显著呼吸短促、脉搏加速时，即可注射第 2 次 0.4ml，如仍无反应可第 3 次注射 0.8ml，若仍无反应，则可将全量做缓慢地皮下或肌内注射。

（3）注意事项：①无过敏史或过敏反应阴性者，也并非没有发生过敏休克的可能。为慎重起见，应先注射 0.3ml 原液，观察 30 分钟无反应，方可全量注射本品；②结果为弱阳性反应者，须用脱敏法进行注射；③结果为强阳性反应者，则建议改用破伤风人免疫球蛋白；如不能实施，必须使用本品时，则必须采用脱敏注射，并做好一切准备，一旦发生过敏休克，立即抢救。

2. 白喉抗毒素

（1）过敏试验：用 0.9% 氯化钠注射液将抗毒血清稀释 10 倍（0.1ml 血清加 0.9ml 0.9% 氯化钠注射液，混匀），在前臂掌侧皮内注射 0.05~0.1ml，观察 15~20 分钟，注射部位无明显反应或皮丘小于 1cm、红晕小于 2cm，同时无其他不适反应，即为阴性。如注射局部出现皮丘 ≥1cm、红晕 ≥2cm，特别是形似伪足或有痒感者，为弱阳性反应。如注射局部皮丘 ≥1.5cm，或除局部反应外，并伴有全身症状，如荨麻疹、鼻咽刺痒、喷嚏等，为强阳性反应。

（2）脱敏注射法：在一般情况下，可用 0.9% 氯化钠注射液将抗血清稀释 10 倍，分小量数次做皮下注射，每次注射后观察 30 分钟。第 1 次可注射 0.2ml，观察无发绀、气喘或显著呼吸短促、脉搏加速时，即可注射第 2 次 0.4ml，如仍无反应可第 3 次注射 0.8ml，若仍无反应，则可将瓶中未稀释的抗毒素全量做缓慢地肌内注射。

（3）注意事项：①无过敏史或过敏试验阴性者，也并非没有发生过敏休克的可能。应先注射 0.3ml 原液，观察 30 分钟无反应，可全量注射本品；②结果为弱阳性反应者，须用脱敏法进行注射；③若为强阳性反应，则建议改用白喉人免疫球蛋白；如不能实施，必须使用本品时，则必须采用脱敏注射，并做好一切准备,一旦发生过敏休克,立即抢救。

3. 多价气性坏疽抗毒素

(1)过敏试验:用 0.9% 氯化钠注射液将抗血清稀释 10 倍(0.1ml 血清加 0.9ml 0.9% 氯化钠注射液,混匀),在前臂掌侧皮内注射 0.05~0.1ml,观察 15~20 分钟,注射部位无明显反应或皮丘小于 1cm、红晕小于 2cm,同时无其他 不适反应,即为阴性。如注射局部出现皮丘≥1cm、红晕≥2cm,特别是形似伪 足或有痒感者,为弱阳性反应。如注射局部皮丘≥1.5cm,或除局部反应外,并 伴有全身症状,如荨麻疹、鼻咽刺痒、喷嚏等,为强阳性反应。

(2)脱敏注射法:在一般情况下,可用 0.9% 氯化钠注射液将抗血清稀 释 10 倍,分小量数次做皮下注射,每次注射后观察 30 分钟。第 1 次可注 射 0.2ml,观察无发绀、气喘或显著呼吸短促、脉搏加速时,即可注射第 2 次 0.4ml,如仍无反应可第 3 次注射 0.8ml,若仍无反应可将瓶中未稀释的抗毒素 全量做缓慢地肌内注射。

(3)注意事项:①无过敏史或过敏反应阴性者,也并非没有发生过敏休克 的可能,应先注射 0.3ml 原液,观察 30 分钟无反应,可全量注射本品;②若结 果为弱阳性反应,必须用脱敏法进行注射;③若结果为强阳性反应,应尽量避 免使用必须使用本品时,则必须采用脱敏注射,并做好一切准备,一旦发生过 敏休克,立即抢救。

4. 抗蛇毒血清　使用前应询问马血清制品注射史和过敏史,并做皮肤过 敏试验。

(1)过敏试验法:取本品 0.1ml 加 0.9% 氯化钠注射液 1.9ml,即 20 倍稀 释。在前臂掌侧皮内注射 0.1ml,经 20~30 分钟判定结果。根据说明书,注射 皮丘在 2cm 以内,且皮丘周围无红晕及蜘蛛足者为阴性;若注射部位出现皮 丘增大、红肿、浸润,特别是形似伪足或有痒感者,为阳性反应。

(2)脱敏注射法:取 0.9% 氯化钠注射液将抗蛇毒血清稀释 20 倍。分次 皮下注射,每次观察 10~20 分钟,第 1 次注射 0.4ml,如无反应,可酌情增量注 射,3 次以上无异常反应者,即可静脉注射、肌内注射或皮下注射。

(3)注意事项:①皮肤试验阴性者,可缓慢静脉注射抗蛇毒血清,但不排 除发生严重过敏反应的可能性,应严密监测;②可疑阳性者,预先注射 10mg (儿童根据体重酌减),15 分钟后再注射本品;③皮肤过敏试验阳性者,应权衡 利弊。对严重毒蛇咬伤中毒、有生命危险者,可做脱敏注射法;④如注射过程 中发生过敏反应,立即停止注射,并按过敏反应处理原则治疗,如注射肾上腺 素、输液、静脉滴注地塞米松 5mg(或氢化可的松 100mg)等;⑤注射前应使本 品的温度接近体温,缓慢注射,开始每分钟不超过 1ml,以后不超过 4ml。注射 时如有异常反应,应立即停止,及时处理。

5. 抗炭疽血清

（1）过敏试验：用0.9%氯化钠注射液将血清稀释20倍（0.1ml血清加1.9ml 0.9%氯化钠注射液），在前臂掌侧皮内注射0.05~0.1ml，观察15~20分钟，注射部位无明显反应或皮丘小于1cm、红晕小于2cm，同时无其他不适反应，即为阴性。如注射局部出现皮丘≥1cm、红晕≥2cm，特别是形似伪足或有痒感者，为弱阳性反应。如注射局部皮丘≥1.5cm，或除局部反应外，并伴有全身症状，如荨麻疹、鼻咽刺痒、喷嚏等，为强阳性反应。

（2）脱敏注射法：在一般情况下，可用0.9%氯化钠注射液将抗毒素稀释10倍，分小量数次做皮下注射，每次注射后观察30分钟。第1次可注射0.2ml，观察无发绀、气喘或显著呼吸短促、脉搏加速时，即可注射第2次0.4ml，如仍无反应可第3次注射0.8ml，若仍无反应即可将瓶中未稀释的抗毒素全量做缓慢地肌内注射。

（3）注意事项：①无过敏史或过敏试验阴性者，也并非没有发生过敏休克的可能。为慎重起见，也应先注射0.3ml原液，观察30分钟无反应，可全量注射本品；②若为弱阳性反应，必须用脱敏法进行注射；③若为强阳性反应，应尽量避免使用抗毒素。必须使用本品时，则必须采用脱敏注射，并做好抢救准备，一旦发生过敏性休克立即抢救。

6. 抗狂犬病血清

（1）过敏试验：用0.9%氯化钠注射液将血清稀释10倍（0.1ml血清加0.9ml 0.9%氯化钠注射液，混匀），在前臂掌侧皮内注射0.05~0.1ml，观察15~20分钟，注射部位无明显反应或皮丘小于1cm、红晕小于2cm，同时无其他不适反应，即为阴性；如注射局部出现皮丘≥1cm、红晕≥2cm，特别是形似伪足或有痒感者，为弱阳性反应；如注射局部皮丘≥1.5cm，或除局部反应外，并伴有全身症状，如荨麻疹、鼻咽刺痒、喷嚏等，为强阳性反应。

（2）脱敏注射法：在一般情况下，可用0.9%氯化钠注射液将抗血清稀释10倍，分小量数次做皮下注射，每次注射后观察20~30分钟。第1次可注射1ml，观察无发绀、气喘或显著呼吸短促、脉搏加速时，即可注射第2次2ml，如注射量达到4ml仍无反应，即可将全量做缓慢地皮下或肌内注射。

（3）注意事项：①无过敏史或过敏试验阴性者，也并非没有发生过敏休克的可能。为慎重起见，也应先注射0.3ml原液皮下注射，观察30分钟，无异常反应，再将全量注射于皮下或肌内；②结果为弱阳性反应，则须用脱敏法进行注射；③若为强阳性反应，则建议改用狂犬病免疫球蛋白；如不能实施，必须使用本品时，则必须采用脱敏注射，并做好一切准备，一旦发生过敏休克，立即抢救。

7. 肉毒抗毒素　注射本品前必须做过敏试验并详细询问既往过敏史，过敏试验为阳性反应者慎用。凡本人及其直系亲属曾有支气管哮喘、花粉症、湿疹或血管神经性水肿等病史，或对某种物质过敏，或本人过去曾注射马血清制剂者，均须特别提防过敏反应的发生。

（1）过敏试验：用0.9%氯化钠注射液将抗毒素稀释10倍（0.1ml抗毒素加0.9ml 0.9%氯化钠注射液），在前臂掌侧皮内注射0.05ml，观察15~20分钟，注射部位无明显反应或皮丘小于1cm、红晕小于2cm，注射部位无明显反应者，即为阴性；如注射局部出现皮丘增大、红肿、浸润，特别是形似伪足或有痒感者，为阳性反应；如注射局部反应特别严重或伴有全身症状，如荨麻疹、鼻咽刺痒、喷嚏等，则为强阳性反应。

（2）脱敏注射法：在一般情况下，可用0.9%氯化钠注射液将抗毒素稀释10倍，分小量数次做皮下注射，每次注射后观察30分钟。第1次可注射10倍稀释的抗毒素0.2ml，观察无发绀、气喘或显著呼吸短促、脉搏加速时，即可注射第2次0.4ml，如仍无反应则可注射第3次0.8ml，如仍无反应即可将安瓿中未稀释的抗毒素全量做皮下或肌内注射。有过敏史或过敏试验阳性者，应将第1次注射量和以后的递增量适当减少，分多次注射，以免发生剧烈反应。

（3）注意事项：①阴性者可在严密观察下直接注射抗毒素；②若为阳性反应。须用脱敏法进行注射；③若为强阳性反应，应避免使用抗毒素。如必须使用本品时，则必须采用脱敏注射，并做好一切准备，一旦发生过敏休克，立即抢救。

（五）胸腺素注射液

注射前或停药后再次注射时须做皮试。

1. 皮试液配制方法　取0.1ml药液，加0.7ml生理盐水；再取0.1ml药液，加0.9ml生理盐水；再取0.1ml药液，加0.9ml生理盐水，使成25μg/ml，皮内注射0.1ml，阳性反应者禁用。

2. 结果判断　参考青霉素皮试结果判定。

（六）玻璃酸酶

使用前要做皮试，方法如下：取150U/ml浓度药液，皮内注射约0.02ml注入前臂掌侧前1/3的皮内，如5分钟内出现具有伪足的疹块，持续20~30分钟，并有瘙痒感，视为阳性。但在局部出现一过性红斑，是由于血管扩张所引起，则并非阳性反应。

（七）a-糜蛋白酶

1. 皮试方法及步骤

1）取一支4000IU的药物加0.9%氯化钠注射液1ml溶解成A液；

2）取A液0.1ml加入0.9%氯化钠注射液0.9ml稀释成400iu/ml，取0.1ml皮下注射；

3）参考青霉素皮试结果判定。

2. 注意事项 本药外用一般不需皮试,肌内注射前需做过敏试验,并禁止静脉注射。如引起过敏反应,应立即停止使用,并用抗组胺类药物治疗。

（八）鱼肝油酸钠

偶有严重过敏反应,使用前应先做过敏试验。用 0.1% 溶液 0.1~0.2ml 皮内注射,并用等量 0.9% 氯化钠注射液做对照观察 5~10 分钟,周围红肿者忌用。过敏体质者慎用。

（九）门冬酰胺酶

凡首次采用本品或已用过本品但已停药 1 周或 1 周以上的病人,在注射本品前须做皮试。

1. 皮试方法与步骤

1）取 10 000 单位的门冬酰胺酶 1 瓶,以 5ml 灭菌注射用水或 0.9% 氯化钠注射液溶解;

2）抽取 0.1ml（每 ml 含 2000IU）,注入另一含 9.9ml 稀释液的小瓶内,制成浓度约为 1ml 含 20U 的皮试药液;

3）用 0.1ml 皮试液（约为 2.0IU）前臂内侧皮内注射。

2. 结果判定及处理 至少观察 1 小时,如有红斑或风团即为皮试阳性反应。病人必须皮试阴性才能接受本品治疗,对本品有过敏史或皮试阳性者禁用。

（十）细胞色素 C

使用本品前须做皮内试验,治疗结束后再需用本品。必须重新皮试,阳性反应者禁用。

1. 皮内试验法 将本品注射液以生理盐水稀释成 0.03mg/ml 浓度,注入皮内 0.03~0.05ml,观察 20 分钟,阴性者方可用药;

2. 划痕法 取细胞色素 C 注射液 1 滴,滴于前臂内侧,用针尖划痕,观察 20 分,阴性者方可用药;

3. 滴眼法 取细胞色素 C 药液（5mg/ml）滴于眼结膜囊内,观察 20 分钟。

（十一）降纤酶

用药前应做皮试,以本品 0.1ml 用 0.9% 氯化钠注射液液稀释至 1ml,皮内注射 0.1ml,皮试阴性者才可使用。结果观察参考青霉素。

（十二）鲑鱼降钙素

对蛋白质过敏者可能对本药过敏,因此对此类病人在用药前最好先做皮试。

1. 皮试方法及步骤

（1）将（50 单位 / 支）用生理盐水稀释至 1ml:

（2）抽取上液 0.2ml,用生理盐水稀释至 1ml;

（3）抽取上液 0.1ml（约 1 单位）皮内注射。

2. 结果判断　观察 15 分钟，注射部位不超过中度红色为阴性，超过中度红色为阳性。

（十三）头孢菌素类

在《中国药典》中，头孢菌素类药物无明确规定必须做过敏试验，但过敏体质及有过敏史者一般应采用头孢菌素稀释液进行过敏试验，皮试液浓度为 500μg/ml。

1. 皮试方法及步骤

（1）1g 头孢菌素加 2ml 0.9% 氯化钠注射液溶解（A 液）；

（2）抽取 A 液 0.1ml，加 0.9% 氯化钠注射液至 1ml（B 液）；

（3）取 B 液 0.1ml，加 0.9% 氯化钠注射液至 1ml（C 液）；

（4）取 C 液 0.1ml，加 0.9% 氯化钠注射液至 1ml（皮试液）。

2. 结果判定及处理　同青霉素。

3. 注意事项　对青霉素过敏者禁用或慎用的头孢类药物，建议参照说明书。

（十四）链霉素

1. 皮试方法与步骤

（1）取链霉素 1g（100 万 U）加 0.9% 氯化钠注射液 3.5ml，溶解后成为 4ml（25 万 U/ml）；

（2）取上液 0.1ml，加 0.9% 氯化钠注射液稀释成 1ml（2.5U/ml）；

（3）取上液 0.1ml，加 0.9% 氯化钠注射液稀释成 1ml（2500U/ml）；

（4）取上液 0.2ml，加 0.9% 氯化钠注射液稀释成 1ml（500U/ml）；

（5）取上液 0.1ml 前臂内侧皮内注射。

2. 结果判定与处理　同青霉素。

3. 注意事项　皮试阴性者在注射时也有可能发生过敏，因此也应做好抢救预案。

（十五）碘过敏试验

常用的碘过敏试验的方法有口含法、皮内注射法、静脉注射法、结膜试验法。

1. 口含法　10% 碘化钾 5ml 或 1~5ml 含碘对比剂含于口中，5 分钟后观察反应，有口麻、头晕、心慌、恶心、呕吐、荨麻疹等症状为阳性。

2. 皮内注射法　取含碘对比剂 0.1ml 做皮内注射，10~20 分钟后观察反应，有 1cm 以上的红斑或全身反应为强阳性反应。

3. 静脉注射法　取含碘对比剂 1ml 加等渗盐水至 2ml 静脉注射，观察 10~30 分钟，有头晕、心慌、面色苍白、恶心、呕吐、荨麻疹等症状为阳性。

4. 结膜试验法　将同一品种含碘对比剂 1~2 滴直接滴入一侧眼内,另眼滴入生理盐水溶液作对照,3~4 分钟后观察,试验侧眼结膜明显充血,甚至血管怒张或曲张和有明显刺激者为阳性反应。

第四节　临床用药的监测与护理

一、治疗药物监测

(一)治疗药物监测定义

治疗药物监测是指在药物动力学原理的指导下,应用现代先进的分析技术,测定血液中或其他体液中药物浓度,用于设计或调整给药方案。

(二)治疗药物监测的临床指征

在临床上,并不是所有的药物或在所有的情况下都需要进行血药浓度监测。下列情况下,通常需要进行血药浓度监测:①药物的有效血浓度范围狭窄:此类药物多为治疗指数小的药物。如强心苷类,它们的有效剂量与中毒剂量接近,需要根据药代动力学原理和病人的具体情况仔细设计和调整给药方案,密切观察临床反应;②同一剂量可能出现较大的血药浓度差异的药物,如三环类抗抑郁药;③具有非线性药代动力学特性的药物,如苯妥英钠、茶碱、水杨酸等;④肝肾功能不全或衰竭的病人使用主要经过肝代谢消除(利多卡因、茶碱等)或肾排泄(氨基糖苷类抗生素等)的药物时,以及胃肠道功能不良的病人口服某些药物时;⑤长期用药的病人,依从性差或者某些药物长期使用后产生耐药性以及原因不明的药效变化;⑥怀疑病人药物中毒,尤其有的药物中毒症状与剂量不足的症状类似而临床又不能明确辨别者;⑦合并用药产生相互作用而影响疗效时;⑧药代动力学的个体差异很大,特别是由于遗传造成药物代谢速率明显差异的情况,如普鲁卡因胺的乙酰化代谢;⑨常规剂量下出现毒性反应,诊断和处理过量中毒,以及为医疗事故提供法律依据;⑩当病人的血浆蛋白含量低时,需要测定血中游离药物的浓度,如苯妥英钠。

二、药物不良反应监测及其管理

(一)药物不良反应定义

药物不良反应(adverse drug reaction,ADR)是指合格药品在正常用法用量下出现的与用药目的无关的有毒有害反应。药品不良反应是药品固有特性所引起的,任何药品都有可能引起不良反应。包括药物的副作用、毒性反应、后遗反应、变态反应、特异质反应、继发反应以及致癌、致畸、致突变作用等。

（二）不良反应的分类

药物不良反应有多种分类方法,通常按药物不良反应与药理作用有无关联而分为 A 型和 B 型两类。有些不良反应难以简单地归于 A 型或 B 型,有学者提出 C 型不良反应。

1. A 型药物不良反应　又称剂量相关的不良反应。由药物本身或 / 和其代谢物引起,是由药物的固有作用增强和持续发展的结果。其特点是剂量依赖性、能够预测、发生率较高但死亡率较低。在药物不良反应中,副作用、毒性反应、过度效应属 A 型不良反应。首剂效应、撤药反应、继发反应等,由于与药理作用有关也属 A 型反应范畴。

2. B 型药物不良反应　又称剂量不相关的不良反应,即与药物固有作用无关的异常反应,主要与人体的特异体质有关。其特点是与所用剂量无关,难以预测,常规的毒理学筛选不能发现,发生率低但死亡率高,如氟烷引致的恶性高热、青霉素引起的过敏性休克。药物变态反应和特异质反应属 B 型反应。

3. C 型药物不良反应　一般在长期用药后出现,潜伏期较长,没有明确的时间关系,难以预测,如妊期用己烯雌酚,子代女婴至青春期后患阴道腺癌。有些与癌症、畸胎有关,有些发生机制尚不清楚。

（三）护理与不良反应监测

护理人员不仅是药物治疗方案的执行者,也是病人对药物治疗效应的反馈者。在用药过程中,医护人员应主动观察病情的变化,一旦发现病人有异常,应查明原因并记录交班,及时进行必要的处理,力求减轻由药物反应给病人带来的痛苦。在观察病人对药物的反应时,应该特别注意以下几个方面的问题:

1. 精神紊乱　是老年人药物中毒的早期症状,如老年人对洋地黄中毒的早期症状不一定与青年人一样表现为恶心、呕吐等,而往往是由于脑供血不足引起的精神状态改变,以及继发性心律失常所致的心输出量减少。因此,对于老年病人护理人员一定要仔细观察其体征和症状的变化。

2. 胃肠道反应　是最常见的药物不良反应。常见症状有食欲减退、恶心、呕吐、腹泻、便秘等。一些对胃肠黏膜或迷走神经感受器有刺激作用的药物均可引起恶心、呕吐。

3. 药物对血液系统影响　常见的症状有皮肤苍白、头痛、紫斑等。引起这些症状的常见药物有抗肿瘤药、氯霉素、苯妥英钠、地巴唑、吲哚美辛、磺胺类、三甲双酮、呋喃类等。

4. 药物对肝脏和肾脏功能的影响　常见症状为黄疸、发热、血清碱性磷酸酶升高及血尿、尿闭、水肿、蛋白尿、管型尿等。

（四）不良反应的处理

大多数药品出现不良反应后有自限性特点，一般停用药物后无需特殊处理，可自行恢复正常。对于一些较严重的症状或者已经发展到了药源性疾病的现象，应给予及时处理和治疗。药品不良反应处理的原则包括：①及时停药，去除病因：通常对于较轻的不良反应，给予一般的支持疗法便可使病情迅速停止发展并痊愈；②采取积极措施，迅速排泄出引起不良反应的药物，或延缓引起不良反应药物的吸收，可以采取洗胃、催吐、吸附或药物中和或解毒的方法；③对症治疗，解除病痛。如常见的抗过敏疗法或脱敏疗法、局部疗法、皮质激素疗法、抗感染疗法、抗休克疗法、支持疗法和其他的一些对症治疗的方法；④护理人员在用药物治疗过程中发现与用药有关的严重不良反应，应该做好解释工作，避免与医疗差错混淆；⑤若遇热源反应或危及生命的药物不良反应，需将药品留样并保存于冰箱冷藏，切勿冷冻。

（五）药疗护理过程中不良反应的上报

1. 报告的范围　包括药品质量问题、药物不良反应、药物外渗、输液反应、给药错误等，其中牵涉药品质量和药物不良反应者，应第一时间通报医院药剂药事部门，以寻求帮助，积极处理。

2. 报告的形式　在执行药疗护理的过程中，发生上述不良反应者，当班护士应立即口头报告护士长、值班医生，根据不良事件等级决定是否进一步通过网络、书面等形式呈报护理部或医务部甚至医院院长。

3. 可疑就报　医务人员如发现可能与用药有关的严重不良反应，要在做好观察与记录的同时，及时报告医院药物不良反应监测小组。

（徐　萍）

第七章 常见专科用药护理必备知识

第一节 心血管系统常见药物

一、治疗慢性心功能不全的药物

（一）概述

慢性心功能不全是多种病因导致心脏泵血功能降低,不能排出足够的血液以满足全身组织代谢需要的一组临床综合征。在早期,交感神经系统和肾素－血管紧张素－醛固酮系统的激活以及心肌的增生肥厚等,可发挥一定的代偿作用。但上述代偿机制也导致心脏功能进一步损害,形成恶性循环。随着病情的发展,最终进入心脏泵血功能衰竭、动脉系统供血不足及静脉系统血液瘀滞的失代偿阶段。心功能不全治疗的目标是:缓解症状、防止或逆转心肌肥厚,延长寿命,降低病死率和提高生活质量。治疗心功能不全的药物根据药理作用可分为正性肌力药物、血管紧张素转换酶抑制剂、β 受体阻滞剂、利尿药物、扩血管药物。

1. **正性肌力药物** 又分为强心苷类、儿茶酚胺类、磷酸二酯酶抑制剂三大类。此类药物主要作用是增强心肌收缩力、降低窦房结自律性、提高浦肯野纤维自律性、减慢房室结传导速度,缩短心房有效不应期,缩短浦肯野纤维有效不应期。常用药物有洋地黄类、米力农、多巴胺、多巴酚丁胺等。

2. **血管紧张素 I 转化酶抑制药和血管紧张素 II 受体阻滞药** 如卡托普利、依那普利等,此类药物通过降低血管紧张素 II 的形成及其作用,使外周血管和冠状血管阻力降低,心脏前后负荷减轻,增加冠脉血供,使心肌纤维化减少,心肌细胞凋亡减慢。用于治疗顽固性心衰和无症状性心衰和改善预后。

3. **β 受体阻滞剂** 此类药物能抑制心脏 β 肾上腺素能受体,从而减慢心率、降低血压,以减少心肌耗氧量,常用药物如美托洛尔等。

4. **利尿剂** 此类药物主要通过促进排尿、减轻水钠潴留,从而减轻心脏前负荷,常作为心功能不全的辅助治疗,常用药物如呋塞米、螺内酯等。

5. **扩血管药物** 此类药物直接作用于血管平滑肌,减低血管紧张度,减低心脏的前后负荷,从而减轻心肌耗氧,减轻心衰症状,常用药物如硝酸甘油、硝普钠等。

上述几类药物中血管紧张素Ⅰ转化酶抑制药和血管紧张素Ⅱ受体阻滞药、β受体阻滞剂、利尿剂、扩血管药物在降血压药物中已经阐述，故不再赘述。

（二）常用药物

1. 地高辛

（1）适应证：属于洋地黄类，主要用于：①高血压、瓣膜性心脏病、先天性心脏病等引起的急慢性心力衰竭；②尤其适用于伴有快速心室率的心房颤动、心房扑动病人及室上性心动过速。

（2）禁忌证：①室性心动过速、心室颤动；②预激综合征伴心房颤动或扑动。

（3）用法及用量：主要采用维持剂量口服给药法：0.25mg/d，老年病人剂量减半。

（4）使用过程中的注意事项：①钙剂可加强本品作用而引发中毒，应避免同时使用；②低血钾、低血镁、酸中毒时易发生该药中毒，使用前应先予纠正；③此类药物排泄缓慢，易蓄积中毒，用药前应详细询问服药史，原则上两周内未用过慢效洋地黄苷者才能按常规给予，否则应按具体情况调整用量。

（5）使用过程中的观察与处理要点：治疗量和中毒量很接近，应严密监测不良反应：①心脏：是中毒中最严重的反应，主要为各种心律失常；②胃肠道反应：较常见，是中毒的早期反应，可有厌食、恶心、呕吐、腹泻、腹痛等；③中枢神经系统反应：可有眩晕、头痛、失眠、谵妄、幻觉等，偶见惊厥；视觉障碍可表现为黄视、绿视等。不良反应预防：①首先应纠正各种诱发或加重强心苷中毒的因素，如使用排钾利尿药时，应适当补钾等；②长期使用该药物的病人应密切观察中毒先兆和心电图变化，如出现一定数目的室性期前收缩、窦性心动过缓及视觉障碍，应及时停用该药物及各种排钾药物；③监测血药浓度有助于中毒的预防和及早发现。

（6）健康指导要点：①指导病人自测脉搏，低于每分钟60次时应及时通告医生，一般应慎用该类药物；②严格遵医嘱使用药物，不漏服，不擅自增减剂量，尽量固定时间服药；③告知病人识别药物中毒，自我监测药物效果及不良反应。

2. 去乙酰毛花苷

（1）适应证：本品为速效强心苷，用于急、慢性收缩性心衰，控制快速心房颤动、心房扑动病人的心室率。

（2）用法及用量：以5%葡萄糖液20ml稀释缓慢静脉注射。成人首剂0.4~0.6mg，2~4小时后可再给予0.2~0.4mg，24小时总量不超过1.2mg。获效后用口服洋地黄制剂如地高辛维持。儿童24小时总量：2岁以下0.03~0.04mg/kg，2岁以上0.02~0.03mg/kg，首次应用总量的1/3~1/2，其余分2~3次，间隔4~6小时给药。

（3）禁忌证、注意事项、使用过程中的观察与处理要点、健康指导要点同地高辛。

3. 多巴胺 小剂量时（每分钟 0.5~2μg/kg）主要作用于多巴胺受体,扩张肾及肠系膜血管,增加肾血流量及肾小球滤过率,促进水钠排泄;中等剂量时（每分钟 2~10μg/kg）直接激动 β_1 受体并间接促使去甲肾上腺素释放,对心脏产生正性肌力作用,从而增加心排血量、收缩压升高、脉压增大、舒张压无变化或有轻度升高,此时,周围血管阻力常无改变,冠脉血流及心肌氧耗得到改善;大剂量时（每分钟大于 10μg/kg）能激动 α 受体,使周围血管阻力增加,肾血管收缩,肾血流量及尿量反而减少,收缩压及舒张压均增高。

（1）适应证:①主要用于治疗难治性心力衰竭所致的休克综合征,与硝普钠等血管扩张剂合用可增加疗效;②补充血容量后不能纠正的休克。

（2）禁忌证:下列情况应慎用:①嗜铬细胞瘤病人;②闭塞性血管病慎用;③频繁的室性心律失常时应用该品也须谨慎。

（3）用法用量:静脉滴注,剂量应根据病人的反应（如心率、血压、尿量、异位心律、中心静脉压、肺毛细血管楔压及心排血量）进行调整。

（4）使用过程中的注意事项:①选用粗大血管,减轻对血管的局部刺激;②用药前应纠正血容量不足;③较长时间连续使用（超过 2 小时）者若采用外周静脉输注法,建议每 2 小时更换注射部位;④本药在碱性液体中不稳定,遇碱易分解,故不宜与碱性药物配伍;⑤突然停药可产生严重低血压,故停用时应逐渐递减。

（5）使用过程中的观察与处理要点:①使用过程中应监测血压、心率、尿量、外周血管灌流情况,以便相应调整滴注速度;②长时间用于周围血管病病人,可出现手足疼痛或手足发冷,周围血管长期收缩可能导致局部组织坏死或坏疽;③防止药液外溢而致组织坏死,如发现输入部位的皮肤变色,应更换注射部位,并以酚妥拉明 5~10mg 用生理盐水稀释后局部浸润注射。

（6）健康指导要点:告知病人严禁擅自调整输液速度。

4. 多巴酚丁胺

（1）适应证:多巴酚丁胺能直接激动心脏 β_1 受体以增强心肌收缩力和增加搏出量,使心排血量增加。用于各种原因引起的心肌收缩力减弱所致的心力衰竭,尤以急性心肌梗死引起的心衰与心源性休克为宜,心脏手术后发生的低排血量综合征以及心动过缓伴发的心衰亦可应用,并可治疗肺梗死等所致的心源性休克。

（2）禁忌证:①肥厚梗阻型心肌病;②心房颤动、室性心律失常、心肌梗死、高血压、严重的机械性梗阻、低血容量慎用。

（3）用法用量：以 5% 葡萄糖注射液稀释后，先按 2~5μg/（kg·min）的速度静脉滴注，逐渐增加，以 5~10μg/（kg·min）的用量为最有效，不良反应也最少。

（4）使用过程中的注意事项：①用药前需先补充血容量；②本药不宜与碱性溶液合用，也不能与其他含有焦亚硫酸钠的制剂或稀释剂合用。

（5）使用过程中的观察与处理要点：①用药期间须密切观察心率及血压；②本品的不良反应有恶心、呕吐、头痛、心绞痛、气促等。若剂量低于 10μg/（kg·min），一般不增快心率。

（6）健康指导要点：遵医嘱用药，使用过程中严禁擅自调整输液速度，不适随时通知医务人员。

5. 米力农

（1）适应证：用于难治性心力衰竭、急性左心衰竭、洋地黄治疗出现毒性反应的病人短期治疗。

（2）禁忌证：①对本品过敏者；②心肌梗死急性期；③严重低血压；④严重室性心律失常；⑤心脏流出道梗阻者。

（3）用法用量：静脉给药，负荷量为 25~75μg/kg，在 10 分钟内缓慢静脉注入，然后以每分钟 0.25~1μg/kg 的速度静脉滴注维持。一日最大剂量不超过 1.13mg/kg。

（4）使用过程中注意事项：①静脉注射宜缓慢（注射过快可能诱发室性期前收缩）；②用药宜补足血容量，并维持血钾在正常水平；③本药不能与呋塞米混合注射（会产生沉淀），也不可与布美他尼配伍。

（5）使用过程中的观察与处理要点：①本品常见的不良反应有心律失常、胸痛、头痛、低血压、血钾降低、血小板减少等；②使用过程中严密观察病人心率、心律、血压及肝肾功能改变，警惕严重心律失常的发生。

（6）健康指导要点：本品使用过程中速度过快可引起反射性心率加快，故最好使用输液泵输入，应指导病人严禁擅自调整输液速度，不适随时通知医务人员。

二、降血压药

（一）概述

《中国高血压防治指南》将高血压的诊断标准定为收缩压≥140mmHg 和 / 或舒张压≥90mmHg。根据血压水平分为正常、正常高值血压和 1、2、3 级高血压。根据合并的心血管危险因素、靶器官损害和同时合并有其他疾病，又将高血压病人分为低危、中危、高危和极高危 4 层。治疗高血压的主要目的是最大限度地降低心血管发病和死亡的总危险。使用降压药物应遵循 4 项原则，即小剂量开始、优先选择长效制剂、联合用药及个体化。

目前常用降压药物可归纳为五大类：利尿剂、β受体拮抗剂、钙通道阻滞剂（calcium channel blockers, CCB）、血管紧张素转换酶抑制剂（angiotensin-converting enzyme inhibitors, ACEI）和血管紧张素 Ⅱ 受体拮抗剂（angiotensin receptor blocker, ARB）。其他如交感神经抑制药、扩血管药物，仅用于高血压危象，很少长期使用。

（二）常用药物

1. 利尿剂 利尿剂作为降压药物在高血压的治疗中起着重要的作用。首先，利尿剂减少血容量，减轻体内钠负荷，减少钠在阻力血管中的含量，降低血管收缩的反应性；其次，利尿剂能增加降压药物的降压效应，增加血管顺应性；第三，能够减轻左心室肥厚。代表药物有氢氯噻嗪、氨苯蝶啶、阿米洛利、呋塞米、吲达帕胺等，具体内容详见本章第十一节。

2. β-受体拮抗剂 β-受体兴奋时，机体出现交感神经兴奋的表现如心肌收缩力加强、心输出量增加、血管紧张性增加等，从而引起血压上升，β-受体拮抗剂通过抑制β-受体的作用，使心率减慢、心收缩力降低，从而达到使血压下降的目的。常用的药物有普萘洛尔、美托洛尔、阿替洛尔、倍他洛尔、比索洛尔、卡维地洛、拉贝洛尔等。

（1）美托洛尔

1）适应证：本药作为第一线用药，可单独或与其他降压药联合应用于高血压的治疗。

2）禁忌证：①心源性休克；②急性或难治性心力衰竭；③严重窦性心动过缓；④Ⅱ-Ⅲ度房室传导阻滞；⑤支气管哮喘；⑥严重的周围血管疾病。

3）用法与用量：口服 50~100mg/d，1~2 次/天。

4）使用过程中的注意事项：普罗帕酮可增加本药浓度，引起卧位血压明显降低；如合用，应仔细监测心功能，特别是血压，必要时调整本药用量。与胺碘酮合用，可出现明显的心动过缓和窦性停搏。

5）使用过程中的观察与处理要点：使用过程中应监测心率和血压。

6）健康指导要点：长期服用本品应尽逐步减量，运动员慎用。

（2）阿替洛尔

1）适应证：用于治疗高血压、心绞痛、心律不齐、心肌梗死。

2）禁忌证：Ⅱ度及以上心脏传导阻滞、心源性休克、心力衰竭病人及孕妇、哺乳妇女、儿童；慢性呼吸道阻塞的高血压病人慎用。

3）用法与用量：①高血压治疗：以 50~100mg/d，分次口服；②心绞痛治疗：以 100mg/d 口服；③心律失常治疗：先用静脉注射或滴注，病情控制后，可口服 50~100mg，1 次/天；④治疗心肌梗死：先用静脉注射，以后以 100mg/d 口服维持。

4）使用过程中的注意事项：本品与其他抗高血压药物并用能加强降血压效果。

5）使用过程中的观察与处理要点：最常见的不良反应为低血压和心动过缓。其他反应可有头晕、乏力、肠胃不适、精神抑郁、脱发、血小板减少症、皮疹及眼干等。

6）健康指导要点：指导病人学会数脉搏，脉搏低于每分钟60次或出现症状者，及时报告医务人员，必要时停药。

3. 钙通道阻滞剂　本类药物能抑制细胞外 Ca^{2+} 的内流，使血管平滑肌松弛而舒张血管。此类药物对血管的选择性强，可舒张冠状血管和全身血管，使外周阻力降低，增加冠脉血流量，降低血压，从而减少心肌耗氧。常用药物有硝苯地平、尼卡地平、尼群地平、非洛地平缓释剂、氨氯地平、左旋氨氯地平、拉西地平、乐卡地平、维拉帕米缓释剂、地尔硫䓬缓释剂等。

（1）硝苯地平控释剂

1）适应证：治疗高血压，可单用或与其他降压药合用。

2）禁忌证：对本药或其他钙通道阻滞药过敏、严重主动脉瓣狭窄、不稳定型心绞痛、急性心肌梗死发作4周内、低血压、心源性休克。

3）用法与用量：口服，每次30mg，每天1次。

4）使用过程中的注意事项：与β受体阻滞剂、硝酸酯类合用明显提高抗心肌缺血的疗效；与β受体阻滞剂、ACEI及噻嗪类利尿剂合用可增强降压疗效，减少不良反应。

5）使用过程中的观察与处理要点：本品常见的不良反应有反射性心率加快、心悸、头晕、面色潮红、头痛，长期应用可出现下肢水肿。

6）健康指导要点：有可能影响驾驶及操作机器的能力，故服药期间尽量避免从事此类工作；本品含有光敏性的活性成分，应避光保存。

（2）氨氯地平

1）适应证：用于治疗高血压、心绞痛。

2）禁忌证：对本品过敏者、严重低血压者禁用；肝功能障碍病人及孕妇、哺乳妇女慎用。

3）用法用量：初始剂量5mg，1次／天，口服，最大可增至10mg 1次／天。

4）使用过程中的注意事项：本品可增加利福平的代谢；与钙剂合用，降压作用降低；可增强噻嗪类利尿剂和ACE抑制剂的作用。

5）使用过程中的观察与处理要点：常见不良反应有低血压、心动过缓、心脏传导阻滞和充血性心力衰竭。

6）健康指导要点：长期服药期间指导病人学会监测血压，为防止体位性晕厥发生,在更换体位时动作宜缓慢。

（3）尼群地平

1）适应证:单独应用或与其他降压药合用治疗高血压。

2）禁忌证:对本品过敏者及严重主动脉瓣狭窄禁用。

3）用法用量:5~20mg,2~3次/天口服。

4）使用过程中的注意事项:与胺碘酮合用可进一步抑制窦性心律或加重房室传导阻滞,病窦综合征以及不完全性房室传导阻滞的病人应避免两药同用。

5）使用过程中的观察与处理要点:在降压时可有反射性心动过速,由此诱发心绞痛。用药前后应定期检测血压、心率、心电图及肝肾功能。

6）健康指导要点:老年人应用本药时血药浓度较高,宜减少剂量。服用本药期间,如持续皮肤反应发展为多形性红斑或剥脱性皮炎时应停药。

4. 血管紧张素转换酶抑制剂　一方面,本品通过抑制一种转换酶（能促使血管紧张素Ⅰ转换为有缩血管活性的血管紧张素Ⅱ）的活性,抑制血管收缩而达到降压目的;另一方面,通过减少肾上腺皮质分泌醛固酮和肾上腺髓质释放肾上腺素,使血管舒张而起作用。常用药物有卡托普利、依那普利、贝那普利、雷米普利、福辛普利、培哚普利等。

（1）福辛普利

1）适应证:治疗原发性高血压;与利尿剂合用治疗心力衰竭。

2）禁忌证:对本品或其他 ACEI 抑制剂过敏者、妊娠期和哺乳期妇女禁用。

3）用法用量:成人和大于 12 岁的儿童,10mg/d,顿服。若单独使用不能完全控制血压,可加服利尿剂。

4）使用过程中的注意事项:首次剂量时可能发生低血压反应;用药过程中出现黄疸或肝酶明显升高应停止治疗;肾功能障碍、糖尿病病人及合用保钾利尿药、补钾和含钾制剂有发生高钾血症的危险。

5）使用过程中的观察与处理要点:本品不良反应较少,可有头晕、恶心、呕吐、腹泻、皮疹、瘙痒、骨骼肌疼痛、感觉异常、疲劳等,但最常见的不良反应是咳嗽,严重咳嗽时常需暂停使用。

6）健康指导要点:本品与抗酸药同服时吸收会受到影响,因此,需要同时使用这两种药物的病人服药时间宜间隔 2 小时,其余参阅氨氯地平。

（2）培哚普利

1）适应证:用于治疗高血压、充血性心力衰竭。

2）禁忌证:同福辛普利。

3）用法用量:①高血压:口服 4mg/d,清晨服。必要时在治疗 1 个月后,剂量可增至 8mg/d,老年病人初始剂量为 2mg/d,必要时在治疗 1 个月后,剂量可以增至 4mg/d;②充血性心力衰竭:初始剂量为 2mg/d,清晨服,维持剂量 2~4mg/d;③肾衰竭病人:应根据肾衰竭的程度进行调整。

4)使用过程中的注意事项:本品与钾盐及保钾利尿剂合用时,可能会发生高钾血症和肾衰竭;与地西泮类或丙米嗪等抗抑郁药合用会增加体位性低血压的发生率。

5)使用过程中的观察与处理要点:本品常见的不良反应有头痛、乏力、消化道反应、味觉异常、头晕、痉挛;个别病人可见局部皮疹;有时会出现刺激性干咳;少见性功能障碍、口干、血红蛋白轻度下降、血钾升高、一过性血尿素和肌酐升高,停止治疗后能够逆转。

6)健康指导要点:参阅氨氯地平。

5. 血管紧张素 Ⅱ 受体拮抗剂 该类药物选择性地阻断血管紧张素 Ⅱ 与受体相结合,从而阻滞血管紧张素 Ⅱ 发挥血管收缩及醛固酮分泌作用,从而达到降低血压的目的。代表药物有氯沙坦、缬沙坦、厄贝沙坦、替米沙坦、奥美沙坦、坎地沙坦。

(1)氯沙坦钾

1)适应证:用于治疗高血压。

2)禁忌证:对本品过敏者、孕妇、哺乳妇女禁用。

3)用法用量:①50mg/ 次,1 次 / 天,部分病人,剂量增加到 100mg/d,可产生进一步的降压作用;②血容量不足的病人初始剂量应为 25mg,1 次 / 天。

4)使用过程中的注意事项:与保钾利尿剂、补钾剂、或含钾的盐代用品合用时,可导致血钾升高;非甾体抗炎药吲哚美辛可降低氯沙坦的抗高血压作用。

5)使用过程中的观察与处理要点:本品耐受性良好,不良反应轻微而短暂。较少发生剂量相关性体位性低血压和高血钾,罕见 ALT 升高。

6)健康指导要点:服药期间尽量少吃含钾较高的食物,余参阅氨氯地平。

(2)厄贝沙坦

1)适应证:高血压、糖尿病肾病。

2)禁忌证:对本品任何成分过敏者、孕妇、哺乳妇女禁用;主动脉和二尖瓣狭窄及肥厚梗阻性心肌病病人慎用;不推荐原发性醛固酮增多症病人或儿童使用。

3)用法用量:150mg/ 次,1 次 / 天,口服。治疗原发性高血压疗效不佳时剂量加倍,若年龄超过 75 岁的病人初始剂量减半。

4)使用过程中的注意事项:开始服用本品之前应纠正血容量不足;存在肾动脉狭窄的病人有发生严重低血压和肾功能不全的可能,肾功能损害者使用时,宜定期监测血清钾和肌酐。

5)使用过程中的观察与处理要点:本品常见的不良反应有头痛、眩晕、心悸等,偶有咳嗽,一般轻微且为一过性。罕见荨麻疹、血管神经性水肿。

6)健康指导要点:空腹或与食物同服,其余参阅氨氯地平。

6. 其他降压药

(1)哌唑嗪

1)适应证:为α受体阻滞剂,与其他降血压药合用于轻、中度高血压的治疗;充血性左心衰;嗜铬细胞瘤病人术前控制血压;良性前列腺增生;雷诺症。

2)禁忌证:对本药过敏者禁用;精神病及痛风病人慎用。

3)用法用量:限于成人和12岁以上的儿童。初始剂量0.5~1mg/d,逐渐增加剂量直至最大剂量20mg/d,早晚各1次或睡前服用。

4)使用过程中的注意事项:在高血压治疗中,某些病人尤其是使用利尿药或血管扩张药的病人,对初期治疗剂量或增加剂量很敏感;在治疗心力衰竭时可出现耐药性。早期耐药是由于降压后反射性交感兴奋,后期耐药是由于水钠潴留,前者可暂停给药或增加剂量以克服,后者则宜暂停给药而改用其他血管扩张药。

5)使用过程中的观察与处理要点:①直立性低血压:老年人更易发生;②在雷诺症的对症治疗中,治疗初期和增加剂量时应监测动脉血压。

6)健康指导要点:宜睡前服药,服药期间不宜驾驶,避免快速坐起或站立等动作,避免体位性晕厥发生。

(2)硝普钠(亚硝酸铁氰化钠)

1)适应证:①用于治疗高血压危象;②用于急性心力衰竭。

2)禁忌证:①代偿性高血压如动静脉分流或主动脉缩窄者;②甲状腺功能减退者,硫化转换酶缺乏禁用。

3)用法用量:仅限用于成人。高血压发作、急性心力衰竭:初始剂量为0.5μg/(kg·min),逐步增加剂量,平均剂量为3μg/(kg·min),最大剂量为8μg/(kg·min)。

4)使用过程中的注意事项:①应用过程中需监测血压,根据血压情况调整滴速,使用微量泵匀速缓慢滴入;②本品对光敏感,溶液稳定性差,滴注溶液应用5%葡萄糖注射液新鲜配制,并注意避光,溶液的保存和应用不应超过24小时。临床上若溶液超过6小时未使用完,则重新配制;③溶液内不宜加入其他药品。

5)使用过程中观察与处理要点:①注意预防血压突然下降:如恶心、呕吐、头痛、出汗、心悸等,应及时调整滴速,对症处理;②肝肾功能不全者、用药超过48小时者应每日测定血中硫氰酸盐的含量(不应超过5mg/100mL)。

6）健康指导要点：使用过程中变更体位时动作宜缓，建议病人平卧位休息。

三、防治心绞痛药

（一）概述

心绞痛是由于冠状动脉供血不足，心肌急剧的、暂时的缺血和缺氧所引起的临床综合征。心绞痛药物治疗的主要目的是预防心肌梗死和猝死，减轻症状，改善生活质量。心绞痛药物分为两大类，包括改善预后的药物和减轻症状、改善缺血的药物。

（二）常用药物

1. 硝酸甘油

（1）适应证：①通过扩张冠状动脉迅速缓解各类心绞痛的发作，是心绞痛急性发作的首选防治药，对急性心肌梗死的胸痛亦有治疗作用，有助于缩小心肌梗死范围；②用于重症高血压急性血压升高的紧急降压；③治疗充血性心力衰竭，减低心脏前负荷。

（2）禁忌证：禁用于青光眼、心肌梗死早期、严重贫血、颅内压过高、血压过低者。

（3）用法用量：①每次 0.3~0.6mg 舌下含服；②1~5mg 置入 100ml 葡萄糖注射液中缓慢滴入；③本品缓释型：口服，2.5mg，早晚各 1 次；④软膏剂：以12.5~50mg 软膏涂于胸、背、上腹部任何两处的皮肤上，面积各 15cm×15cm，适于夜间发作不便临时含服或静脉滴注本品的部分病人；⑤气雾剂：用于急救，30 秒内起效，比舌下含服显效快，作用更强，便于病人随身携带备用。

（4）使用过程中的注意事项：①长期用药者突然停药可诱发心绞痛、心肌梗死乃至猝死，故需逐渐停药并合用其他药物；②连续用药可产生耐受性，宜间歇给药；③老年人含服时宜取坐位或卧位，以防直立性低血压。

（5）使用过程中的观察与处理要点：静脉滴注时注意观察心率、心律与血压，酌情调整用药速度与剂量。

（6）健康指导要点：此药宜密封避光保存，并注意药物的有效期限，及时更换接近失效期的药片。适当补充含巯基丰富的肉类、蛋类、奶类等食品。

2. 硝酸异山梨酯

（1）适应证：①主要用于心绞痛的缓解期，预防心绞痛发作；②亦可用于慢性心力衰竭以减低心脏前负荷。

（2）禁忌证：循环衰竭及严重低血压及低血容量、明显贫血、头部创伤、脑出血禁用。

（3）用法用量：①片剂：口服，10mg/次，3 次/天，含服效果强于吞服；

②缓释片：口服，20mg/ 次，2 次 / 天；③静脉滴注：以 20~50mg 加入葡萄糖注射液 250~500ml 中缓慢滴注，以 2~10mg/h 的滴速用药；④喷雾剂：用于紧急防治心绞痛，喷 1~3 次，每次相隔 30 秒，数秒内可起作用。

（4）使用过程中的注意事项：①可有头疼反应，应由小剂量开始，以后逐渐增量；②饮酒可增加本品的不良反应；③长期应用可发生耐受性，和其他硝酸酯有交叉耐药性；④舌下含服见效快，口服用于预防发作。

（5）使用过程中的观察与处理要点：①本品常见的不良反应有头痛，通常持续使用症状会减弱；②治疗初期或增加剂量时会出现低血压和 / 或直立性头晕，伴有瞌睡、反射性心动过速和乏力，若出现严重低血压，必须立即停止给药；③偶见恶心，呕吐，面部潮红，皮肤过敏；④罕见虚脱、因严重低血压导致心绞痛加重、胃痛；⑤用喷雾剂时，可能因肺部换气不足区域的血流重新分布而导致暂时性的动脉血氧含量下降，冠心病病人可导致心肌灌注量下降。

（6）健康指导要点：用药期间不宜突然更换体位，站起时应缓慢。不宜长期连续用药。

3. 单硝酸异山梨酯

（1）适应证：①冠心病心绞痛和心肌梗死后；②肺动脉高压；③充血性心力衰竭，与洋地黄和利尿药联用，用于长期治疗。

（2）禁忌证：同硝酸异山梨酯。

（3）用法用量：口服。短效制剂：20mg/ 次，2 次 / 天，可增量至 20mg/ 次，3 次 / 天；缓释制剂：50mg/ 次，1 次 / 天，可增量至 100mg/ 次，1 次 / 天。

（4）使用过程中的注意事项：①长期应用可发生耐受性；和其他硝酸酯有交叉耐药性；②与其他血管扩张剂、钙拮抗剂、β 受体阻滞剂、抗高血压药、三环抗抑郁药及酒精合用，可强化本类药物的降血压效应。

（5）使用过程中的观察与处理要点：老年病人对本类药物的敏感性可能更高，更易发生头晕等反应，应加强观察。

（6）健康指导要点：告知病人初期用药后可出现头痛，继续使用症状可逐渐消失。

4. 前列地尔

（1）适应证：主治冠心病心绞痛、心肌梗死与心功能不全以及脑梗死与外周血管缺血性病变。

（2）禁忌证：妊娠、青光眼等病人慎用或不用。

（3）用法用量：静脉滴注，100~200μg，按 0.025~0.1μg/kg 速度静脉滴注。

（4）使用过程中的注意事项：①仅用于对症治疗，能缓解慢性动脉闭塞症或脉管炎的临床症状；②注射液需新鲜配制，稀释后必须在 2 小时内使用，24 小时内用完，残留液不能再用，也不能使用冻结的药品。

（5）使用过程中的观察与处理要点：常见注射部位疼痛、血管炎，可减慢输液速度或更换注射部位。

（6）健康指导要点：告知病人不宜自行调节滴速。

四、调节血脂及抗动脉粥样硬化药

（一）概述

动脉粥样硬化及冠心病为多发病。脂质代谢紊乱所致的高脂血症与其发生有着密切关系。高血脂主要是指胆固醇及甘油三酯含量较正常人高。调节血脂药物主要通过影响脂质合成、清除或吸收发挥降低血脂的作用。

（二）常用药物

1. 阿昔莫司

（1）适应证：治疗Ⅱ型和Ⅳ型高脂蛋白血症。

（2）禁忌证：消化性溃疡病人禁用；孕妇及哺乳期妇女慎用。

（3）用法与用量：每日500mg，分2次饭后服。最大剂量1200mg/d。

（4）使用过程中的注意事项：肾功能不全者减量使用。

（5）用药过程中观察与处理要点：①给药期间应定期检查肝功能和血脂水平；②服药期间出现潮热、皮疹、头痛乏力，可先观察，若出现严重持久的瘙痒或哮喘，则应暂停使用。

（6）健康指导要点：①配合正确的饮食和运动方案，才可以达到较好的调脂效果；②联合其他调脂药物可达到更好的疗效，而不良反应减少；③不宜自行选用本药。

2. 非诺贝特

（1）适应证：治疗高胆固醇血症、高三酰甘油血症及混合型高脂血症，本品可降低血尿酸水平，对脂质代谢紊乱合并高尿酸血症者效果尤佳。

（2）禁忌证：肝肾功能不全病人、孕妇和哺乳期妇女禁用。

（3）用法与用量：每日200mg，分次口服。

（4）使用过程中的注意事项：本品与多种酸性药物具有相互作用，合用时需注意调整剂量。

（5）用药过程中观察与处理要点：用药期间定期检查：①血常规、肝功能；②血胆固醇、甘油三酯或低密度脂蛋白；③血磷酸肌酸激酶等，如果临床有可疑的肌病的症状或血肌磷酸激酶及转氨酶显著升高则应停药。

（6）健康用药指导：指导病人配合正确的饮食和运动方案，以达到最好的调脂效果。

3. 洛伐他汀

（1）适应证：①治疗以高胆固醇血症为主的多种高脂蛋白血症；②治疗

动脉粥样硬化。

（2）禁忌证：①已知对本品或药物的其他任何成分过敏的病人；②怀孕和哺乳期妇女以及未采取可靠避孕措施的育龄妇女，治疗时间如怀孕，必须停用本品；③活动性肝病或持续不能解释的转氨酶升高。

（3）用法与用量：①治疗以高胆固醇血症为主的多种高脂蛋白血症：每日 10~20mg 口服，一般服药 2 周即可见效，4~6 周效果最明显；②治疗动脉粥样硬化：每日 20~40mg 分次口服。

（4）使用过程中的注意事项：嘱病人与食物同服，空腹服用吸收率可减少 30%。

（5）使用过程中观察与处理要点：①服药前及服药后最初数周内应注意复查肝功能指标；②注意监测肌酸激酶，服药中若出现肌肉酸痛，则需及时就诊；③出现轻度恶心、食欲减退等不适时，一般不需停药，连续用药后可自行消失。

（6）健康指导要点：①由于胆固醇的合成主要在夜间进行，故最好晚间服药；②对单纯家族性高胆固醇血症，因病人完全缺乏低密度脂蛋白受体（LDL 受体），故本类药物无效；③出现严重感染和各种明显应激状态时最好停药；④配合正确的饮食和运动方案，才可达到较好的调脂效果。

4. 依折麦布片

（1）适应证：本品为胆固醇吸收抑制剂，通过选择性抑制小肠胆固醇转运蛋白，有效减少肠道内胆固醇吸收，降低血浆胆固醇水平以及肝脏胆固醇储量。用于饮食控制以外的辅助治疗，可单独或与 HMG-CoA 还原酶抑制联合应用于治疗原发性（杂合子家族性或非家族性）高胆固醇血症，可降低总胆固醇（TC）、低密度脂蛋白胆固醇（LDL-C）、载脂蛋白 B（Apo B）。

（2）禁忌证：①对本品任何成分过敏者；②活动性肝病或不明原因的血清转氨酶持续升高的病人；③怀孕及哺乳期妇女。

（3）用法与用量：推荐剂量为每天一次，每次 10mg，可单独服用，或与他汀类联合应用，或与非诺贝特联合应用。本品可在一天之内任何时间服用，可空腹或与食物同时服用。

（4）用药过程中观察与处理要点：病人普遍对本品耐受性良好，不良反应轻微且呈一过性，常见有腹痛、腹泻、肠胃气胀、食欲缺乏、疲倦无力等。

（5）健康指导要点：①使用该药物期间，宜坚持适当的低脂饮食；②定期复查肝功能。

五、抗心律失常药

（一）概述

在正常情况下，心脏的冲动来自窦房结，依次经心房、房结室、房室束及浦肯野纤维,最后传至心室肌,引起心脏节律性收缩。在病理状态时或在药物的影响下,冲动的起源或传导异常,因此产生心律失常(Arrhythmia)。心律失常发生后,可以表现为心率异常增快,称为快速型心律失常,反之则为缓慢型心律失常。治疗快速型心律失常的药物分为四类,即钠通道拮抗药(即膜稳定药,如利多卡因、苯妥英钠、美西律、普罗帕酮等)、β 受体拮抗药(如艾司洛尔、阿替洛尔、美托洛尔)、延长动作电位时程的药物(胺碘酮、溴苄铵等)、钙通道拮抗药(维拉帕米、地尔硫䓬等)。治疗缓慢型心律失常的常用药物有阿托品和异丙肾上腺素等。

(二)常用药物

1. 钠通道拮抗药

(1)利多卡因

1)适应证:①主要用于转复和预防快速性室性心律失常,治疗室性心动过速、心室颤动疗效甚佳,尤其在急性心肌梗死后的频发室性早搏时作为首选用药。治疗洋地黄中毒引起的室性早搏等亦有效;②也可以用于局部麻醉。

2)禁忌证:①严重心脏传导阻滞及严重窦房结功能障碍者禁用;②对本品过敏者禁用。

3)用法和用量:静脉注射:先以 50~100mg/ 次或每次 1~2mg/kg,稀释后缓慢用药,若无效,5~10 分钟后重复以上剂量,但静脉注射累积量不能超过 300mg,有效后以 1~4mg/min 静脉滴注维持。肌内注射适于病人转院途中,以预防发生室性快速心律失常,剂量为 4mg/kg,可维持 90 分钟。

4)使用过程中的注意事项:为迅速达到有效血药浓度,必须先用负荷量,一旦显效即静脉滴注维持量,以保持疗效。

5)使用过程中的观察与处理要点:①不良反应有头晕、嗜睡、欣快、恶心、呕吐、吞咽困难、烦躁不安等;②静脉用药时速度宜慢,使用过程中应严密观察病情变化,以防止超量导致呼吸及心搏骤停、惊厥等;③脊髓注射或外用本药均可能引起致命的支气管痉挛。毒性反应发生时,有呼吸改变与呼吸肌痉挛;④局麻用药应讲究个体化,应及早识别局麻的不良反应和局麻药中毒的先兆。

6)健康指导要点:本品为静脉用药,需在专科医生指导下使用。如用药过程中出现嗜睡、精神兴奋或癫痫样抽搐,或出现窦性停搏、传导阻滞与低血压等反应,应立即报告医生。

(2)苯妥英钠:参阅本章第四节抗癫痫药相关部分。

(3)美西律

1)适应证:常用于急、慢性室性心律失常,如室性早搏、室性心动过速、心室颤动及洋地黄类中毒引起的心律失常。

2)禁忌证:①心源性休克;②未做心脏起搏的Ⅱ度以上房室传导阻滞及

双束支阻滞以及对本品过敏者禁用;③一般不用于器质性心脏病尤其伴有心功能低下或心衰病人伴发的室性心律失常。

3)用法和用量:①口服:每次 50~200mg,一日 150~600mg,或每 6~8 小时一次。以后可酌情减量维持;②静脉注射、静脉滴注:开始量 100mg,加入 5% 葡萄糖注射液 20ml 中,缓慢静脉注射(3~5 分钟)。如无效,可在 5~10 分钟后再给 50~100mg 一次。然后以 1.5~2mg/min 的速度静脉滴注,3~4 小时后滴速减至 0.75~1mg/min,并维持 24~48 小时。

4)使用过程中的注意事项:静脉给药宜缓慢,同时应持续监测心电图。

5)使用过程中的观察与处理要点:①常见的不良反应有恶心、呕吐、嗜睡、震颤、头痛、眩晕等;②大剂量可引起低血压、心动过缓、传导阻滞等;③本品在危及生命的心律失常病人中有使心律失常恶化的可能。

6)健康指导要点:①服药间隔时间宜均匀,避免漏服;②为减少胃肠道不良反应,可在进食时服药;③病人应学会自测脉搏,如心率降到 55 次 / 分以下或出现不规则心律,应去医院就诊;④应避免过饱餐,因为食物可酸化或碱化尿液,影响本品的肾脏排泄。

(4)普罗帕酮

1)适应证:用于防治室性或室上性异位搏动、室性或室上性心动过速、预激综合征等。

2)禁忌证:①窦房结功能障碍;②Ⅱ或Ⅲ度房室传导阻滞、双束支传导阻滞(除非已有起搏器);③肝肾功能障碍;④心源性休克。

3)用法和用量:口服:每次 100~200mg,一日 3~4 次。静脉注射或静脉滴注,一次 70mg,每 8 小时 1 次。一日总量不超过 350mg。

4)使用过程中的注意事项:静脉注射者应在严密监护下缓慢进行。

5)使用过程中的观察与处理要点:①该药物不良反应较少,主要为口干、舌唇麻木,可能是由于其局部麻醉作用所致。早期的不良反应还有头痛、头晕;其后可出现肠胃道障碍,如恶心、呕吐、便秘等;老年病人用药后可能出现血压下降;②如出现窦房性或房室性传导高度阻滞时,可静脉注射乳酸钠、阿托品、异丙肾上腺素或间羟肾上腺素等解救。

6)健康指导要点:①应遵医嘱服药;②在进食时服药可减少胃肠道不良反应;③病人应学会自测脉搏,如心率降到 55 次 / 分以下或出现不规则心律,应去医院就诊;④由于其局部麻醉作用,宜在餐后与饮料或食物同时吞服,不得嚼碎。

2. β 受体拮抗药

(1)艾司洛尔

1)适应证:用于治疗围术期高血压或心动过速;快速性房颤。

2）禁忌证：①严重心动过缓、房室传导阻滞；②心源性休克；③重度心力衰竭。

3）用法及用量：①控制心房颤动、心房扑动时心室率：先静脉注射负荷量 0.5mg/（kg·min），随后静脉滴注维持，自 0.05mg/（kg·min）开始，4分钟后若疗效理想则继续维持。若疗效不佳可重复给予负荷量并将维持量以 0.05mg/（kg·min）的幅度递增。维持量最大可加至 0.3mg/（kg·min）；②围术期高血压或心动过速：即刻控制的剂量为 1mg/kg，30秒内静脉注射，继以 0.15mg/（kg·min）静脉滴注，最大维持量为 0.3mg/（kg·min）。逐渐控制的剂量同室上性心动过速治疗。治疗高血压的用量通常较治疗心律失常用量大。

4）使用过程中的注意事项：①高浓度给药（>10mg/ml）会造成严重的静脉反应，包括血栓性静脉炎；20mg/ml 的浓度在血管外可造成严重的局部反应，甚至坏死，故应尽量经大静脉给药；②应严密监测心率、血压，一旦出现血压过低，应予以升血压药物。

5）使用过程中的观察与处理要点：①不良反应为轻度、一过性。最重要的不良反应是低血压；②本品酸性代谢产物经肾消除，故肾衰病人使用本品需注意监测；③糖尿病病人应用时应谨慎，因本品可掩盖低血糖反应；④注意药物之间的相互作用，慎与地高辛、吗啡、琥珀酸胆碱及华法林合用。

6）健康指导要点：①指导病人学会自测脉搏和血压，发现血压心率偏低及时报告医务人员；②指导病人遵医嘱服药。

（2）其他 β 受体拮抗药：详见降血压药物相关部分。

3. 延长动作电位时程的药物

（1）胺碘酮

1）适应证：主要用于室上性与室性快速性心律失常，使其转复为窦性节律。对预激综合征合并房颤或室性心动过速亦有满意疗效，是严重器质性心脏病合并快速性心律失常的主要用药。

2）禁忌证：房室性传导阻滞、心动过缓及对该药过敏者禁用。

3）用法和用量：①口服：开始每次 200mg，1天3次，饭后服；3天后改为1天1~2次维持；②静脉滴注：负荷量按体重 3mg/kg，然后以 1~1.5mg/min 维持，6小时后减至 0.5~1mg/min，一天总量 1200mg，以后逐渐减量，静脉滴注胺碘酮最好不超过 3~4 天。

4）使用过程中的注意事项：①对碘过敏者对本品可能过敏；②多数不良反应与剂量有关，故需长期服药者尽可能用最小有效维持量，并应定期随诊。

5）使用过程中的观察与处理要点：不良反应大部分与剂量相关：①心血管系统：见于长期大剂量和伴有低血钾时，可出现窦性心动过缓、窦性停搏或

61

窦房阻滞；房室传导阻滞；偶有 Q-T 间期延长伴扭转性室性心动过速等，以上情况均应停药。可用升压药、异丙肾上腺素、碳酸氢钠（或乳酸钠）或起搏器治疗，同时注意纠正电解质紊乱。扭转性室性心动过速发展成室颤时可用直流电转复。由于本品半衰期长，故治疗不良反应会持续 5~10 天；②甲状腺功能：可出现甲状腺功能亢进或低下，均在停药后数周或数月后消失；③胃肠道：便秘，少数人有恶心、呕吐、食欲下降，负荷量时明显；④眼部：服药 3 个月以上者在角膜中基底层下 1/3 有黄棕色色素沉着；⑤神经系统：可出现震颤、共济失调、近端肌无力、锥体外体征，服药 1 年以上者可有周围神经病，经减药或停药后渐消退；⑥皮肤：光敏感，皮肤石板蓝样色素沉着，停药后经较长时间（1~2 年）；⑦肝脏：肝炎或脂肪浸润，氨基转移酶增高；⑧肺脏：主要产生过敏性肺炎、肺间质或肺泡纤维性肺炎，肺泡及间质有泡沫样巨噬细胞及 2 型肺细胞增生，并有纤维化、小支气管腔闭塞，多发生在长期大量服者，需停药并用肾上腺皮质激素治疗。

6）健康指导要点：①本品剂量个体差异大，应告知病人及其家属严密观察不良反应；②避免在阳光下暴晒；③用药超过 2 个月，可产生皮肤色素沉着。

（2）托西溴苄铵

1）适应证：用于各种病因所致的室性心律失常，尤其适用于锑剂所致阿 – 斯综合征。此外，对器质性心脏病、电解质紊乱、酸碱失衡或由于洋地黄、奎尼丁等药物中毒所引起的心律失常，也有一定疗效。

2）禁忌证：慢性阻塞性肺病、严重心功能不全、急性心肌梗死以及对本品过敏者禁用。

3）用法和用量：静脉注射或肌内注射：剂量为 3~5mg/kg，静脉注射时以 5% 葡萄糖注射液稀释后缓慢推注，在 10~20 分钟内注完。必要时，4~6 小时后重复。也可在静脉注射出现疗效后，以肌内注射维持。

4）使用过程中的注意事项：钙离子与本品有拮抗作用，不宜与钙剂同用；注射时病人取平卧位，宜缓慢进行注射。

5）使用过程中的观察与处理要点：注射过快可有胸闷、心慌、恶心、呕吐、腹部不适等反应，注射后可有暂时升压现象，均较轻微。

6）健康指导要点：本品为静脉用药，需在专科医师指导下使用。如用药过程中出现短暂血压升高、恶心、呕吐、体位性低血压、头昏、排尿困难和嗜睡等反应，应立即告知医师。

4. 钙通道拮抗药 最常用的是维拉帕米。

（1）适应证：①通过抑制窦房结的自律性、延长房室结不应期、减慢传导等机制用于室上性心动过速复律；②通过抑制心肌收缩力、减轻心肌耗氧、松弛血管平滑肌等机制用于防治心绞痛和高血压。

（2）禁忌证：①重度心衰或心源性休克；②房室传导阻滞和病态窦房结综合征；③预激综合征伴房颤。

（3）用法用量：①每日总量 240~480mg 分 3 次口服；②每次 5mg 稀释后静脉推注；③每日 50~100mg 稀释后静脉滴注。

（4）使用过程中的注意事项：①静脉注射宜缓慢，以每分钟 2mg 为宜，且注射后嘱病人平卧 2 小时，防止低血压致意外伤害。②使用前先测病人脉搏，脉搏过缓者不宜使用。

（5）用药过程中的观察处理要点：不良反应与剂量相关，常见的有心动过缓和低血压，应注意监测；偶见头痛、头晕、恶心及过敏反应。

（6）健康指导要点：①嘱病人勿擅自突然停药；②服药期间勿饮酒；③不从事驾驶、高空作业，改变体位宜缓慢，不久站久蹲等，防止体位性低血压晕厥。

5. 治疗缓慢型心律失常的药物

（1）阿托品：详见本章第六节相关部分。

（2）异丙肾上腺素

1）适应证：①对阿托品无效的各种症状性心动过缓、传导阻滞以及由此而产生的阿 – 斯综合征（Adams-Stokes 综合征）；②各种对补充血容量无效且伴有周围血管阻力增高的休克，主要是感染性休克。

2）禁忌证：禁用于心绞痛、洋地黄中毒引起的房室传导阻滞和心动过缓、对本品或其成分过敏、心率在 120 次 / 分以上的窦性心动过速。

3）用法用量：①舌下含服或口服：每次 5~10mg；②静脉滴注：1mg 加于 5% 葡萄糖液 500~1000ml 中，从 0.5μg/min 开始，根据血压调整剂量，使收缩压维持在 90mmHg 以上、脉压在 20mmHg 以上、心率在 120 次 / 分以下，且尿量增加，症状改善。最大剂量 10μg/min。如心率 >120 次 / 分或出现室性早搏，即减量或暂停。如用做治疗严重心动过缓或完全性房室传导阻滞，药液滴速应调整到使心率增加或维持在 60 次 / 分且不出现室性早搏为宜。

4）使用过程中的注意事项：①血容量不足的病人应补充血容量后才使用本品；②本品不宜与碱性溶液混合，药液色泽变深、沉淀或出现颗粒不宜使用。

5）使用过程中观察与处理要点：①用药后如出现下列情况应减量或停药：心率明显增加、窦性心率 >110 次 / 分、脉压差增加而导致舒张压降低；②使用过程中应持续监测心电图，一旦发生心律失常立即减量或停用，必要时可以用 β 受体阻滞剂拮抗。

6）健康指导要点：①指导病人遵医嘱用药；②教会病人自扪脉搏，出现脉搏增快 >110 次 / 分时应就医停药。

（王小艳　罗　婷　谢彩霞）

第二节　呼吸系统药物

一、祛痰药

（一）概述

祛痰药包括痰液稀释药和黏痰溶解剂。前者口服后增加痰液中水分含量，稀释痰液，包括恶心性祛痰药和刺激性祛痰药；后者使痰液黏稠度降低或调节黏液成分，使痰液容易排出，包括黏痰溶解药和黏液调节药。

（二）常用药物

1. 乙酰半胱氨酸

（1）适应证：属于痰液溶解剂，适用于痰液黏稠而引起的咳痰困难、黏痰不易咳出者。能降低痰的黏滞性，并使之液化而易于咳出；还可用于对乙酰氨基酚的中毒解救。

（2）禁忌证：对乙酰半胱氨酸过敏者禁用；因本品含有甜味剂阿司帕坦，故患有苯丙酮酸尿症病人禁用。

（3）用法用量：祛痰，成人1~2次/日，一次一片（600mg）。①口服：成人常用量，首次按140mg/kg体重，以后每次按70mg/kg体重，每4小时一次，共17次；小儿常用量同成人常用量，按体重给药；②静脉滴注：成人常用量，第1阶段，按体重150mg/kg，加入5%葡萄糖注射液200ml中静脉滴注15~20分钟；第2阶段，按体重50mg/kg，加入5%葡萄糖注射液500ml中静脉滴注4小时；第3阶段，按体重100mg/kg，加入5%葡萄糖注射液1000ml中静脉滴注16小时（严重者可持续静脉滴注）。

（4）使用过程中的注意事项：①严重支气管哮喘及糖尿病病人慎用；②用于乙酰氨基酚的中毒解救时宜在中毒后8~10小时使用效果最好，超过15小时疗效降低，24小时后可能无效；③与铁、铜等金属、橡胶、氧气接触时间较长易失效。

（5）用药中观察处理要点：不良反应包括：①口服偶见恶心、呕吐，罕见皮疹和支气管痉挛等过敏反应；②静脉注射和过量可引起血管扩张、皮肤潮红、恶心、呕吐、支气管痉挛和水肿、心动过速及血压降低。

（6）健康指导要点：①开水冲服会影响疗效，应以温开水冲服（40℃）；②应用本品时应临时溶解，一次性服完；③给药期间，如发生支气管痉挛、呛咳不止或咯血症状时，应立即停药。

2. 羧甲司坦

（1）适应证：属于黏痰溶解药，用于治疗慢性支气管炎、支气管哮喘等疾病引起的咳嗽、咳痰，尤其是痰液黏稠、咳出困难者。

（2）禁忌证：消化道溃疡活动期病人禁用。

（3）用法用量：口服。2~5 岁儿童一次 125mg，6~12 岁儿童一次 250mg，12 岁以上儿童及成年人一次 500mg，一日 3 次。

（4）使用过程中的注意事项：慎用于有消化性溃疡病史、肝肾功能不良者及孕妇。

（5）用药中观察处理要点：可发生恶心、头痛、胃部不适、腹泻、心悸、胃肠道出血、皮疹和瘙痒等。

（6）健康指导要点：注意观察有无不良反应，如有腹泻、心悸、胃肠道出血、皮疹和瘙痒，应立即停药处理。

3. 溴己新

（1）适应证：属于黏痰调节药，用于急、慢性支气管炎、支气管扩张等有多量黏痰而不易咳出的病人。

（2）禁忌证：对本品过敏者。

（3）用法用量：口服：成人，一次 8~16mg，一日 3 次；肌内注射、静脉注射或静脉滴注：一次 4mg，一日 8~12mg。静脉注射时，用葡萄糖注射液稀释后使用。

（4）使用过程中的注意事项：①胃炎、胃溃疡病人、过敏体质者慎用；②肝功能不全者在医师指导下使用；③本品推注或滴注应缓慢。

（5）用药中观察处理要点：注意观察不良反应，主要包括偶有恶心、胃部不适，可能使血清氨基转移酶暂时升高。

（6）健康指导要点：①指导病人餐后服用可降低胃肠道反应；②给药期间应定期检查肝功能，如有明显异常应立即停药。

4. 氨溴索

（1）适应证：属于黏痰调节药，适用于痰液黏稠不易咳出者。

（2）禁忌证：对本品过敏者。妊娠前三个月应慎用药物；药物可进入乳汁，故哺乳期妇女慎用。

（3）用法用量：

1）口服：①成人及 12 岁以上儿童：一次 30mg，一日 3 次，餐后口服。长期服用一次 30mg，一日 2 次；②12 岁以下儿童：5~12 岁，一次 15mg，一日 3 次；2~5 岁，一次 7.5mg，一日 3 次；③2 岁以下儿童，一次 7.5mg，一日 2 次，餐后口服。长期服用者，一日 2 次即可。

2）雾化吸入：一次 15~30mg，一日 3 次。

3）静脉注射：①成人及 12 岁以上儿童，一次 15mg，一日 2~3 次，严重病例可以增至一次 30mg。每 15mg 用 5ml 无菌注射用水溶解，注射应缓慢；②6~12 岁儿童，一次 15mg，一日 2~3 次；③2~6 岁儿童，一次 7.5mg，一日 3 次；

④2 岁以下,一次 7.5mg,一日 2 次。以上注射均应缓慢;⑤婴儿呼吸窘迫综合征:一次 7.5mg/kg,一日 4 次,应使用注射泵给药,静脉注射时间至少 5 分钟。

4)静脉滴注:一次 15~30mg,一日 2 次,用 0.9% 氯化钠注射液或 5% 葡萄糖注射液 100ml 稀释后 30 分钟内缓慢滴注。

(4)使用过程中的注意事项:①过敏体质者慎用;②孕妇及哺乳期妇女慎用;③应避免与中枢性镇咳药(如右美沙芬)同时使用,以免稀化的痰液堵塞气道;④本品为黏液调节剂,仅对咳嗽症状有一定作用,在使用时应同时进行病因治疗;如使用 7 日后未见好转,应及时就医。

(5)用药中观察处理要点:①注意观察不良反应:上腹部不适、食欲缺乏、胃痛、胃部灼热、消化不良、恶心、呕吐、腹泻、皮疹;罕见头痛、眩晕、血管性水肿。快速静脉注射可引起腰部疼痛和疲乏无力感;②不良反应防治:餐后口服以减轻胃肠道不适,静脉注射应缓慢。

(6)健康指导要点:①禁止本品与其他药物在同一容器内混合;②禁止本品与 pH 值大于 6.3 的其他偏碱性溶液混合,以免导致药物游离碱沉淀;③若病人在用药后出现皮肤或者黏膜损伤,应及时报告医生,并停用本品。

二、镇咳药

(一)概述

咳嗽是呼吸系统疾病的常见症状,是一种保护性反射,具有促进呼吸道的痰液和异物排出、保持呼吸道清洁与通畅的作用。对于无痰的剧咳,如上呼吸道病毒感染所致的慢性咳嗽或者经对因治疗后咳嗽未见减轻者,为减轻病人的痛苦,防止原发疾病的发展,避免剧烈咳嗽引起的并发症,应采用镇咳药物进行治疗。若咳嗽伴有咳痰困难,则应使用祛痰药,慎用镇咳药;否则积痰不易排出,易继发感染,并且阻塞呼吸道,引起窒息。

目前常用的镇咳药,根据其作用机制分为两大类:①中枢性镇咳药:直接抑制延髓咳嗽中枢而发挥镇咳作用;②外周性镇咳药:通过抑制咳嗽反射弧中的感受器、传入神经、传出神经或效应器中任何一环节而发挥镇咳作用。有些药物兼有中枢和外周两种作用。

(二)常用药物

1. 磷酸可待因

(1)适应证:①各种原因引起的剧烈干咳和刺激性咳嗽,尤适用于伴有胸痛的剧烈干咳。此药能抑制呼吸道腺体分泌和纤毛运动,故对有少量痰液的剧烈咳嗽,应与祛痰药并用;②可用于中等度疼痛的镇痛。

(2)禁忌证:多痰病人禁用,以防因抑制咳嗽反射而使大量痰液阻塞呼吸道,继发感染,加重病情。

（3）用法用量：成人每次 15~30mg，3 次 / 天；极量 1 次 100mg，250mg/d。儿童镇痛每次 0.5~1.0mg/kg，1 日 3 次；镇咳为镇痛剂量的 1/3~1/2。

（4）使用过程中的注意事项：①本品为国家特殊管理的麻醉药品，务必严格遵守国家对麻醉药品的管理条例规定；②长期应用可产生耐受性、成瘾性，也可引起便秘。

（5）用药过程中的观察处理要点：注意观察不良反应：①恶心、呕吐、便秘和眩晕；②1 次口服剂量超过 60mg 时，一些病人可出现兴奋及烦躁不安；③注意观察病人有无过敏症状，有无激动、不安、烦躁等中枢神经系统症状以及呼吸微弱、缓慢或不规则等呼吸系统症状。一旦出现，应调整用药或停药。

（6）健康指导要点：①磷酸可待因缓释片必须整片吞服，不可掰开或嚼碎；②给药期间，鼓励病人咳嗽排痰，避免对呼吸道的各种刺激，多饮水以稀释痰液。

2. 枸橼酸喷托维林

（1）适应证：适用于各种原因引起的干咳。

（2）禁忌证：对本品过敏者禁用。

（3）用法用量：口服成人每次 25mg，3~4 次 / 天。5 岁以上儿童剂量减半。

（4）使用过程中的注意事项：①慎用于多痰、心功能不全、伴有肺部淤血的咳嗽及青光眼病人；②多痰者宜与祛痰药合用；③本品与氯化铵等合用，可减轻局部刺激，增强止咳效果。

（5）用药中观察处理要点：偶有轻度恶心、口干、头晕、头痛、便秘、腹胀等。

（6）健康指导要点：服药期间不得驾驶机、车、船、从事高空作业、机械作业及操作精密仪器。

3. 氢溴酸右美沙芬

（1）适应证：本品为中枢性镇咳药，主要抑制延脑的咳嗽中枢而发挥作用。用于干咳，包括上呼吸道感染（如感冒和咽炎）、支气管炎等引起的咳嗽。

（2）禁忌证：妊娠 3 个月的妇女、有精神病史者、哺乳期妇女禁用；服用单胺氧化酶制剂停药两周内禁用。

（3）用法用量：口服，成人每次 10~20mg，3~4 次 / 天。

（4）使用过程中的注意事项：①哮喘、痰多、肝肾功能不全病人慎用；②本品性状发生改变时禁止使用。

（5）用药中观察处理要点：可见头晕、头痛、嗜睡、易激动、嗳气、食欲缺乏、便秘、恶心、皮肤过敏等，但不影响疗效，停药后上述反应可自行消失。过量可引起神志不清、支气管痉挛、呼吸抑制。

（6）健康指导要点：①用药 7 天，症状未缓解，请咨询医师或药师；②服药期间不得驾驶机、车、船、从事高空作业、机械作业及操作精密仪器。

三、平喘药

（一）概述

支气管哮喘（bronchial asthma）是由多种细胞（如嗜酸性粒细胞、肥大细胞、T 淋巴细胞、中性粒细胞、气道上皮细胞等）和细胞组分参与的气道慢性炎症为特征的异质性疾病，这种慢性炎症与气道高反应性相关，通常出现广泛而多变的可逆性呼气气流受限，导致反复发作的喘息、气促、胸闷和 / 或咳嗽等症状，强度随时间变化。多在夜间和 / 或清晨发作、加剧，多数患者可自行缓解或经治疗缓解。临床常用糖皮质激素、支气管扩张药和抗过敏平喘药进行治疗。

慢性喘息型支气管炎或慢性阻塞性肺疾病（chronic obstructive pulmonary disease，COPD）是一种常见的以持续气流受限为特征的可以预防和治疗的疾病，气流受限进行性发展，与气道和肺脏对有毒颗粒或气体的慢性炎性反应增强有关。其病理特点是支气管腺体增生，黏液分泌增多。临床上，糖皮质激素对于本类疾病的抗平喘效果不佳，常用磷酸二酯酶 -4 抑制剂合并支气管扩张药防治本类疾病。

（二）常用药物

1. 倍氯米松

（1）适应证：预防和治疗支气管哮喘及过敏性鼻炎。

（2）禁忌证：对丙酸倍氯米松过敏者禁用。

（3）用法用量：成人一般一次喷药 0.05~0.1mg（每喷含主药 0.05mg）吸入，3~4 次 / 天。重症病人宜全身性皮质激素控制后再用本品治疗，每日最大量不超过 1mg。儿童用量按年龄酌减，每日最大量不超过 0.4mg。症状缓解后逐渐减量。

（4）使用过程中的注意事项：①气雾剂只用于慢性哮喘，急性发作时应使用其他平喘药，待控制症状后再加用本品气雾吸入；②用药后应在哮喘控制良好的情况下逐渐停用口服皮质激素，一般在本气雾剂治疗 5 天后缓慢减量停用；③当药品性状发生改变时，禁止使用；④慎用于活动性或静止期肺结核病人。

（5）用药过程中的观察处理要点：注意观察不良反应。①少数病人可出现鼻、咽部干燥或烧灼感、喷嚏或轻微鼻出血等不良反应；②极个别病人发生的鼻中隔穿孔、眼压升高或青光眼，应停止使用。

（6）健康指导要点：①使用气雾剂时，应注意观察口、咽、鼻症状，是否有口、喉部白念珠菌感染、声音嘶哑、喉痛及鼻不适症状等；②每次经口吸入结束后，立即用温水漱口，可预防口干、声音嘶哑等不良反应的发生；③嘱病人不可擅自多用药和超量用药,不可擅自骤然停药。

2. 丙酸氟替卡松气雾剂

（1）适应证:吸入丙酸氟替卡松可预防性治疗哮喘,不适用于缓解急性哮喘症状。

（2）禁忌证:禁用于对制剂中任何成分过敏者。

（3）用法用量:16 岁以上的病人开始剂量根据病情程度不同剂量可为每次 100~1000μg,每日 2 次,然后根据治疗效果调整剂量至哮喘控制或降低至最小有效剂量。4 岁以上儿童开始剂量为 50~100μg,每日 2 次。

（4）使用过程中的注意事项:①不可突然中断本吸入气雾剂的治疗;②慎用于活动期或静止期肺结核病人;③吸入型糖皮质激素有可能引起全身作用,特别是当大剂量长期使用时。因此,将剂量减至可有效控制哮喘的最小有效剂量是非常重要的。

（5）用药过程中的观察处理要点:①声嘶:用药后即用清水漱口会有益处;②用药后可能会发生异常支气管痉挛并立即伴随喘鸣增加。应立即用速效吸入型支气管扩张剂治疗并停止使用本气雾剂;③可能的全身作用包括库欣综合征（Cushing's Syndrome）、肾上腺抑制、儿童和青少年的生长发育迟缓、骨矿物质密度减少、白内障和青光眼等。长期接受吸入型糖皮质激素治疗的儿童应监测身高,如果发现生长减慢,应考虑减少吸入型糖皮质激素至有效控制哮喘的最低剂量,并请儿童呼吸病专家进行评估。

（6）健康指导要点:①应指导病人正确使用气雾剂装置,以保证药物最大程度到达肺部;②对吸气和吸药同步有困难者可以借助储雾罐;③告知病人即使无症状也应定期使用,用药后 4~7 天内显效。

3. 布地奈德

（1）适应证:治疗支气管哮喘。可替代或减少口服类固醇治疗,建议在其他方式给予类固醇治疗不适合时应用吸入用布地奈德混悬液。

（2）禁忌证:对本品所含成分过敏者禁用。

（3）用法用量:雾化吸入。起始剂量,严重哮喘期和减少口服糖皮质激素时的剂量:成人 1~2mg/ 次,1 天 2 次;儿童 0.25~0.5mg/ 次,1 天 2 次。维持剂量是使病人保持无症状的最低剂量,应做到个体化,一般成人 0.5~1mg/ 次,2 次 / 天;儿童 0.25~0.5mg/ 次,2 次 / 天。

（4）使用过程中的注意事项:①不宜单独用于治疗哮喘持续状态或哮喘急性发作;②高剂量的糖皮质类固醇可能会掩盖一些已有的感染症状,也可能在使用时产生新发感染。

（5）用药中观察处理要点:布地奈德的耐受性好,大多数不良反应都很轻,且为局限性。不良反应主要包括声嘶、溃疡、咽部疼痛不适、舌部和口腔刺激、口干、咳嗽和口腔念珠菌。嘱病人在每次吸入后漱口,可降低念珠菌感染的发生率。

（6）健康指导要点:①告知病人本药是一种预防性的治疗药物,必须常规使用,作为缓解急性哮喘发作时不应单独应用;②对于同时使用支气管扩张剂的病人,建议先用支气管扩张剂以便增加进入支气管树的布地奈德药量。在使用 2 种吸入剂之间应间隔几分钟;③长期应用时,注意观察口咽部有无念珠菌感染,如有异常应及时治疗。

4. 福莫特罗

（1）适应证:选择性激动 β_2 受体,兼具扩张支气管平滑肌和抗炎作用,用于哮喘持续状态、夜间发作性和运动诱发哮喘以及其他原因急性支气管痉挛的治疗。

（2）禁忌证:对本品过敏者禁用。

（3）用法和用量:吸入,成人常用量为一次 4.5~9μg,早晨和晚间各 1 次;或一次 9~18μg,1~2 次 / 天,一日最高剂量 36μg。哮喘夜间发作,可于晚间给药 1 次。

（4）使用过程中的注意事项:①肝肾功能不全、严重肝硬化病人慎用;②可能造成低钾血症。哮喘急性发作时,应更加注意。联合用药也可能增加血钾降低的作用。因此在上述情况下,建议监测血钾浓度;③可影响血糖代谢,糖尿病病人用药初期应注意血糖的控制;④本品可能引起气道痉挛。哮喘急性发作时的缺氧会增加此危险性。

（5）用药中观察处理要点:注意观察不良反应,常见头痛、心悸、震颤,偶见烦躁不安、失眠、肌肉痉挛、心动过速。这些症状一般会在治疗后的几天内消失。罕见皮疹、荨麻疹、房颤、室上性心动过速、期外收缩、支气管痉挛、低钾血症或高钾血症。

（6）健康指导要点:指导病人正确使用吸入剂,以达到最佳治疗效果。

5. 氨茶碱

（1）适应证:适用于支气管哮喘、喘息型支气管炎、阻塞性肺气肿等缓解喘息症状。也可用于心源性哮喘。

（2）禁忌证:对本品过敏的病人、活动性消化溃疡和未经控制的惊厥性疾病病人禁用。

（3）用法和用量:①片剂:成人每次 0.1~0.2g,3 次 / 天,极量一次 500mg,1g/d;②静脉注射:成人 500mg/d,每 25~100mg 用 5% 葡萄糖 20~40ml 稀释后缓慢静脉推注;③静脉滴注:成人 500mg/d,每 25~100mg 用 5%~10% 葡萄糖注射液稀释后缓慢滴注,极量每次 0.5g,1g/d。

（4）使用过程中的注意事项:①静脉注射宜缓慢进行;②长时间用药者

应定期监测血清茶碱浓度；③肾功能或肝功能不全的病人，应酌情调整用药剂量或延长用药间隔时间；④茶碱制剂可致心律失常或使原有的心律失常恶化，应注意监测病人心率和心电节律。

（5）用药中观察处理要点：茶碱的毒性反应早期多见的有恶心、呕吐、易激动、失眠等。当血清浓度超过 20μg/ml，可出现心动过速、心律失常；血清中茶碱超过 40μg/ml，可发生发热、失水、惊厥等症状，严重的甚至呼吸、心跳停止，应注意监测。

（6）健康指导要点：①告知病人餐时或餐后给药，可减轻胃肠道反应；②给予缓释片或控释片时，嘱病人勿嚼碎或掰开服用，以免影响疗效。

6. 色甘酸钠

（1）适应证：用于预防哮喘发作，也用于过敏性鼻炎、溃疡性结肠炎及其他过敏性疾病，对儿童疗效尤为显著。

（2）禁忌证：对色甘酸钠过敏者禁用，对吸入拟肾上腺素药敏感者及孕妇慎用。

（3）用法用量：成人，粉末喷雾吸入，每次 20mg，4 次 / 天；气雾吸入，每次 3.5~7mg，4 次 / 天。

（4）使用过程中的注意事项：①干粉吸入时，少数病人有咽部刺激感，咳嗽、胸部紧迫感及恶心。②不要中途突然停药，以免病情加重。

（5）用药中观察处理要点：不良反应少见，偶有咽喉与气管刺痛感或支气管痉挛，必要时可同时吸入 β_2 受体激动剂预防。

（6）健康指导要点：①教会病人正确的用药方法；②本品极易潮解，粉剂一旦吸湿即黏附成团，不能均匀喷散，故药物使用时必需注意防潮；③本剂喷雾均有赖于一些特殊的工具，如粉剂用粉雾器，水剂用喷雾器，亦有用定量气雾抛射器者。此类工具均须坚固好用，定量准确，以免影响疗效。吸药工具必须专人专用，及时清洗，以免交叉污染。

（刘志青）

第三节　血液与造血系统药物

一、促凝血药

（一）概述

血液凝固的实质就是血浆中的可溶性纤维蛋白原变成不可溶的纤维蛋白的过程，是生理性止血的重要环节。促凝血药是指能加速血液凝固或降低毛细血管通透性、促使出血停止的药物，又称止血药，用于治疗出血性疾病。

（二）常用药物

1. 凝血酶

（1）适应证：用于局部止血，如结扎困难的小血管、毛细血管以及实质性脏器出血的止血。

（2）禁忌证：过敏体质或对本药过敏者禁用。

（3）用法与用量：①外用给药：常用于局部止血，用生理盐水溶解成每 ml 含本品 50~250U，喷雾或灌注创面或以明胶海绵、纱布蘸凝血酶贴敷创面，也可直接撒布粉末状凝血酶至创面；②口服或胃管内注入：常用于消化道出血，用不超过 37℃ 的生理盐水溶解本品，使每 ml 溶液含 10~100U，每次 500~2000U，每 1~6 小时用 1 次。根据出血部位和程度，可适当增减浓度、用量及次数。

（4）使用过程中的注意事项：①外用时尽可能地清洁创面及减少创面血液，必须直接与创面接触才能起止血作用，且严禁注射，不允许进入血管内；②须以生理盐水现配现用，并避免加温。本品还可用冷牛奶溶解。若用明胶、果糖胶、蜂蜜等配制成乳胶状溶液，可提高凝血酶的止血效果，减少本品用量；③用本药溶液温水送服治疗消化道出血时，事先必须充分中和胃酸，pH 大于 5 时才能起效；④凝血酶与吸收性明胶海绵同用时要注意去除海绵中的空气，将浸泡过的吸收性明胶海绵置于出血表面 10~15 秒钟，加敷料包扎。

（5）使用过程中的观察与处理要点：外科止血中应用本品可致低热反应，一般不需特殊处理，若出现其他严重症状或过敏表现者则需停药。

（6）健康指导要点：嘱病人在服用本品前后勿食用过热及酸性较强饮食。

2. 氨甲环酸

（1）适应证：①纤维蛋白溶解亢进所致的各种出血；②组织型纤溶酶原激活物（t-PA）、链激酶及尿激酶过量所致出血；③人工流产、胎盘早期剥离、死胎和羊水栓塞引起的纤溶性出血；④中枢神经系统的轻症出血，对重症有手术指征的病人，本药仅作辅助用药；⑤遗传性血管神经性水肿；⑥血友病病人发生的活动性出血。

（2）禁忌证：对本品过敏者禁用。

（3）用法：①成人口服给药常规剂量为每次 0.25~0.5g，每天 0.75~2g；②静脉用药每次 0.25~0.5g，每天 0.25~2g，以 5%~10% 葡萄糖溶液稀释。治疗原发性纤维蛋白溶解所致出血，剂量可酌情加大。

（4）使用过程中的注意事项：①不能与溶栓剂、血液制品同时使用；②与凝血因子（如因子Ⅸ）等合用，有形成血栓可能，应在使用凝血因子后 8 小时再用本药较为妥善；③静脉给药时速度应缓慢（30~40 滴 / 分）；④避光保存。

（5）使用过程中的观察及处理要点：①本药可出现腹泻、恶心及呕吐，较少见的有经期不适（经期血液凝固所致），偶有药物过量引起颅内血栓形成；②因本药可进入脑脊液，注射后可有视力模糊、头痛、头晕、疲乏等中枢神经系统症状，与注射速度有关。

（6）健康指导要点：①告知病人避免与口服避孕药或雌激素合用，有增加血栓形成的危险；②慢性肾功能不全病人使用本药治疗时，注意监测肾功能；③持续应用本药较长时间者，在用药前后及用药时定期做眼科检查。

3. 酚磺乙胺

（1）适应证：①各种手术前后防治出血；②血小板功能不良、血管脆性增加而引起的出血。

（2）禁忌证：有血栓形成倾向者慎用。

（3）用法：①肌内注射每次 0.25~0.5g，每天总量 0.5~1.5g。预防手术出血，术前 15~30 分钟给药 0.25~0.5g，必要时 2 小时后再注射 0.25g，每天总量 0.5~1.5g；②静脉注射每次 0.25~0.5g，每天总量 0.5~1.5g；③静脉滴注每次 0.25~0.75g，每天 2~3 次，稀释后滴注；④成人口服给药每次 0.5~1g，每天 3 次；儿童每次按体重 10mg/kg 给药，每天 3 次。

（4）使用过程中的注意事项：①本品与高分子血容量扩张剂同用时，应在后者之前使用；②最好单独注射，不宜与其他药物（如碱性药液）配伍，以免药物氧化、变色而失效。

（5）使用过程中的观察与处理要点：使用常规剂量或较大剂量时，偶可发生恶心、头痛、皮疹等。本品的毒副作用少，但有静脉注射发生休克的报道，应注意控制输液速度。

（6）健康指导要点：告知病人该药发生过敏反应的症状，如有不适及时报告医务人员。

4. 氨基己酸

（1）适应证：预防及治疗血纤维蛋白溶解亢进引起的各种出血。

（2）禁忌证：泌尿道手术后、血尿病人、有栓塞性血管病史者慎用。

（3）用法与用量：①静脉滴注首次 4~6g，以 5%~10% 葡萄糖溶液或生理盐水 100ml 稀释，15~30 分钟内滴完，之后给予每小时 1g 维持量，每日总量不超过 20g，可连用 3~4 日；②成人口服给药每次 2g，小儿按体重 0.1g/（kg·d），每日 3~4 次。

（4）使用过程中的注意事项：与酚磺乙胺混合注射可引起中毒。

（5）使用过程中的观察与处理要点：①可能出现与剂量相关的胃肠道功能紊乱、头晕、耳鸣、头痛、鼻和结膜充血，应注意控制输液速度；②在大剂量长期给药后，可能导致肌肉损害，或发生肾衰竭。

（6）健康指导要点：①告知病人给药过程中不可自行调快滴速；②告知

病人该药不良反应的症状,如有不适及时报告医务人员。

5. 鱼精蛋白

（1）适应证:用于肝素注射过量而引起的出血及自发性出血,如咯血等。

（2）禁忌证:对本药有不耐受史或不良反应史者禁用。

（3）用法用量:①静脉注射用于对抗肝素过量,每 1mg 鱼精蛋白可拮抗 100 单位肝素,每次用量不超过 50mg,需要时可重复给予。用量与肝素的给药时间有关,注射肝素后 30 分钟,每 100 单位肝素,只需用鱼精蛋白 0.5mg;②静脉滴注用于抗自发性出血,按体重 5~8mg/(kg·d),分 2 次给药,每次以 300~500ml 生理盐水稀释后使用,3 日后改为半量。

（4）使用过程中的注意事项:①本药与青霉素及头孢菌素类存在配伍禁忌;②本药口服无效,仅用于静脉给药,宜单独使用;③对鱼类食物过敏者或使用含有本药的胰岛素制剂者慎用。

（5）使用过程中的观察与处理要点:①本药注射过快可引起心动过缓、胸闷、低血压、呼吸困难、短暂颜面潮红、肺动脉高压(因药物直接作用于心肌或使周围血管扩张引起),应缓慢给药;②过敏反应表现为荨麻疹、血管神经性水肿、恶心、呕吐、倦怠、局部疼痛,严重者可立即出现低血压、心血管衰竭,甚至死亡;③对血容量偏低病人,宜纠正后再用本药,以防周围循环衰竭;④多次注射给药应防止药物过量,2 小时内用药不宜超过 100mg,且不得随意加大剂量;⑤给药后即需作凝血功能检查。

（6）健康指导要点:①告知病人给药过程中不可自行调快滴速;②告知病人该药不良反应的症状,如有不适及时报告医务人员。

6. 纤维蛋白原

（1）适应证:各种原因引起的纤维蛋白原缺乏或低纤维蛋白原血症。

（2）禁忌证:血栓性静脉炎、血管内血栓形成、心肌梗死及心功能不全者禁用。

（3）用法与用量:静脉滴注,一般首次给 1~2g,根据凝血试验指标和纤维蛋白原水平等决定给药量。

（4）使用过程中的注意事项:①宜现配现用,使用前先将本药及灭菌注射用水预温至 30~37℃,置 30~37℃灭菌注射用水中,轻轻摇动使制品全部溶解(切忌剧烈振摇以免蛋白变性);②静脉滴注时应使用带有滤网装置的输液器,以防不溶性蛋白质微粒被输入。如有大块沉淀,不得使用;③滴注速度一般以每分钟 60 滴左右为宜,于配制后 2 小时内滴注完毕。

（5）使用过程中的观察与处理要点:①少数病人可能出现过敏反应,故在使用本品时应注意配备好急救措施;②本品含 4.5% 的盐酸精氨酸作为稳定剂,大剂量使用时可能存在代谢性酸中毒的风险。

（6）健康指导要点：告知病人过敏反应的临床表现，如有不适及时报告医务人员。

二、抗凝血药及溶栓药

（一）概述

抗凝血药是一类通过干扰机体凝血过程而阻止血液凝固的药物，临床主要用于防止血栓形成和阻止已经形成的血栓进一步发展。

溶栓药物是一组通过将纤溶酶原转变为纤溶酶，激活纤溶系统将已经形成的血栓溶解的药物。

（二）常用药物

1. 华法林

（1）适应证：属于抗凝血药，主要用于：①血栓栓塞性疾病的防治；②心脏瓣膜手术后病人血栓形成的预防；③慢性房颤病人降低血栓风险的预防性用药。

（2）禁忌证：孕妇、有出血倾向者禁用，手术后 3 天内禁用。

（3）用法与用量：口服给药，首日 0.5~20mg，第二日起改为维持量 2.5~7.5mg/ 日，具体应用宜个体化，根据凝血酶原时间测定结果决定剂量的调整。

（4）使用过程中的注意事项：老年人用量应适当减少。

（5）使用过程中的观察与处理要点：①一般不良反应为皮炎、脱发、荨麻疹、恶心、腹泻，偶见麻痹性肠梗阻，服用过量易引起出血，尤其是泌尿和消化道及口腔、鼻腔、皮下出血等；②用药期间应检查凝血时间、大便隐血及尿隐血等；③在长期应用本品期间，如需进行手术，可先静脉注射维生素 K_1 50mg。

（6）健康指导要点：告知病人加强不良反应的自我观察，如有不适及时报告医务人员。

2. 肝素钠

（1）适应证：①预防和治疗血栓栓塞性疾病，如心肌梗死、肺栓塞、脑血管栓塞、外周静脉血栓等；②用于弥散性血管内凝血（disseminated intravascular coagulation, DIC）早期及其他体内外的抗凝。

（2）禁忌证：对肝素过敏、有自发出血倾向者、血液凝固迟缓者、溃疡病、创伤、产后出血者及严重肝功能不全者禁用。

（3）用法用量

1）皮下注射：常规治疗，首次 5000~10 000U，之后每 8 小时 8000~10 000U 或每 12 小时 15 000~20 000U，每 24 小时总量约 30 000~40 000U；预防性治疗，在外科手术前 2 小时先给 5000U，之后每隔 8~12 小时 5000U，共使用约 7 日。

2）静脉注射：首次 5000~10 000U，之后每 4 小时按体重 100U/kg，用生理盐水稀释后应用。

3）静脉滴注：每日 20 000~40 000U，加至生理盐水中持续缓慢滴注，滴注前可先静脉注射 5000U 作为初始剂量。

（4）使用过程中的注意事项：①本药皮下注射刺激性较大，一般仅作小剂量深部皮下脂肪层注射，选用细针头，注射部位为腹壁或髂嵴上的脂肪层，可避免一般浅层皮下注射易致血肿、疼痛且作用时间短的缺点；②静脉使用肝素钠宜单独给药，不与其他药物合用。

（5）使用过程中的观察与处理要点：①60 岁以上老年人，尤其是老年妇女对该药较敏感，用药期间容易出血，应减量并加强用药随访；②皮下注射时观察局部有无硬结肿痛，并注意经常更换注射部位；③本药可抑制醛固酮的分泌，引起钾潴留，如连用多日，应监测血钾。

（6）健康指导要点：①吸烟、饮酒可影响本品的作用；②告知病人注意观察有无出血倾向，如发现出血及时报告医务人员。

3. 肝素钙

（1）适应证：①用于血液透析体外循环中预防血凝块形成；②治疗静脉血栓及血栓栓塞性疾病。

（2）禁忌证：①对本药过敏者禁用；②急性细菌性心内膜炎病人禁用；③血小板减少症、体外凝集反应阳性者禁用。

（3）用法与用量：①用于血液透析病人血管通道动脉端给药，每次血透开始时给予本药 5000IU（2500U/0.3ml）或遵医嘱。有出血危险的病人血透时，低分子肝素钙用量可用推荐剂量的一半，若血透时间超过 4 小时，可再给予小剂量低分子肝素钙；②皮下注射防治深部静脉血栓形成，手术前 12 小时、手术后 12 小时、术后第 3 天，每次用 0.3ml，术后第 4 天起每天一次 0.4ml 或遵医嘱，连续使用时间不应超过 10 天；治疗血栓栓塞性疾病，每天 2 次（间隔 12 小时），剂量按体重 0.1ml/10kg，治疗直至达到 INR（国际标准化比值）指标。

（4）使用过程中的注意事项：①不能用于肌内注射，常采用皮下注射方法：在腹壁前外侧，用示指和拇指捏住皮肤皱褶，针头与皮肤垂直注射；②硬膜外麻醉方式者术前 2~4 小时慎用；③本药不宜用作体外循环术中抗凝剂。

（5）使用过程中的观察与处理要点：①加强不良反应的观察，本药用药后有出血的危险，罕见中度血小板减少，在治疗前及治疗过程中应监测血小板计数；②对下列病人要慎用并注意监护：有过敏史者、有出血倾向及凝血机制障碍者、已口服足量抗凝药者；③大出血时可用鱼精蛋白中和，0.6ml 鱼精蛋白中和本药 0.1ml；④注射部位可出现轻度血肿和坏死，应左右腹壁交替注射。

（6）健康指导要点：告知病人注意观察有无出血倾向，如发现出血应及时报告医务人员。

4. 低分子肝素钠

（1）适应证：①治疗急性深部静脉血栓；②血液透析时预防血凝块形成；③治疗不稳定型心绞痛和心肌梗死；④预防与手术有关的血栓形成。

（2）禁忌证：①对肝素及低分子量肝素过敏；②严重的凝血障碍；③有低分子量肝素或肝素诱导的血小板减少症史；④活动性消化道溃疡或有出血倾向的器官损伤；⑤急性感染性心内膜炎（心内膜炎心脏瓣膜置换术所致的感染除外）。

（3）用法用量

1）皮下注射：①治疗急性深部静脉血栓，按体重100~200IU/kg，每日1~2次，每日总量不可超过18 000IU；②预防与手术有关的血栓形成，术前1~2小时给药2500IU，术后每日给药2500IU；③对具有其他危险因素的大手术和矫形手术于术前晚间给药5000IU，术后每晚给药5000IU，或术前1~2小时给药2500IU，术后8~12小时给药2500IU，之后每日晨给药5000IU，一般需5~7天；④治疗不稳定型心绞痛和非Q波型心肌梗死，按体重120IU/kg，每日2次，最大剂量为10 000IU/12小时，至少治疗6天；

2）血管通道动脉端给药：血液透析期间预防血凝块形成，每次透析开始时注入5000IU，血液透析超过4小时后，每小时须追加上述剂量的1/4或根据血透最初观察到的效果进行调整。

（4）使用过程中的注意事项：①禁止肌内注射，皮下注射时可出现局部瘀点、瘀斑、轻度血肿和坏死，注意更换注射部位；②在蛛网膜下腔/硬膜外麻醉时慎用本药，有出现椎管内血肿的危险；③60岁以上老年人（特别是女性）对本药较敏感，使用期间易致出血，须注意观察；④遮光，阴凉处（不超过20℃）保存。

（5）使用过程中的观察与处理要点：①用药前及治疗中应进行血小板监测；②本药过量时可用鱼精蛋白做拮抗药，对发生严重出血者，可缓慢静脉注射鱼精蛋白1mg或硫酸鱼精蛋白100U。

（6）健康指导要点：①药物对妊娠有不良影响，妊娠头3个月不宜使用本药；②告知病人注意观察有无出血倾向并及时报告医务人员。

5. 尿激酶

（1）适应证：用于血栓栓塞性疾病的治疗。

（2）禁忌证：①2周内有活动性出血、手术史、活体组织检查、不能实施压迫部位的血管穿刺以及外伤史；②控制不满意的高血压或不能排除主动脉夹层动脉瘤者；③有出血性脑卒中（包括一时性缺血发作）史者；④对扩容和血管加压药无反应的休克；⑤妊娠、细菌性心内膜炎、二尖瓣病变并有房颤且高度怀疑左心腔内有血栓者；⑥糖尿病合并视网膜病变者；⑦出血性疾病或出血倾向，严重的肝、肾功能障碍及进展性疾病。

（3）用法与用量：①治疗急性心肌梗死和发病3小时内的缺血性脑卒中：150万U溶于5%葡萄糖或生理盐水或100ml中滴注，要求在30分钟内滴完；②冠状动脉内输注：用20万~100万U溶于生理盐水或5%葡萄糖溶液20~60ml中，以每分钟1万~2万U的速度缓慢注射；③深静脉血栓：20万~25万U/d行患肢静脉内注射，连续数日；④中央视网膜动静脉血栓：5000~20 000U/d静脉滴注或150~500U/d结膜下或球后注射。

（4）使用过程中的注意事项：①静脉给药时，尽量一次穿刺成功，以避免局部出血或血肿；②动脉穿刺给药时，给药毕应在穿刺局部加压至少30分钟，并用无菌绷带和敷料加压包扎；③本品溶解后应立即使用，且不得用酸性液体稀释，以免药效下降；④年龄大于70岁者慎用；⑤使用本品期间严禁肌内注射。

（5）使用过程中的观察与处理要点：①最常见的不良反应是出血，以穿刺局部血肿最为常见，其次为组织内出血，严重者可致脑出血。使用前应对病人进行血小板计数、凝血酶时间（TT）、凝血酶原时间（PT）、活化部分凝血活酶时间（APTT）及优球蛋白溶解时间（ELT）的测定，TT和APTT应小于2倍延长的范围内；②用药期间应密切观察病人反应，如脉率、体温、呼吸频率和血压、出血倾向等，发现出血、过敏症状时应立即停用。

（6）健康指导要点：①嘱病人静脉穿刺拔针后局部久压；②教会病人出血倾向的自我监测，出现不适及时报告医务人员。

三、抗贫血药

（一）概述

贫血（anemia）是指人体外周血红细胞容量减少，低于正常范围下限的一种常见的临床症状。由于红细胞容量测定较复杂，临床上常以血红蛋白（Hb）浓度来代替。我国血液病学家认为在海平面地区，成年男性 Hb<120g/L，成年女性（非妊娠）Hb<110g/L，孕妇 Hb<100g/L 就有贫血。临床常见的贫血有以下三类：①缺铁性贫血：因铁缺乏导致的血红蛋白生成障碍造成的贫血。应用铁制剂可以治疗；②巨幼红细胞性贫血：体内叶酸、维生素 B_{12} 缺乏等原因引起 DNA 合成障碍所致的一类贫血，应用叶酸和维生素 B_{12} 可治疗；③再生障碍性贫血：骨髓正常造血组织减少，引起造血功能衰竭而发生的一类贫血，外周血中红细胞、粒细胞和血小板均明显减少，治疗比较困难。

（二）常用药物

1. 硫酸亚铁

（1）适应证：用于慢性失血、营养不良、妊娠、儿童发育期等引起的缺铁性贫血。

（2）用法用量：硫酸亚铁片，成人每次 0.3g，儿童每次 0.1~0.3g，每日 3 次口服；硫酸亚铁缓释片，每次 0.45g，每日 2 次口服。

（3）禁忌证：①肝肾功能严重损害，尤其是伴有未经治疗的尿路感染者禁用；②铁负荷过高、血色病或含铁血黄素沉着症病人禁用；③非缺铁性贫血病人禁用。

（4）使用过程中的注意事项：①维生素 C 与本品同服，有利于本品吸收；②本品与磷酸盐类、四环素类及鞣酸等同服，可妨碍铁的吸收；③本品可减少左旋多巴、卡比多巴、甲基多巴及喹诺酮类药物的吸收；④对胃肠道黏膜有刺激性，应饭后服用。

（5）使用过程中的观察及处理要点：①胃肠道不良反应，如恶心、呕吐、上腹疼痛、便秘，饭后给药可减轻反应；②铁与肠道内硫化氢结合，生成硫化铁，使硫化氢减少，减少了对肠蠕动的刺激作用引起便秘，并使大便变黑；③过量中毒者可出现坏死性胃肠炎甚至代谢性酸中毒、昏迷等，紧急救治措施包括服药 1 小时内以 1% 碳酸氢钠溶液洗胃、喷替酸钙钠静脉使用等。

（6）健康指导要点：①嘱病人使用本药时宜在饭后口服，且不应与浓茶同服；②告知病人本药的常见不良反应，尤其可能出现黑便，减轻焦虑。

2. 山梨醇铁

（1）适应证：①不宜口服给药或口服治疗无效的缺铁性贫血；②需要迅速纠正贫血状况者。

（2）禁忌证：血色病或含铁血黄素沉着症、溶血性贫血、已知对铁过敏者及肝肾功能损害者禁用。

（3）用法与用量：肌内注射。成人给药每次 1~2ml，隔 1~3 日 1 次。儿童给药时，体重大于 6kg，每次 1ml，1 次／天；体重小于 6kg 剂量减半。贫血纠正后应继续使用一段时间以补充储存铁。

（4）使用过程中的注意事项：①禁止静脉注射，需深部肌内注射，进针及拔针速度要快，以免药液渗出至皮下；②不宜同时口服铁剂，以免发生毒性反应；③注射本品后，血红蛋白未见逐渐升高应即停药。

（5）使用过程中的观察及处理要点：①注射后有金属味及注射局部疼痛，应经常更换注射部位；②少数病人可有发热、心动过速及关节痛等过敏反应，个别病人可出现过敏性休克或心脏毒性，用药期间注意询问病人反应；③因过量发生急性中毒多见于小儿，仅 130mg 铁即可使小儿致死，应用时应注意用量。

（6）健康指导要点：①嘱病人注射部位适当进行热敷以减轻疼痛；②告知病人用药后可有排尿刺激症状且尿排出后可变黑色。

3. 叶酸

（1）适应证：①各种原因引起的叶酸缺乏及叶酸缺乏所致的巨幼红细胞贫血；②妊娠期、哺乳期妇女预防给药；③慢性溶血性贫血所致的叶酸缺乏。

（2）禁忌证：尚不明确。

（3）用法与用量：①口服给药，成人每次 5~10mg，儿童每次 5mg，3 次 / 天，直至血象恢复正常；②妊娠期、哺乳妇女预防用药，每次 0.4mg，1 次 / 天，20~30 天为 1 个疗程。

（4）使用过程中的注意事项：①诊断明确后再用药。若为试验性治疗，应用生理量口服，即 0.5mg/d；②营养性巨幼红细胞性贫血常合并缺铁，应同时补充铁剂，并补充蛋白质及其他 B 族维生素；③恶性贫血及疑有维生素 B_{12} 缺乏的病人，不单独用叶酸，可能加重神经系统症状。

（5）使用过程中的观察与处理要点：①长期用药可以出现恶心、腹胀等胃肠症状；②大量服用叶酸时，可使尿呈黄色，且影响微量元素锌的吸收；③罕见过敏反应。

（6）健康指导要点：①嘱病人使用本药时注意加强营养，多进富含蛋白、铁质及 B 族维生素的食物；②告知病人一般不需维持治疗，除非是吸收不良的病人。

4. 维生素 B_{12}

（1）适应证：①用于治疗巨幼细胞性贫血；②用于神经炎的辅助治疗。

（2）禁忌证：尚不明确。

（3）用法与用量：①肌内注射，每日 0.25~0.1mg 或隔日 0.05~0.2mg；用于神经炎时，用量可酌增；②穴位封闭注射。

（4）使用过程中的注意事项：①禁止静脉给药，避免同一部位反复注射，且对新生儿、婴幼儿要特别慎重；②本药可使痛风病人发生高尿酸血症，应慎用；③与氨基水杨酸同用时可减弱本药的作用。

（5）使用过程中的观察与处理要点：①当出现过敏反应时，应立即停药，并用抗过敏药物治疗；②治疗巨幼细胞性贫血，在起始 48 小时，宜查血钾，以防止低血钾症；③治疗后期可能出现缺铁性贫血，应补充铁剂。

（6）健康指导要点：①嘱病人适时补充富含钾及铁质的食物；②建议有条件的病人用药过程中监测本药的血药浓度。

5. 亚叶酸钙

（1）适应证：①与氟尿嘧啶合用于结直肠癌与胃癌；②作叶酸拮抗剂（如甲氨蝶呤、乙胺嘧啶或甲氧苄啶等）的解毒剂；③用于口服叶酸疗效不佳者；④用于口炎性腹泻、营养不良、妊娠期或婴儿期引起的巨幼细胞性贫血。

（2）禁忌证：恶性贫血或维生素 B_{12} 缺乏所引起的巨幼红细胞性贫血。

（3）用法与用量：①肌内注射作为乙胺嘧啶或甲氧苄啶等的解毒，每次9~15mg。治疗巨幼红细胞性贫血，每次1mg，1次/天；②静脉注射作为甲氨蝶呤的解毒剂，一般按体表面积9~15mg/m²，每6小时1次，共用12次，也可肌内注射；③静脉滴注用于5-FU增效，按体表面积每次20~500mg/m²，1次/天，连续5天，用生理盐水或葡萄糖注射液稀释。

（4）使用过程中的注意事项：①本药不宜与甲氨蝶呤同时用，以免影响后者抗叶酸作用，应在一次大剂量甲氨蝶呤后24~48小时再启用本药；②当病人有下列情况者，应谨慎用于甲氨蝶呤的"解毒"治疗：酸性尿（pH<7）、腹水、失水、胃肠梗阻、胸腔渗液或肾功能障碍；③本药应新鲜配制，配制后的输注液pH不得少于6.5，避免光线直接照射和与热接触；④口服给药的吸收饱和剂量是每天25mg，超过此量，宜改用肌内注射。

（5）使用过程中的观察与处理要点：①应用本药进行大剂量甲氨蝶呤的"解毒"过程中，应监测甲氨蝶呤血药浓度，以调整本药用量；②本药不良反应少见，偶见皮疹、荨麻疹或引起哮喘急性发作。

（6）健康指导要点：应用本药进行大剂量甲氨蝶呤的"解毒"时，告知病人反复用药以及反复监测甲氨蝶呤血药浓度的必要性。

6. 红细胞生成素（Erythropoietin, EPO）

（1）适应证：①慢性肾性贫血；②多发性骨髓瘤相关的贫血和骨髓增生异常及骨癌引起的贫血；③结缔组织病所致的贫血。

（2）禁忌证：对本药过敏者、难以控制的高血压病人、某些白血病、铅中毒以及孕妇禁用，癫痫、脑血栓形成者慎用。

（3）用法与用量：静脉注射或皮下注射，按体重每次50~150U/kg，每周3次。

（4）使用过程中的注意事项：①注意监测血压、血红蛋白及血清铁含量；②注意补充铁剂、叶酸或维生素B_{12}。

（5）使用过程中的观察及处理要点：不良反应主要是血压升高，偶有脑血管病或癫痫发作，其他反应较小，如发热、瘙痒、恶心、头痛、关节痛等及血清铁降低。

（6）健康指导要点：①告知病人监测血压、血红蛋白及血清铁含量的必要性，使其配合；②嘱病人多摄入富含铁剂、叶酸或维生素B_{12}的饮食。

7. 富马酸亚铁

（1）适应证：抗贫血药，用于缺铁性贫血。

（2）禁忌证：溃疡性结肠炎、结肠炎、胰腺炎、消化性溃疡病人、对铁过敏者忌用。

（3）用法与用量：成人预防性口服0.2g/d，治疗性口服用药每次0.2~0.4g，3次/天；儿童1岁以下每次35mg，1~5岁每次70mg，6~12岁每次140mg，

3次/天。

（4）使用过程中的注意事项：饭后即刻给药。

（5）使用过程中的观察及处理要点：口服用的铁剂均有收敛性，服后常有轻度恶心、胃部或腹部疼痛，轻度腹泻或便秘也很常见，如口服后胃肠道反应严重，可改服其他铁剂或采用注射途径。

（6）健康指导要点：嘱病人宜饭后即刻服用，可减轻胃部刺激。

8. 葡萄糖酸亚铁

（1）适应证：用于各种原因引起的缺铁性贫血。

（2）禁忌证：溃疡性结肠炎、结肠炎、胰腺炎、消化性溃疡病人、对铁过敏者忌用。

（3）用法与用量：口服给药，成人预防用每次 0.3~0.6g，治疗用每次 0.3~0.6g，3次/天；儿童预防用每次 0.1g，2次/天，治疗用每次 0.1~0.2g，3次/天。

（4）使用过程中的注意事项：①服用本药的糖浆或溶液剂时应用吸管，以防牙齿变黑；②饭后给药；③细菌感染病人不宜应用本品。

（5）使用过程中的观察及处理要点：常见不良反应有恶心、呕吐、上腹疼痛、便秘等胃肠道症状。

（6）健康指导要点：①嘱病人服用本药的糖浆或溶液剂时使用吸管；②嘱病人服药后 2 小时内忌饮茶和进食含鞣酸的食物；③告知病人服药后可排黑色粪便，勿引起惊慌。

9. 右旋糖酐铁

（1）适应证：适用于不能口服铁剂或口服铁剂治疗不满意的缺铁病人。

（2）禁忌证：严重肝、肾功能不全者禁用，对铁过敏者忌用。

（3）用法与用量：可肌内注射、静脉注射或静脉滴注，每天 100~200mg 铁，根据补铁总量确定，每周 2~3 次。

（4）使用中注意事项：①为减轻局部刺激，宜采用深部肌内注射的方法，且注意更换注射部位；②一般不宜静脉注射，如需静脉注射时，操作要慎重缓慢，防止漏出静脉外；③注射剂量过大可引起组织损伤的含铁血黄素沉着症，有自身免疫性疾病或有炎症的病人用药，可能会引起Ⅲ型变态反应；④注射该品后血红蛋白未见逐步升高者应即停药。

（5）使用过程中的观察及处理要点：①急性过敏反应表现为呼吸困难、潮红、胸痛和低血压，缓慢静脉注射可降低急性严重反应；②最常见的不良反应有皮肤瘙痒、呼吸困难、胸痛、恶心、淋巴结肿大、消化不良、腹泻、潮红、头痛、关节肌肉疼痛等。

（6）健康指导要点：①嘱病人注射局部适当热敷以减轻疼痛；②告知病人不良反应的临床表现，如有不适及时报告医务人员。

10. 甲钴胺

（1）适应证：①周围神经病变；②因缺乏维生素 B_{12} 引起的巨幼细胞性贫血。

（2）禁忌证：对本品过敏者禁用。

（3）用法与用量：①口服给药治疗周围神经病变，每次 0.5mg，3 次 / 天；②肌内注射或静脉注射治疗周围神经病变，每次 0.5mg，每周 3 次或根据年龄、症状酌情增减，治疗巨幼红细胞性贫血，每次 0.5mg，每周 3 次，持续给药约 2 个月后，可每隔 1~3 个月给予一次 0.5mg 作为维持给药。

（4）使用过程中的注意事项：①肌内注射时为避免对组织、神经的影响，应注意如下几点：避免同一部位反复注射，对婴幼儿要特别慎重；注意避开神经分布密集的部位；注意进针时，如有剧痛、血液逆流的情况，应立即拔出针头，更换部位注射；②从事汞及化合物生产者不宜长期大量服用本品；③如果使用 1 个月仍不见效者无需继续使用；④避光保存。

（5）使用过程中的观察与处理要点：①密切观察病人是否出现血压下降、呼吸困难等过敏症反应，如果出现立即中止用药，并采取适当的措施；②如出现皮疹、头痛、发烧感等应停止用药。

（6）健康指导要点：①本品见光易分解，嘱病人开封后立即使用；②嘱病人注射局部适当热敷以减轻疼痛；③告知病人不良反应的临床表现，如有不适及时报告医务人员。

四、促白细胞生成药

（一）概述

由于各种原因（如苯中毒、抗肿瘤药、放射性物质等）使人体白细胞减少，当中性粒细胞绝对值少于 2×10^9/L 时，称为粒细胞减少症，中性粒细胞绝对值少于 0.5×10^9/L 时，称为粒细胞缺乏症。由于白细胞减少的发病机制不同，治疗时应针对发病机制用药。对于造血功能低下者，一般采用刺激骨髓造血功能、促进白细胞增生的药物。对于免疫抗体形成而破坏中性粒细胞者，应采用糖皮质激素类药物。近年来，集落刺激因子（colony stimulating factor，CSF）类药物的研究受到国内外的关注。其中粒细胞集落刺激因子（granulocyte CSF，G-CSF）和粒细胞巨噬细胞集落刺激因子（granulocyte macrophage CSF，GM-CSF）已用于临床，前者可用于肿瘤化疗过程中的中性粒细胞减少症，后者用于非恶性淋巴瘤、恶性淋巴瘤、急性淋巴细胞白血病的造血干细胞移植后促进定位。

（二）常用药物

1. 重组人粒细胞集落刺激因子

（1）适应证：①用于促进造血干细胞移植后中性粒细胞的恢复；②肿瘤病人化疗后引起的中性粒细胞减少；③各种造血功能障碍所致的中性粒细胞

减少；④特发性、周期性或先天性中性粒细胞减少症。

（2）禁忌证：①对本药或其他粒细胞集落刺激因子制剂过敏者禁用；②严重肝、肾、心、肺功能障碍者禁用；③骨髓中幼稚细胞未显著减少的髓性白血病及外周血中存在骨髓幼稚细胞的髓性白血病病人忌用。

（3）用法用量：皮下注射或静脉滴注，成人按体重 $2~5\mu g/kg$，儿童按体重 $2\mu g/kg$，1 次 / 天，用于造血干细胞移植后促进中性粒细胞数的增生，在移植后第 2~5 日开始给药；治疗造血功能障碍引起的中性粒细胞减少，成人在中性粒细胞数低于 $1\times10^9/L$、儿童在中性粒细胞数低于 $0.5\times10^9/L$ 时开始给药。

（4）使用过程中的注意事项：①当病人中性粒细胞数高于 $5\times10^9/L$ 时，应酌情减量或停止给药；②本药不可与化疗药同时应用，必须在化疗停止 1~3 天后使用；③孕妇、新生儿及婴儿一般不宜使用；④2~8℃保存。

（5）使用过程中的观察与处理要点：①常见不良反应有肌肉酸痛、骨痛、腰痛、胸痛等肌肉骨骼系统反应，可给予非麻醉性镇痛剂等处理；②用药期间可能出现食欲缺乏、谷丙转氨酶、谷草转氨酶升高、幼稚细胞增加等反应，应定期检查血象及肝功能；③一旦出现发热、头疼、乏力、皮疹等过敏反应甚至休克、间质性肺炎、成人呼吸窘迫综合征等严重异常反应，应终止给药并采取适当的处理措施。

（6）健康指导要点：①告知病人药物不良反应的临床表现，如有不适立即报告医务人员；②指导病人在使用药物的同时加强防护，避免交叉感染。

2. 重组人粒细胞巨噬细胞集落刺激因子

（1）适应证：用于各种原因引起的白细胞减少症。

（2）禁忌证：对本品中任何成分过敏或自身免疫性血小板减少性紫癜者禁用。

（3）用法与用量：①用于造血干细胞移植术，按体重 $5~10\mu g/kg$，加入 5% 葡萄糖溶液或生理盐水中，4~6 小时静脉滴注完毕，1 次 / 天，持续应用至连续 3 天中性粒细胞绝对值 ≥1000/ml；②用于肿瘤放化疗后，按体重 $3~10\mu g/kg$ 皮下注射，1 次 / 天，连用 5~7 日后根据白细胞回升水平给予维持量；③治疗骨髓增生异常综合征、再生障碍性贫血，按体重 $3\mu g/kg$，1 次 / 天，2~4 天后根据疗效调节剂量。

（4）使用过程中的注意事项：①本品属蛋白质类药物，使用前应检查是否发生浑浊，如有异常不得使用，溶解后应一次用完；②本品不应与放、化疗同时使用，应至少间隔 48 小时；③本药可引起血浆白蛋白降低，同时使用具有血浆白蛋白高结合的药物应注意调整药物的剂量；④注射丙种球蛋白者，应间隔 1 个月以上再使用本品；⑤病人血象恢复正常后立即停药或采用维持剂量；⑥2~8℃避光保存。

（5）使用过程中的观察与处理要点：最常见的不良反应有发热、寒战、恶心、呼吸困难,其次有皮疹、胸痛、骨痛和腹泻等,可予对症处理。首次给药时可能出现低血压和低氧综合征。不良反应的发生多与静脉滴注速度过快或剂量过大有关,超过 $32\mu g/(kg\cdot d)$,给药时应控制速度。

（6）健康指导要点:①告知病人药物不良反应的临床表现,如有不适立即报告医务人员;②嘱病人配合做好血象监测;③指导病人在使用药物的同时加强防护,避免交叉感染。

3. 维生素 B_4

（1）适应证:用于各种原因引起的白细胞减少症。

（2）禁忌证:尚不明确。

（3）用法与用量:①口服给药,每次 10~20mg,3 次/天;②肌内注射或静脉注射,成人每日 20~30mg,1 次/天,儿童每日 20mg,分 2 次给药。

（4）使用过程中的注意事项:①注射时需溶于 2ml 磷酸氢二钠缓冲液中,缓慢注射,不能与其他药物混合注射;②避光,密闭保存。

（5）使用过程中的观察与处理要点:推荐剂量下,未见明显不良反应。

4. 鲨肝醇

（1）适应证:用于防治因放射治疗、肿瘤化疗及苯中毒等引起的白细胞减少症。

（2）禁忌证:尚不明确。

（3）用法:口服给药,每日 60~80mg,分 3 次服用,4~6 周为一疗程。

（4）使用过程中的注意事项:临床疗效与剂量相关,过大或过小均影响效果,用药期间应经常检查血象,调整至最佳剂量。

（5）使用过程中的观察与处理要点:治疗剂量未见明显不良反应,剂量过大可引起腹泻。

（6）健康指导要点:向病人解释检查血象的必要性,使能配合。

5. 利血生

（1）适应证:用于治疗各种原因所致的白细胞减少症及血小板减少症。

（2）禁忌证:对本品过敏者禁用。

（3）用法:口服给药,每次 20mg,3 次/天。

（4）使用过程中的注意事项:①使用本药剂量要适当,过高或过低均影响疗效;②急、慢性髓细胞白血病病人慎用。

（5）使用过程中的观察与处理要点:尚未发现有关不良反应报道。

6. 小檗胺

（1）适应证:①用于防治肿瘤病人由于放、化疗引起的白细胞减少症;②用于苯中毒、放射性物质及药物引起的白细胞减少症。

（2）禁忌证:对本品过敏者禁用。

（3）用法：口服给药，每次 50mg，3 次 / 天。

（4）使用过程中的注意事项：对环磷酰胺的抗癌疗效有协同作用。

（5）使用过程中的观察与处理要点：少数病人服药后出现头昏、无力、便秘、口干并伴有阵发性腹痛、腹胀等症状，但继续服药均能耐受，服药一周后不适症状可自行减轻或消失。偶见心慌、咳喘。

（6）健康指导要点：告知病人不良反应的表现及可耐受性。

7. 肌苷

（1）适应证：用于治疗各种原因所致的白细胞减少症、血小板减少症、急慢性肝炎、心脏病、中心性视网膜炎、视神经萎缩等。

（2）禁忌证：对本品过敏者禁用。

（3）用法与用量：①口服给药，成人每次 200~600mg，3 次 / 天，儿童每次 100~200mg，3 次 / 天；②肌内注射，每次 100~200mg，1~2 次 / 天；③静脉注射或静脉滴注，每次 200~600mg，1~2 次 / 天。

（4）使用过程中的注意事项：①口服给药时勿空腹；②注意药物配伍禁忌，禁与氯霉素、双嘧达莫、硫喷妥钠等注射剂配伍。

（5）使用过程中的观察与处理要点：口服有胃肠道症状；静脉注射偶有恶心、颜面潮红，注意控制给药速度。

（6）健康指导要点：指导病人饭后服用本药。

五、抗血小板药

（一）概述

抗血小板药是指能抑制血小板的黏附、聚集以及释放等功能，防止血栓形成，用于防治心脏或脑缺血性疾病、外周血栓栓塞性疾病的药物。按作用机制分为下列几类：①抑制血小板代谢的药物；②阻碍 ADP 介导的血小板活化的药物；③血小板膜糖蛋白受体阻断剂。

（二）常用药物

1. 双嘧达莫

（1）适应证：临床用于防治血栓形成及缺血性心脏病。

（2）禁忌证：休克、对本药过敏者禁用。

（3）用法与用量：①每次 25~50mg 口服，3 次 / 天，症状改善后可改为 50~100mg/d，分次服用；②每次 10~20mg 肌内注射或静脉注射，2~3 次 / 天。

（4）使用过程中的注意事项：①口服给药时应在饭前 1 小时空腹服用；②静脉注射时速度应缓慢，否则可引起低血压；③除葡萄糖溶液外，本药不得与其他药物混合注射；④哺乳期妇女、有出血倾向者慎用。

（5）使用过程中的观察与处理要点：①不良反应有恶心、呕吐、腹泻、头痛、眩晕、皮疹、颜面潮红等。与剂量有关,持续时间短,继续给药一般能耐受,停药后症状即可消失。②长期大量应用可致出血倾向。

（6）健康指导要点:①本药可刺激眼睛、呼吸系统和皮肤,不慎与眼睛接触后,立即用大量清水冲洗。②指导病人加强出血倾向的自我观察,并及时报告医务人员。

2. 阿司匹林

（1）适应证:①镇痛、解热;②抗炎、抗风湿;③抑制血小板聚集;④皮肤黏膜淋巴结综合征（川崎病）。

（2）禁忌证:①有出血症状的溃疡病或其他活动性出血;②血友病或血小板减少症;③葡萄糖 –6– 磷酸脱氢酶缺陷者;④痛风;⑤肝肾功能减退;⑥心功能不全或严重高血压;⑦孕妇;⑧哮喘。

（3）用法:①解热、镇痛:成人每次 0.3~0.6g,3 次 / 天。儿童每日按体表面积 $1.5g/m^2$,分 4~6 次口服,或每次按体重 5~10mg/kg,必要时 4~6 小时 1 次;②抗风湿:成人 3~5g/d（急性风湿热可用到 7~8g）,分 4 次口服。小儿每日按体重 80~100mg/kg,分 3~4 次服,如 1~2 周未获疗效,可根据血药浓度调整用量;③抑制血小板聚集:一般每次 50~150mg,每 24 小时 1 次;④川崎病:每日按体重 80~100mg/kg,分 3~4 次服,热退 2~3 天后改为每日按体重 30mg/kg,分 2~4 次服,连服 2 月或更久,血小板增多、血液呈高凝状态期间,每日按体重 5~10mg/kg,顿服;⑤预防血栓、动脉粥样硬化及心肌梗死:每次 0.3g,1 次 / 天;预防暂时性脑缺血,每次 0.6g,2 次 / 天。

（4）使用过程中的注意事项:①手术前一周应停用,以免造成出血不止;②不宜长期大量服用,否则可引起中毒;③避免和糖皮质激素、香豆素类抗凝药、降血糖药、降脂药、利尿药、催眠药等合用。

（5）使用过程中的观察与处理要点:①肠道症状是阿司匹林最常见的不良反应,如恶心、呕吐、上腹部不适或疼痛等,应予饭后给药或同服制酸剂;②可引起皮疹、血管神经性水肿及哮喘等过敏反应,哮喘大多严重而持久,可以激素对症处理;③用量过大时可出现头痛、眩晕、耳鸣、视听力减退甚至精神错乱、惊厥、昏迷或中枢性恶心、呕吐等中枢神经系统症状,停药后 2~3 天症状可完全缓解;④还可引起肝功能损害,停药后血清转氨酶多在 1 个月内恢复正常;⑤长期使用可发生肾功能损害、缺铁性贫血及心脏毒性,使用过程中注意监测肾功能、血象及循环功能。

（6）健康指导要点:①嘱病人饭后服用,以减少对胃肠的刺激;②饮酒后不宜使用,以免加剧胃黏膜屏障损伤及肝损伤;③潮解后不宜服用,阿司匹林遇潮分解成水杨酸与醋酸,服后可造成不良反应。

（蒋开明　张玉芳）

第四节　神经系统药物

一、抗帕金森病药

（一）概述

帕金森病（Parkinson's disease, PD）是一种常见的神经系统变性疾病,老年人多见,平均发病年龄为60岁左右。帕金森病最主要的病理改变是中脑黑质多巴胺（dopamine, DA）能神经元的变性死亡,由此而引起纹状体DA含量显著性减少而胆碱能神经功能相对占优势,产生帕金森病的张力增高症而致病。导致这一病理改变的确切病因目前仍不清楚,遗传因素、环境因素、年龄老化、氧化应激等均可能参与PD多巴胺能神经元的变性死亡过程。抗帕金森病药针对上述症状分为拟多巴胺药和胆碱受体阻断药两类,两药合用可增加疗效。

（二）常用药物

1. 苯海索

（1）适应证:系抗胆碱类药,用于帕金森综合征及药物引起的锥体外系症状。

（2）禁忌证:禁用于青光眼、尿潴留、前列腺增生病人。高血压、精神病、肝肾功能不全、妊娠及哺乳期妇女、儿童及伴有动脉硬化的老年病人慎用。

（3）用法用量:口服。第1日为1mg,以后每3~5日增加2mg达到最佳疗效且可耐受,每日分3~4次服用,极量为每日20mg。治疗药物诱发的锥体外系疾患,第1日2~4mg,分2~3次服,视情况加至5~10mg。

（4）使用过程中的注意事项:①本品有蓄积作用,治疗开始及治疗中用量应缓慢调整;②与乙醇、中枢神经抑制药合用时,可加强镇静作用。与制酸药或吸附性止泻药合用,可减弱其疗效,两者需间隔1~2小时。与金刚烷胺、抗胆碱药或其他有抗胆碱作用的药物、单胺氧化酶抑制剂合用时,可加强本品的抗胆碱作用,并可发生麻痹性肠梗阻。

（5）使用过程中的观察与处理要点:①给药期间出现如便秘、排尿困难或疼痛、嗜睡、口鼻或喉干燥、瞳孔散大、畏光、视力模糊等阿托品样作用,应立即停药,对症处理;②老年人或用大剂量者,较常见有眼压增高所致眼痛以及过敏性皮疹,应加强监护;③用药过量表现为步态不稳或蹒跚,严重者出现抗毒蕈碱样作用,可出现口渴、呼吸短促或困难、心跳加快、皮肤有异常红润干燥和灼热感,也可出现惊厥、幻觉、精神错乱、睡眠障碍、严重嗜睡等。

（6）健康指导要点：①应选择进餐时或进餐后给药，以减轻对胃黏膜的刺激；②给药期间嘱病人避免驾驶、机械操作或高空作业；③停药应逐渐递减，防不良反应突然加重。

2. 多巴丝肼

（1）适应证：帕金森病；症状性帕金森综合征（非药物引起的锥体外系症状）。

（2）禁忌证：严重的内分泌、肾脏、精神病、闭角型青光眼、对本品过敏者及与非选择性单胺氧化酶抑制剂类药合用者慎用；妊娠及哺乳期妇女禁用。

（3）用法用量：首次推荐量为一次 125mg，一日 3 次。以后每周日剂量增加 125mg。有效剂量为一日 500~1000mg，分 3~4 次服用。老年人起始剂量为一日 1~2 次，一次 50mg，根据疗效每 3~4 天增加日剂量 50mg。

（4）使用过程中的注意事项：①服用控释片时宜整片吞服，不可嚼碎后服；②不可骤然停药，因可能会导致危及生命的神经安定性恶性反应；③如病人在用药期间接受全身麻醉（除采用氟烷麻醉外），需在手术前 12~48 小时内停用，以免导致病人出现血压波动和心律失常；④禁与维生素 B_6 合用。

（5）使用过程中的观察与处理要点：①部分病人可发生运动不能、震颤及强直，如"开关"现象；②服药期间可能会出现厌食、恶心、呕吐及腹泻，个别病例出现味觉丧失或改变；③对开角型青光眼病人应定期测量眼压。

（6）健康指导：①服药期间有嗜睡表现，应告知病人避免从事机械操作；②蛋白质影响本品的吸收，故宜在两餐间服药；③用药期间可能会引起直立性低血压，应告知病人避免久站、缓慢改变体位、沐浴时间不宜过长且水温不宜过热等。

二、抗癫痫药

（一）概述

癫痫是一组由大脑神经元异常放电所引起的短暂中枢神经系统功能异常，具有突发、反复发作的特点。预防癫痫发作的基本手段为药物治疗。原则是以病人能耐受的药物和最轻副作用取得最大可能的发作控制。抗癫痫药物可通过两种方式来消除或减轻癫痫发作，一是影响中枢神经元，以防止或减少他们的病理性过度放电；其二是提高正常脑组织的兴奋阈，减弱病灶兴奋的扩散，防止癫痫复发。

（二）常用药物

1. 苯妥英钠

（1）适应证：①癫痫大发作，精神运动性发作；②三叉神经痛；③全身强直－阵挛性发作、肌强直症；④三环类抗抑郁药过量时心脏传导障碍等及洋地黄中毒所致的室性及室上性心律失常。

（2）禁忌证：①对乙内酰脲类药有过敏史；②缓慢型心律失常；③孕妇。

（3）用法用量

1）口服：①成人常用量：一日250~300mg，开始时100mg，一日2次，1~3周内增加至一日250~300mg，分3次口服，极量一次300mg，一日500mg。应用达到控制发作和血药浓度达稳态后，可改用长效制剂顿服；②小儿常用量：开始一日5mg/kg，分2~3次服用，按需调整，一日不超过250mg，维持量为4~8mg/kg或按体表面积250mg/m²，分2~3次服用。

2）静脉推注或滴注：每次150~250mg，每日总量不超过500mg。

（4）使用过程中的注意事项：①静脉给药时不可与其他药混合，推（滴）注时宜慢，不超过每分钟50mg；②注射时应防止药液外溢，造成局部组织坏死。

（5）使用过程中的观察与处理要点：①常见不良反应为精神及行为改变，如步态不稳、思维混乱、发音不清等，长期应用可引起的中枢神经系统或小脑中毒所致的非正常兴奋；②过量的症状有视力模糊或复视、笨拙或行走不稳和步态蹒跚、精神混乱、严重眩晕或嗜睡、幻觉、恶心、言语不清等，应通知医师，予以停药对症处理；③用药期间应监测血常规、肝功能、血钙、脑电图和甲状腺功能、血药浓度等。

（6）健康指导要点：①应在餐后服或与牛奶同服；②服用本品后出现粉红 – 红 – 红棕色尿是正常现象；③严格遵医嘱用药，如有漏服，应在下次服药前4小时补服。不要把两次用量一次服下，不可擅自骤然停药，否则会诱发癫痫发作；④注意口腔卫生，经常按摩齿龈，可减轻齿龈增生；⑤避免驾驶、机械操作或高空作业。

2. 卡马西平 参阅本章第十六节相关部分。

3. 丙戊酸钠

（1）适应证：疗效与锂盐相似，为癫痫的首选药物，也可以用于双相性情感障碍狂躁发作的治疗与预防，尤其适用于对碳酸锂疗效不佳或不能耐受的病人。

（2）禁忌证：①对本品过敏者；②肝脏疾病；③孕妇及哺乳期妇女；④白细胞减少者。

（3）用法用量：初始剂量0.4~0.8g/d，分3次口服，每隔3日增加0.2g，治疗剂量为0.8~1.2g。

（4）使用过程中的注意事项：长期用药期间应定期监测肝肾功能及血细胞计数。

（5）使用过程中的观察与处理要点：注意观察不良反应。①消化道反应：

恶心、呕吐、厌食、腹泻，常为中毒的早期反应，极少数发生中毒性肝炎和急性胰腺炎；②中枢神经系统反应：嗜睡、兴奋不安、震颤、共济失调、甚至意识模糊乃至昏迷，常提示中毒较为严重；③血液系统：白细胞减少、血小板减少；④中毒反应的处理：立即停药并给予对症支持治疗。

（6）健康指导要点：①告知病人服药期间勿从事驾驶、高空作业等工作；②片剂、胶囊不可压碎或咀嚼，应整粒以水吞服。为减轻胃肠道刺激，可与食物同用或餐后服，或服后多饮水；③告知病人及家属学会观察不良反应，出现异常及时报告医务人员处理。

三、骨骼肌松弛药

（一）概述

骨骼肌松弛药简称肌松药，为 N_2 胆碱受体阻滞药，能选择性地作用于运动神经终板膜上的 N_2 受体，阻断神经冲动向骨骼肌传递，导致肌肉松弛。

（二）常见药物

1. 阿曲库铵

（1）适应证：适用于各种外科手术中全身麻醉期间的骨骼肌松弛，也适用于气管插管时所需的肌肉松弛。

（2）禁忌证：对本品过敏者禁用；神经肌肉接头疾病如重症肌无力及电解质紊乱者慎用。

（3）用法和用量：成人静脉注射 0.3~0.6mg/kg，可维持肌肉松弛 15~25 分钟，需要时可追加剂量 0.1~0.2mg/kg，延长肌松时间。1 岁以下儿童、老人与呼吸、肝肾功能差的病人应酌情减量。

（4）使用过程中的注意事项：①使用前用注射用水 5ml 溶解，现用现配；②建议分次缓慢静脉注射。

（5）使用过程中的观察与处理要点：偶见低血压、心动过速、支气管痉挛、一过性皮肤潮红等。

2. 顺阿曲库铵

（1）适应证：本品主要用于手术和其他操作以及重症监护治疗。

（2）禁忌证：对阿曲库铵及顺阿曲库铵过敏者、妊娠期妇女。

（3）用法和用量：静脉单次给药。

（4）使用过程中的注意事项：①顺阿曲库铵能使呼吸肌和其他骨骼肌瘫痪，对意识和痛阈没有影响；②本品不可与丙泊酚注射乳剂或碱性溶液（如硫喷妥钠）在同一注射器中混合或用同一针头同时注射。

（5）使用过程中的观察与处理要点：不良反应可见皮肤潮红或皮疹、心动过缓、低血压和支气管痉挛。为一过性反应，无需特殊处理。

3. 罗库溴铵

（1）适应证：为全身麻醉辅助用药,用于常规诱导麻醉期间气管插管,以及维持术中肌松。

（2）禁忌证：对罗库溴铵或溴离子有过敏反应者禁用；重症肌无力、严重肝肾功能不全者慎用。

（3）用法和用量：①气管插管：标准插管剂量为 0.6mg/kg, 60 秒内可提供满意的插管条件；②维持剂量：0.15mg/kg；③连续输注推荐 0.6mg/kg,当肌松开始恢复时再行连续输注,适当调整输注速率。

（4）使用过程中的注意事项：本品可引起呼吸肌麻痹,故使用此药的病人必须采用人工呼吸支持,直至病人的自主呼吸充分恢复。

（5）使用过程中的观察与处理要点：本品是安全有效、作用迅速的神经肌肉阻断药。

（6）健康指导要点：在应用本品恢复后, 24 小时内不要驾车或进行机械操作。

四、中枢神经兴奋药

（一）概述

中枢兴奋药系指能直接或反射性地兴奋中枢神经系统、提高其功能活动的一类药物,常用于中枢神经处于抑制状态或功能低下、紊乱所致的各种综合征,促进大脑功能恢复。

（二）常用药物

1. 尼可刹米

（1）适应证：用于各种原因引起的呼吸抑制。

（2）禁忌证：抽搐、惊厥、重症哮喘、呼吸道机械性梗阻病人慎用。

（3）用法用量：皮下注射、肌内注射、静脉注射。成人常用量一次 0.25~0.5g,必要时 1~2 小时重复用药,极量一次 1.25g。小儿常用量：6 个月以上,一次 75mg；一岁,一次 0.125g；4~7 岁,一次 0.175g。

（4）使用过程中的注意事项：①不可与碱性药物配伍,否则会发生沉淀；②用药前应排除呼吸道梗阻。

（5）使用过程中的观察与处理要点：①不良反应常见瘙痒、恶心、呕吐等。大剂量时可出现血压升高、心悸、出汗、面部潮红、呕吐、烦躁不安、抽搐、震颤、心律失常。剂量过大,可兴奋脊髓引起惊厥,应及时调整剂量,如出现震颤、肌僵直,应立即停药,防止惊厥；②注意观察呼吸改善情况。

2. 洛贝林

（1）适应证：用于各种原因引起的呼吸抑制。

（2）禁忌证：高血压病人慎用。

（3）用法用量：静脉注射：①成人：一次 3mg，极量一次 6mg，一日 20mg；②小儿：一次 0.3~3mg，必要时每隔 30 分钟可重复使用；新生儿窒息可注入脐静脉 3mg。皮下或肌内注射：①成人一次 10mg，极量一次 20mg，一日 50mg；②小儿一次 1~3mg。

（4）使用过程中的注意事项：①不可与碱性药物配伍；②宜缓慢静脉注射。

（5）使用过程中的观察与处理要点：①不良反应有恶心、呕吐、呛咳、头痛、心悸、心动过缓、传导阻滞。如出现心动过速、惊厥，须立即停药；如因剂量过大而产生呼吸麻痹现象，可实施人工呼吸解救；②注意观察呼吸改善情况。

3. 胞磷胆碱

（1）适应证：用于治疗颅脑损伤和脑血管意外所引起的神经系统的后遗症，并可用于帕金森氏综合征的治疗。

（2）禁忌证：①禁用于有癫痫史者；②禁用于对本制剂任何成分有过敏史的病人；③慎用于脑梗死急性期的意识障碍。

（3）用法用量：静脉滴注：每日 200~600mg，加入 5%~10% 葡萄糖溶液 500ml 中，缓慢滴注；肌内注射：每日 100~200mg；胶囊剂每日 3~6 粒，分三次口服。

（4）使用过程中的注意事项：①脑内出血的急性期不宜用较大剂量；②尽量少作肌内注射，特别不能在同一部位反复注射。

（5）使用过程中的观察与处理要点：①不良反应有失眠、头痛、头晕、痉挛、恶心、呕吐、厌食、发热及一过性低血压等；②用药过程中应注意监测血压。

（6）健康指导：尽量避免睡前使用，以免失眠。

五、镇静催眠药

（一）概述

本类药物对中枢神经系统有广泛的抑制作用，产生镇静、催眠和抗惊厥等效应。小剂量时，产生镇静作用，使病人安静，减轻或消除激动、焦虑不安等情绪；中等剂量时，引起近似生理性睡眠；大剂量时则产生抗惊厥、麻醉作用。本类药物长期使用，几乎都可产生耐受性和依赖性，突然停药时可产生戒断症状，故应严格控制用药，避免长期应用。

（二）常用药物

1. 阿普唑仑 参阅本章第十六节相关部分。

2. 地西泮　参阅本章第十六节相关部分。

3. 唑吡坦　参阅本章第十六节相关部分。

六、脑血管疾病用药

（一）概述

急性脑血管病包括出血性和缺血性脑血管病。动脉硬化等血管病变常为脑血管病发病的基本条件,而血流动力学障碍和血液成分变化往往是诱因,当急性脑血管病发作时,保持脑血流量和保护脑组织是治疗的主要目的。

（二）常用药物

1. 尼莫地平

（1）适应证:本品为钙拮抗剂,具有扩张脑血管和周围血管的作用,用于预防和治疗由于蛛网膜下腔出血后脑血管痉挛引起的缺血性神经损伤以及老年性脑功能损伤、偏头痛、突发性耳聋等。

（2）禁忌证:①严重肝功能损害的病人;②哺乳妇女。

（3）用法用量:①口服:每次 30~60mg,每日 3~4 次;②静脉滴注:每日 8~12mg,以 0.5μg/（kg·min）开始,逐渐调整剂量,以血压无明显下降为宜。

（4）使用过程中的注意事项:①静脉用药需慢速避光,建议使用输液泵匀速输注;②不宜使用聚氯乙烯输液管,防药物被吸附,宜使用聚乙烯输液管;③避免与其他药物配伍。

（5）用药中观察处理要点:①不良反应偶见面红、头晕、皮肤瘙痒、口唇麻木、皮疹等症状,一般不需停药。②用药过程中应监测血压。

（6）健康指导要点:嘱咐病人或家属,该药宜置于小儿够不到的位置。

2. 长春西汀

（1）适应证:具有扩张脑血管、改善脑微循环、抑制血小板聚集的作用,适用于脑梗死后遗症、脑出血后遗症、脑动脉硬化症等。

（2）禁忌证:颅内出血急性期、孕妇或已有妊娠可能的妇女禁用。

（3）用法用量:①静脉滴注,每次 20~30mg,加入 250~500ml 液体内,每天 1~2 次,缓慢滴注;②口服:每次 5~10mg,1 日 3 次。

（4）使用过程中的注意事项:①本品不可静脉推注或肌内注射;②不可与肝素同时使用;③哺乳期妇女慎用,必须使用时应停止哺乳。

（5）用药中观察处理要点:不良反应偶见过敏、困倦、食欲缺乏、恶心、呕吐及颜面潮红、头痛、头晕,减慢给药速度或停药后症状消失。

（6）健康指导要点:①告知病人及家属不可随意调节输液速度;②长期使用者应定期到医院检查血常规及肝肾功能。

3. 尼麦角林

（1）适应证：通过扩张脑血管、改善脑细胞能量代谢用于改善老人病理性智力减退的症状。还可用于慢性下肢闭塞性动脉病引起的间歇性跛行的辅助治疗。

（2）禁忌证：近期心肌梗死、急性出血、严重的心动过缓、直立性调节功能障碍、出血倾向和对尼麦角林过敏者禁用。妊娠期妇女、高尿酸血症者或有痛风史者慎用。

（3）用法用量：①口服：每日30mg。智力衰退和有头晕感的老年人，每次30mg或遵医嘱；②肌内注射，每日2~4mg；③静脉滴注：每日2~4mg溶于100ml 0.9%氯化钠中缓慢静脉滴注。

（4）使用过程中的注意事项：①通常在治疗剂量时对血压无影响，但对敏感病人可能会逐渐降低血压，避免与降压药合用；②注射给药时，为避免发生体位性低血压，宜平卧给药，观察数分钟方可离开。

（5）用药中观察处理要点：不良反应有头晕、胃痛、潮热、面部潮红、嗜睡、失眠、直立性低血压等，用药期间应注意监测血压。

（6）健康指导要点：①服药期间禁止饮酒；②除非有明显的胃肠道反应，一般宜餐前给药以利吸收。

4. 氟桂利嗪

（1）适应证：①脑血栓形成或蛛网膜下腔出血后脑血管痉挛；②脑动脉硬化，短暂性脑缺血发作；③偏头痛；④雷诺氏病等。

（2）禁忌证：①急性脑出血性疾病；②本品过敏；③有抑郁症者；④孕妇及哺乳期。

（3）用法用量：每日5~30mg，分次口服。

（4）使用过程中的注意事项：与乙醇或镇静药合用，其镇静作用加强，应注意。

（5）用药中观察处理要点：①常见嗜睡、失眠、焦虑；②胃灼热感、恶心等；长期用药可出现抑郁、肝功能损害，应注意监测，必要时停药。

（6）健康指导要点：①告诫病人用药期间避免饮酒、驾驶、高空作业；②告知病人若出现进行性疲惫感，应立即停药就医。

七、抗脑水肿与降颅内压药

（一）概述

降颅内压药又称脱水药，是一种非电解质类物质，它们在体内不被代谢或代谢较慢，无药理活性，很容易从肾小球滤过，在肾小管内不被重吸收或吸收较少。临床上使用足够大量能迅速提高血浆渗透压，使组织内水分进入血管内,增加肾小球滤过率和肾小管内液量,产生利尿脱水作用。

（二）常用药物

1. 甘露醇

（1）适应证:用于各种原因引起的脑水肿,降低颅内压,防止脑疝及其他药物无效的眼压升高。

（2）禁忌证:①活动性脑出血;②急性肾小管坏死或慢性肾衰竭;③严重失水者;④急性肺水肿者;⑤心功能不全;⑥低血容量者等。

（3）用法和用量:①静脉滴注:成人一般选用20%溶液250~500ml,30~60分钟内输完;②口服给药用于术前肠道准备:术前4~8小时,10%溶液1000ml于30分钟内口服完毕。

（4）使用过程中的注意事项:①注射时宜选用粗大血管穿刺,加强巡视,防止药物外渗;②本品遇低温结晶析出时,应置于温水中加温,使其彻底溶解后使用,用前应严格查对;③建议使用有精细过滤功能的输液器,减轻药物对血管的刺激作用。

（5）用药中观察处理要点:①快速大量静脉注射甘露醇可引起体内甘露醇积聚,血容量迅速大量增多,导致心力衰竭、渗透性肾病、稀释性低钠血症、高钾血症等;②致血栓性静脉炎,外渗可致组织水肿、皮肤坏死;③过敏引起皮疹、荨麻疹、呼吸困难、过敏性休克;④头晕、视力模糊、因高渗引起口渴。

（6）健康指导要点:滴注时间控制在30~60分钟,告知病人不得擅自调整静脉滴注速度。输注过程中如出现肢体疼痛、肿胀应及时告知医务人员并进行相应处理。

2. 甘油果糖

（1）适应证:脑血管病、脑外伤、脑肿瘤、颅内炎症及其他原因引起的急慢性颅内压增高、脑水肿等。

（2）禁忌证:①孕妇;②遗传性果糖耐受不良症;③高钠血症;④无尿及严重脱水者;⑤对本品过敏者。

（3）用法和用量:静脉滴注,一日1~2次,一次250~500ml。

（4）使用过程中的注意事项:①应选用粗大静脉注射,并严密观察,防止药物外渗;②有血栓倾向者溶媒剂量应加倍。

（5）用药中观察处理要点:①本品输注速度过快易致静脉炎,外渗致皮肤坏死;②外渗的处理:0.25%普鲁卡因或玻璃酸酶注射液局部封闭。

（6）健康指导要点:250ml滴注时间控制在1~1.5小时,告知病人不得擅自调整静脉滴注速度。

（杨 剑）

第五节 抗肿瘤药物

一、烷化剂

（一）概述

烷化剂主要分为氮芥类、乙撑亚胺类、甲烷磺酸酯类、亚硝脲类、环氧化物类及其他。烷化剂分子中含有烷基，可转变成缺电子的活泼中间产物，与细胞的生物大分子中含有的电子基团共价结合，发生烷化反应，使这些细胞成分在细胞代谢中失去作用，从而使细胞的组成发生变异，影响细胞分裂，致使细胞死亡。

（二）常用药物

1. 氮芥

（1）适应证：①霍奇金病、非霍奇金淋巴瘤、蕈样肉芽肿；②小细胞癌；③慢性淋巴细胞白血病、卵巢癌、精原细胞瘤、鼻咽癌、乳腺癌和前列腺癌等。

（2）禁忌证：孕妇及儿童禁用。

（3）用法：①静脉注射；②动脉注射；③腔内给药；④局部皮肤涂抹。

（4）使用过程中的注意事项：①药物开封后应在 10 分钟内注入体内；②禁止口服、皮下及肌内注射；③胸、腹腔和心包内给药务必确定注入腔内，不能注入组织间，否则导致组织坏死；④选用大血管输注，药物不能漏出血管外，一旦漏到皮下组织，应立即用 0.25%~10% 硫代硫酸钠溶液皮下注射，或用生理盐水注入局部皮下；⑤贮存：密闭，闭光，阴凉处保存。

（5）使用过程中的观察与处理要点：①骨髓抑制：定期监测血常规，白细胞特别是粒细胞下降时，病人的感染机会增加。应密切监测病人的体温，必要时行保护性隔离。当血小板过低时，易发生中枢神经系统、胃肠道、呼吸道的出血，应严密监测；②胃肠道反应：恶心、呕吐、食欲减退及腹泻，在本品静脉注射前，应及时准确地给予镇静、止吐药物预防。对于呕吐严重者，给予补液、维持水电解质平衡；③血栓性静脉炎；④脱发、乏力和头晕；⑤药物一旦漏出血管外，可导致局部组织坏死。建议在条件允许的情况下采用经外周插管的中心静脉导管或静脉输液港输液。如病人拒绝采用上述输液方式，需选择好输液部位，在静脉输液前沿静脉走向涂抹喜疗妥软膏或贴水胶体敷料，减少和治疗静脉炎。一旦发生静脉炎，禁止热敷。发生药物外渗时应立即停止输液并用硫代硫酸钠注射剂或 1% 利多卡因注射液局部封闭，并用冰袋冷敷局部6~12 小时；⑥对生殖功能的影响；⑦致畸、致癌作用。

（6）健康指导要点：①用药前需详细向病人讲解药物的不良反应，发现异常,及时咨询护士;②用药期间饮食宜清淡少刺激、高蛋白、高热量、富含维生素;③对出现骨髓抑制的病人应减少探视,减少在人员密集的地方逗留。注意做好个人卫生和饮食卫生,避免碰撞,拔针后增加按压的时间,一旦出现头痛等应及时通知医生。

2. 环磷酰胺

(1)适应证:①恶性淋巴瘤、蕈样肉芽肿;②急性或慢性白血病;③多发性骨髓瘤、卵巢癌、神经母细胞瘤、小细胞癌、乳腺癌;④用于宫颈癌、头颈部癌、结肠癌、前列腺癌及肉瘤术后化疗,可提高远期生存率;⑤作为免疫抑制剂,可用于流行性出血热、肾移植;对 Wegner 肉芽肿及激素耐药的系统性坏死血管炎可作为首选药。

(2)禁忌证:①对本药过敏者禁用;②孕妇及哺乳期妇女禁用;③骨髓抑制、感染、肝肾功能不全者、痛风、泌尿系结石和曾接受放疗或化疗病人禁用或慎用。

(3)用法用量:①静脉注射或输液器滴管冲入;②口服:每次 2~4mg/(kg·d),分次服用,连用 10~14 日,2~3 周重复。

(4)使用过程中的注意事项:①环磷酰胺为水溶性,仅能稳定 2~3 小时,宜现配现用;②大剂量使用时应水化利尿;③防止药物外渗,参考氮芥;④避光,避高温(32℃以下)保存。

(5)使用过程中的观察与处理要点:①骨髓抑制:白细胞、血小板减少,严重时全血细胞减少;②胃肠道反应:恶心、呕吐、食欲减退;③脱发、皮肤色素沉着;④中毒性肝炎;⑤出血性膀胱炎:摄入充足液体,至少每日 2000ml 以上,当使用冲击疗法或大剂量给药时,应注意膀胱刺激症状,大量补液,以减轻刺激;⑥大剂量应用可导致心肌炎,长期使用可致无月经、无精子和不育及肺纤维化,胃肠道反应和骨髓抑制的处理同氮芥。

(6)健康指导要点:①鼓励病人多饮水,每日尿量需保持在 2000~3000ml;②鼓励排尿,使膀胱尽量空虚,使药物及其代谢产物在膀胱内的潴留时间缩短,以减少膀胱炎的发生;③静脉炎的预防、饮食和骨髓抑制发生后的指导同氮芥。

二、铂类

(一)概述

铂类药物的抗癌活性是由美国学者于 1965 年发现的。第一代铂类药物顺铂、锡铂,第二代铂类药物奈达铂、依铂、卡铂,第三代铂类药物洛铂、奥沙利铂、诺贝铂、赛特铂等相继运用于临床,它们的共同特点是抗肿瘤活性增强,不良反应的发生率低。

（二）常用药物

1. 顺铂

（1）适应证：①对睾丸肿瘤和骨肉瘤的疗效较好，其次为卵巢癌和乳腺癌；②对肺癌、头颈部癌、膀胱癌和恶性淋巴瘤亦较有效；③对食管癌、胃癌、子宫颈癌、子宫内膜癌和软组织肉瘤亦有一定疗效。

（2）禁忌证：严重骨髓抑制者、肾功能损害和对本品有过敏史者，妊娠或可能妊娠的妇女禁用。

（3）用法：①静脉滴注；②动脉给药；③胸腹腔内给药，每次 40~80mg，一周 1 次，2~3 次为 1 疗程。

（4）使用过程中的注意事项：①必需根据顺铂的使用剂量给予相应的水化利尿，避免肾毒性；②做好胃肠道反应的预防措施，并根据反应情况给予及时处理，使呕吐反应减少到最低程度；③应注意询问病人有无耳鸣，及时发现，停药观察；④既往有慢性肾病史者禁用；⑤避光、密闭、室温保存。

（5）使用过程中的观察与处理要点：①肾毒性：化疗前应查肾功能，化疗中应动态监测肾功能指标，根据顺铂的使用剂量给予相应的水化利尿，记录出入水量；②胃肠道反应：主要为呕吐，做好胃肠道反应的预防措施，并根据反应情况给予及时处理；③耳毒性：顺铂的快速冲入和连续累积可使耳毒性加重。耳鸣一般是可逆的，而重度耳毒性是不可逆的。注意询问病人有无耳鸣，及时发现，停药观察；④神经毒性：主要为末梢神经障碍，上下肢麻木感、感觉迟钝、视神经乳头水肿和球后视神经炎；⑤脱发、骨髓抑制、肝功能异常；⑥皮疹、发热和过敏反应，表现为颜面部水肿、喘鸣等；⑦低血镁、低血钙、低血钾、搐搦、肌痉挛和心电图异常。

（6）健康指导要点：①化疗期间少量多餐，饭后不能立即平卧；饮食宜清淡、富有营养、易消化、低脂饮食，如果持续性恶心呕吐应停药；②鼓励病人多饮水，每日至少 2000ml 以上；③嘱病人发现听力异常及时通知医护人员；④嘱病人应加强皮肤、头发的清洁和保养，禁用刺激性洗涤用品，以减少脱发。

2. 卡铂

（1）适应证：主要适用于肺癌、卵巢癌、睾丸癌、头颈部鳞癌、膀胱癌、胸膜间皮瘤、子宫颈癌和子宫内膜癌等。

（2）禁忌证：①严重骨髓抑制者；②严重肾功能损害；③对铂类严重过敏病人；④妊娠或可能妊娠的妇女禁用；⑤听力损害者。

（3）用法：先用 5% 葡萄糖液制成 10mg/ml 溶液，再加入 5% 葡萄糖 250~500ml，静脉滴注。

（4）使用过程中的注意事项：①此药溶于 5% 葡萄糖液内稳定，并在 8 小时内用完。②输注时应避免阳光直射，需避光、阴凉处保存。

（5）使用过程中的观察与处理要点：①骨髓抑制为其剂量限制性毒性，应遵医嘱按时查血常规，必要时停止化疗；②肾毒性和胃肠道反应较轻，故不需水化利尿；③耳毒性、神经毒性和脱发少见，少数病人有肝功能异常。

（6）健康指导要点：①嘱病人在用药期间饮食清淡易消化，保持环境的整洁无异味，减少不良刺激；②对出现骨髓抑制的病人应嘱其高蛋白、高热量、丰富维生素饮食，应减少探视，注意做好个人卫生和饮食卫生。

三、抗肿瘤抗生素类

（一）概述

抗肿瘤抗生素是由微生物产生的具有抗肿瘤活性的化学物质，通过直接破坏 DNA 或嵌入 DNA 而干扰转录，主要有多肽类和蒽醌类。

（二）常用药物

1. 丝裂霉素

（1）适应证：①对消化道癌疗效较好；②对非小细胞肺癌、乳腺癌、膀胱癌、前列腺癌、头颈部癌、子宫颈癌、卵巢癌、绒毛膜癌等也有效。

（2）禁忌证：①水痘或带状疱疹病人禁用；②凝血功能不全或出血倾向者。

（3）用法：①静脉注射；②动脉注射；③胸、腹腔内注射；④膀胱内灌注。

（4）使用过程中的注意事项：①用注射用水或生理盐水溶解，浓度为每 ml 液体含丝裂霉素 1mg。药物溶解后应在 6 小时内用完；②本品刺激性较强，条件允许者，建议采用中心静脉导管，经外周插管的中心静脉导管或输液港输液；③用药期间禁用活病毒疫苗接种和避免口服脊髓灰质炎疫苗。

（5）使用过程中的观察与处理要点：①骨髓抑制：为主要副作用，包括血小板和白细胞下降；②肝肾功能损害：少见；③胃肠道反应：一般较轻；④注射局部可有静脉炎发生，漏出血管外可引起组织坏死。一旦发生外渗，应立即停止注射，禁止热敷，可在外渗部位注射 2% 利多卡因 5ml 以及地塞米松 5mg；⑤肺毒性：表现为限制性肺换气不足，应用皮质类固醇激素治疗有效；⑥膀胱内灌注可引起膀胱炎及血尿，胸腔内注射可出现化学性胸膜炎；⑦增加多柔比星的心脏毒性，严重时可出现充血性心力衰竭；⑧在动物实验有致畸胎作用，因此孕妇应尽量避免。

（6）健康指导要点：①在用药前需详细向病人讲解药物的不良反应，告知药物外渗的临床表现，如出现局部隆起、疼痛或输液不畅时，及时呼叫；②饮食及骨髓抑制的指导同铂类。

2. 多柔比星（阿霉素）

（1）适应证：①急性白血病；②恶性淋巴瘤；③乳腺癌；④骨及软组织肉瘤；⑤肺癌；⑥其他：消化、泌尿、生殖系癌症及多发性骨髓瘤也有一定疗效。

（2）禁忌证：严重器质性心脏病和心功能异常及对本品及蒽环类过敏者禁用。

（3）用法：静脉推注或滴注，推注时宜用5%葡萄糖注射液稀释，推注浓度为1~2mg/min。

（4）使用过程中的注意事项：①外渗后可引起局部组织坏死。故必须确定静脉通畅后才能给药；②2~8℃条件下避光保存。

（5）使用过程中的观察与处理要点：①骨髓抑制：为多柔比星的主要副作用；②心脏毒性：化疗前常规检查心功能；③消化道反应：表现为恶心、呕吐，一般在24~48小时内发生。有的病人可有口腔黏膜红斑、溃疡及食管炎、胃炎；④脱发，停药后1~2个月均可恢复；⑤其他：少数病人有发热、出血性红斑、肝功能异常与蛋白尿；⑥药物浓度过高可引起静脉炎，外渗引起组织坏死。

（6）健康指导要点：①在用药前，详细向病人讲解药物的不良反应。如果是采用外周静脉留置针输液，应告知药物外渗的临床表现，如果出现局部隆起、疼痛或输液不畅时，及时呼叫护士；②嘱病人应加强皮肤、头发的清洁和保养，禁用刺激性洗涤用品，以减少脱发；③饮食和骨髓抑制病人指导同铂类。

3. 柔红霉素

（1）适应证：属于蒽醌类，主要用于各类急性白血病和慢性粒细胞性白血病。

（2）禁忌证：①孕妇和哺乳期妇女；②对本药有严重过敏史病人。

（3）用法：静脉推注或滴注：药液应以生理盐水或5%葡萄糖液稀释后应用。静脉滴注时一般以生理盐水250ml溶解，1小时内滴完。

（4）使用过程中的注意事项：①选用粗大静脉注射，做好静脉炎的防治及防药物外渗，以免局部组织坏死；②与酸性或碱性药物配伍易失效；③密闭、避光、干燥处保存。

（5）使用过程中的观察与处理要点：①骨髓抑制：较严重，故不宜用药过久，如出现口腔溃疡，应即停药；②胃肠道反应：恶心、呕吐、腹痛、口腔溃疡，化疗前尤其是接受大剂量化疗前，应仔细检查病人口腔状况，明确有无隐性口腔感染、牙龈炎、溃疡、龋齿等，并在化疗开始前7~14天完成这些疾病的治疗；③心脏毒性：可引起心律失常，化疗前常规检查心功能；④脱发；⑤漏出血管外时导致局部坏死，在可能的情况下，应考虑采用中心静脉导管，经外周插管的中心静脉导管或输液港输液。

（6）健康指导要点：同多柔比星。

四、抗代谢类药物

（一）概述

抗代谢药是一类能干扰细胞代谢过程的药物。根据抗代谢药物主要干扰细胞代谢的步骤或作用靶酶的不同,可分为六类:二氢叶酸还原酶抑制剂,如甲氨蝶呤;脱氧胸苷酸（dTMP）合成酶抑制剂,如氟尿嘧啶;嘌呤核苷酸合成酶抑制剂,如巯嘌呤;核苷酸还原酶抑制剂,如羟基脲;脱氧核糖核苷酸多聚酶抑制剂,如阿糖胞苷;其他干扰核酸合成的药物,如氮杂胞苷。

（二）常用药物

1. 甲氨蝶呤

（1）适应证:①急性白血病、绒毛膜癌;②头颈部鳞癌;③乳腺癌;④对恶性淋巴瘤、肺癌、胃肠道癌、膀胱癌、肝癌等也有一定的疗效;⑤大剂量治疗用于骨肉瘤、难治性恶性淋巴瘤等;⑥另外还有免疫抑制作用,用于类风湿关节炎、皮肌炎的治疗。

（2）禁忌证:已知对本品高度过敏者及育龄男女禁用。

（3）用法:甲氨蝶呤的用药剂量和时间有多种,给药途径有:①动脉及静脉滴注;②鞘内注射;③腔内注射;④口服。

（4）使用过程中的注意事项:①现配现用;②注射剂以生理盐水或5%葡萄糖稀释,不得与其他任何药物混合;③注射速度宜缓慢;④室温下密封、避光保存。

（5）使用过程中的观察与处理要点:①甲氨蝶呤的剂量限制性毒性是骨髓抑制和黏膜炎;②胃炎、腹泻和口腔溃疡较常见,加强口腔黏膜的常规护理,观察口腔黏膜的变化,及时给予处理;③肝肾损害:预防措施包括避免进食酸性食物、碱化尿液、禁酒、鼓励饮水等。

（6）健康指导要点:①嘱病人在用药期间饮食清淡易消化,禁酒,保持口腔的清洁,多饮水;②告知病人常见不良反应,发现异常及时报告医务人员;③用于关节炎治疗时,起效期间为6~8周,应告知病人。

2. 氟尿嘧啶（5-Fu）

（1）适应证:①胃癌;②大肠癌;③乳腺癌;④消化系统其他癌,如食管癌、肝、胆、胰腺等癌;⑤妇科肿瘤,如卵巢癌、绒毛膜癌、子宫颈癌等;⑥皮肤鳞癌;⑦癌性胸、腹水,胸、腹腔内用药有一定的疗效。

（2）禁忌证:①对本品严重过敏者禁用;②孕妇及哺乳期妇女禁用;③伴发水痘或带状疱疹时禁用。

（3）用法:①静脉滴注:以5%葡萄糖液稀释后缓慢静脉滴注;②口服;③动脉灌注;④局部外涂:用于皮肤癌或癌性溃疡,用5%溶液或油膏涂敷。

（4）使用过程中的注意事项：①注射过程中避免药物外渗于组织，以免导致组织坏死，最好选用深静脉途径输注；②用药期间要注意监测尿量，成人24小时尿量需在1500ml以上；③用药期同应严密观察5-Fu毒性反应。如果出现严重消化道反应及骨髓抑制（白细胞 $<4 \times 10^9$/L 和/或血小板 $<80 \times 10^9$/L）即停药。5-FU可致腹泻，凡每日腹泻5次以上和/或血性腹泻，均应停药治疗。

（5）使用过程中的观察与处理要点：5-Fu因给药途径不同，其毒性反应亦不同，副作用有：①局部作用：注射局部可有疼痛、静脉炎等，故推荐采用深静脉输注，减少刺激；②恶心呕吐、食欲减退、腹泻、口腔消化道黏膜炎；③脱发、皮炎；④骨髓抑制，处理同铂类。

（6）健康指导要点：①在用药期间嘱病人勿饮酒或口服阿司匹林类药物，以免加重或诱发消化道炎症而发生出血；②进食清淡易消化、富含蛋白质饮食；③保持口腔清洁，用软毛刷刷牙。

3. 阿糖胞苷

（1）适应证：①急性白血病；②恶性淋巴瘤、肺癌、消化道肿瘤有一定疗效；③对病毒性角膜炎和流行性结膜炎也有效。

（2）禁忌证：妊娠及哺乳期妇女禁用。

（3）用法：①静脉注射；②静脉滴注；③皮下注射或肌内注射主要用于维持治疗；④鞘内注射；⑤预防脑膜白血病。

（4）使用过程中的注意事项：①避光、密闭，阴凉处保存；②本品毒性较大，应加强监护肝肾功能、血常规及神经功能。

（5）使用过程中的观察与处理要点：①胃肠道反应：食欲减退、恶心、呕吐，少数有腹泻和口腔溃疡。在本品静脉注射前，可应用镇静、止吐药物预防。呕吐严重者，给予补液、维持水电解质平衡；②骨髓抑制：应定期监测血常规，观察有无感染征象，出现骨髓抑制后处理同其他化疗药物；③其他：肾功能异常者，应在给药期间碱化尿液，加强补液。

（6）健康指导要点：①告知病人药物不良反应，出现异常及时报告医务人员；②鼓励饮水，每日饮水量在2000ml以上，其余参考氟尿嘧啶。

五、抗肿瘤植物类药

（一）概述

植物来源抗肿瘤药物数量众多，主要有长春碱类、喜树碱类、三尖杉酯碱类、鬼臼毒素衍生物和紫杉醇等。

（二）常用药物

1. 长春新碱

（1）适应证：①急性白血病，尤其是儿童急性白血病，对急性淋巴细胞白血病疗效显著；②恶性淋巴瘤；③生殖细胞肿瘤；④小细胞肺癌、尤文肉瘤、肾母细胞瘤、神经母细胞瘤等；⑤亦用于治疗乳腺癌，骨髓瘤、慢性淋巴细胞白血病及消化道癌和黑色素瘤等。

（2）禁忌证：①恶病质及全身明显衰竭者禁用；②本品有致癌、致畸可能，孕妇、哺乳妇女禁用。

（3）用法：静脉注射。

（4）使用过程中的注意事项：①仅用于静脉注射，漏于皮下可导致组织坏死、蜂窝织炎。一旦漏出或可疑外漏，应立即停止输液，应予1%普鲁卡因局部封闭注射；②防止药液溅入眼内。

（5）使用过程中的观察与处理要点：①剂量限制性毒性是神经系统毒性，与累积量有关；②骨髓抑制和消化道反应较轻；③可见脱发，偶见血压的改变；④本品可使血钾和尿素氮升高，应注意监测。

（6）健康指导要点：①在用药前，详细向病人讲解药物的不良反应发现异常及时报告医务人员；②清淡饮食，注意口腔卫生，保持大便通畅。

2. 紫杉醇

（1）适应证：①卵巢癌和乳腺癌的　一线或二线化疗；②肺癌；③头颈部癌；④其他肿瘤：对晚期食管癌、胃癌、膀胱癌、精原细胞瘤、黑色素瘤、复发性非霍奇金淋巴瘤等有效。

（2）禁忌证：①对紫杉醇有过敏反应者；②严重中性粒细胞减少的病人；③孕妇。

（3）用法：用生理盐水或5%葡萄糖液稀释至浓度为0.3~1.2mg/ml后，静脉滴注3小时。

（4）使用过程中的注意事项：①未稀释的浓缩药液不应接触聚氯乙烯塑料（PVC）器械或设备；②稀释后的药液应贮藏于瓶内（玻璃、聚丙烯）或塑料袋（聚丙烯、聚烯烃类），并采用聚乙烯类给药设备滴注；③避光冷藏（2~8℃）。

（5）使用过程中的观察与处理要点：①过敏反应：治疗前使用地塞米松和苯海拉明可预防和减轻过敏症状；②骨髓抑制：应监测血常规及感染征象；③神经毒性：最常见的表现为轻度麻木及感觉异常；④心血管毒性：对于心脏毒性病人予以吸氧、卧床休息；⑤关节痛及肌肉痛：根据疼痛程度予以对症处理；⑥胃肠道反应；⑦肝脏毒性：表现为胆红素、AKP、AST和ALT升高，与紫杉醇剂量相关；⑧脱发。

（6）健康指导要点：①用药前需详细向病人讲解药物的不良反应，紫杉醇可引起超敏反应，应按时按剂量口服地塞米松；②向病人解释疼痛的发生是药物作用于机体的反应，消除疑虑；③嘱病人在用药期间吃清淡易消化饮食，保持病房环境的整洁，无异味，减少不良刺激；④在治疗前告诉病人药物会引起暂时性脱发,治疗停止后,头发可很快恢复生长,使之有心理准备。指导病人准备好帽子、头巾、发套等物品以度过脱发期。

六、其他杂类

(一)概述

本类药物主要有胺苯吖啶、门冬酰胺酶、培门冬酶、氯尼达明等,它们的作用机制各异,临床应用亦不相同。

(二)常用药物

1. 门冬酰胺酶

(1)适应证:急性淋巴细胞白血病、急性粒细胞白血病、急性单核细胞白血病、慢性淋巴细胞白血病、霍奇金病及非霍奇金病淋巴瘤和黑色素瘤。

(2)禁忌证:①对本品有过敏史或皮试呈阳性者;②胰腺炎或有胰腺炎病史者;③水痘、广泛带状疱疹等严重感染性疾病。

(3)用法:用量根据不同病种和不同治疗方案确定,可选用静脉或肌内途径给药。

(4)使用过程中的注意事项:①本品可发生过敏反应,表现为皮疹、呼吸困难甚至休克死亡,因此应在皮试阴性时方可使用;②本品能抑制人体免疫机制,因此使用本品 3 个月内不得使用各种活疫苗;③药物溶解后宜在 8 小时内用完,否则失去活性。

(5)使用过程中的观察与处理要点:①精神神经毒性:嗜睡、抑郁、情绪激动、幻觉、帕金森综合征、EEG 异常改变等;②肝肾功能损害:用药时应大量补充液体,碱化尿液,调整抗痛风药剂量,以预防高尿酸血证和尿酸性肾病;③大剂量者可致骨髓抑制;④内分泌 / 代谢:高血糖、高血钙、血氨浓度升高等。若出现高血糖,可予停药、使用适量胰岛素及补液等处理;⑤消化系统:恶心、呕吐、食欲缺乏、腹泻;⑥过敏反应。

(6)健康指导要点:①嘱病人多饮水,进食清淡易消化饮食;②保持病房环境的整洁,无异味,减少不良刺激;③发现任何不适,及时报告医务人员。

2. 氮烯咪胺

(1)适应证:恶性黑色素瘤、恶性淋巴瘤、神经内分泌瘤及软组织肉瘤等。

(2)禁忌证:①孕妇、哺乳期妇女;②过敏史者。

(3)用法:①静脉注射或静脉滴注:用生理盐水 10~15ml 溶解后,立即静脉缓慢推注,或用 5% 葡萄糖注射液 100~250ml 稀释后,15~30 分钟内快速滴完;②动脉灌注:四肢部位肿瘤可用同剂量进行动脉灌注。

(4)使用过程中的注意事项:①注射速度不宜过快,药物浓度不宜过高,以减轻对血管的刺激;②防止药物外漏到组织中,以免产生局部组织损伤。

（5）使用过程中的观察与处理要点：①骨髓抑制程度较轻；②胃肠道反应比较明显；③流感样症状：鼻塞、颜面潮红、肌肉酸痛、发热等；④局部反应：可有血管刺激性疼痛；⑤偶见转氨酶升高，过敏反应罕见。

（6）健康指导要点：同门冬酰胺酶。

（杨　群）

第六节　消化系统药物

一、抗酸药

（一）概述

抗酸药是一类弱碱性物质。口服后能降低胃内容物酸度，从而解除胃酸对胃、十二指肠黏膜的侵蚀和对溃疡面的刺激，并降低胃蛋白酶活性，发挥缓解疼痛和促进愈合的作用。

（二）常用药物

1. 铝碳酸镁（达喜）

（1）适应证：为抗酸药，用于胃及十二指肠溃疡、急慢性胃炎、十二指肠球炎、反流性食管炎。

（2）禁忌证：胃酸缺乏、溃疡性结肠炎、肠梗阻及结肠回肠造口术病人禁止使用。

（3）用法用量：口服一次 1~2 片，一日 3 次。

（4）使用过程中的注意事项：①服药后 1~2 小时内应避免服用其他药物，以免影响疗效；②严重心、肾功能不全者、胃肠道蠕动功能不良者、高钙血症者慎用。

（5）使用过程中的观察与处理要点：偶见便秘、腹泻、口干及食欲缺乏，长期服用可导致血清电解质变化，应定期监测血中铝浓度。

（6）健康指导要点：①嘱病人餐后 1~2 小时、睡前或胃部不适时服用；②咀嚼片宜嚼碎后服用；③服药期间避免服用酸性饮料；④服药后大便可为黑色，告诉病人不必惊慌。

2. 雷尼替丁

（1）适应证：为抑制胃酸分泌药，主要用于治疗十二指肠溃疡、胃溃疡、反流性食管炎、卓 - 艾综合征及其他高胃酸分泌疾病。

（2）禁忌证：对此药过敏者及孕妇、哺乳期妇女及 8 岁以下儿童。

（3）用法用量：口服一次 150mg，一日 2 次，清晨及睡前服用；或一次 300mg 睡前顿服；治疗卓 - 艾综合征，宜用大量，一日 600~1200mg。

（4）使用过程中的注意事项：①疑为癌性溃疡者，使用前应先明确诊断，以免延误治疗；②血液透析病人宜在透析后给药，以免药物析出；③若需同时使用抗酸药应间隔 2 小时以上。

（5）使用中的观察与处理要点：①常见的不良反应有恶心、皮疹、便秘、乏力、头痛、头晕等；②少数病人用药后引起轻度可逆性肝功能损伤，停药后肝功能恢复正常；③可降低维生素 B_{12} 的吸收，长期使用，可致维生素 B_{12} 缺乏；④过量中毒可出现心律失常、惊厥等症状，给予催吐、洗胃或血液透析处理。

（6）健康指导要点：指导病人遵医嘱给药，用药期间禁烟酒。

3. 奥美拉唑

（1）适应证：能抑制胃酸分泌，适用于消化性溃疡、反流行食管炎和卓 - 艾综合征。

（2）禁忌证：对此药过敏者、严重肾功能不全者及婴幼儿。

（3）用法用量：

1）口服：①消化性溃疡：一次 20mg，每日晨起吞服或早晚各一次；②反流性食管炎：一次 20~60mg，晨起吞服或早晚各一次；③卓 - 艾综合征：一次 60mg，一日 1 次，以后每日总剂量可根据病情调整为 20~120mg，若一日总剂量需超过 80mg 时，应分为两次服用。

2）静脉注射：一次 40mg，一日 1~2 次。

3）静脉滴注：一次 40mg，一日 1 次。滴注时间不少于 20 分钟。

（4）使用过程中的注意事项：①治疗前应首先排除胃癌的可能，以免延误治疗；②注射剂型用专用溶剂溶解，禁止用其他溶剂溶解。溶解后必须在 2 小时内使用；③用药期间不宜再使用其他抗酸药。

（5）使用中的观察与处理要点：

1）注意观察不良反应：①腹泻、恶心、呕吐、便秘、腹痛及腹胀等；②胸痛、心悸、心动过速；③全血细胞减少症；④可逆性精神错乱、易激惹、抑郁、攻击和幻觉；⑤男子女性型乳房、口干、味觉异常、口炎、念珠菌病；⑥脱发、光过敏、多形性红斑；⑦肝性脑病、黄疸性或非黄疸性肝炎、肝衰竭；⑧支气管痉挛、关节痛、肌痛、肌肉疲劳、间质性肾炎。

2）用药过量的表现：视物模糊、意识模糊、嗜睡、头疼、口干、颜面潮红、恶心、出汗、心律不齐。处理主要为对症和支持治疗。

（6）健康指导要点：①口服剂型晨起空腹服用效果最佳，应整颗吞服，不可咀嚼；②告知病人可能出现的不良反应，发现异常应及时报告医务人员。

二、黏膜保护剂

（一）概述

胃肠黏膜保护剂是保护和增强胃肠黏膜防御功能的一类药物。药物进入胃肠道后可迅速覆盖于黏膜及溃疡表面,起隔离作用,阻止胃酸、食物和消化酶对溃疡的侵袭。该类药物还可促使消化道黏膜细胞分泌黏液蛋白等保护性物质,有促进黏膜修复的作用。

（二）常用药物

1. 枸橼酸铋钾颗粒

（1）适应证:用于胃、十二指肠溃疡及慢性胃炎,可缓解胃酸过多引起的胃痛、胃灼热感和反酸。

（2）禁忌证:严重肾病病人及孕妇禁用。

（3）用法用量:成人一次 1 袋,一日 4 次温水冲服,餐前半小时及睡前服用。

（4）使用过程中的注意事项:①连续使用不得超过 7 天且不宜大剂量长期服用,症状未缓解报告医师处理;②服药期间不得服用其他铋制剂。

（5）使用过程中的观察与处理:长期大剂量服用可能引起肾脏毒性,导致可逆性肾衰竭;药物过量时应洗胃,重复服用药用炭悬浮液及轻泻药,同时监测血、尿中铋浓度及肾功能,如血铋浓度过高伴严重肾功能衰竭时,可进行血液透析。

（6）健康指导要点:①服用前后半小时须禁食,服药期间不要饮用牛奶和含有酒精的饮料,少饮咖啡和茶;②服药期间口内可能带有氨味,并可使舌苔及大便呈灰黑色,偶见恶心、便秘停药后即自行消失。

2. 米索前列醇

（1）适应证:用于胃及十二指肠溃疡,预防非甾体抗炎药引起的出血性消化性溃疡;作为终止早期妊娠的辅助用药。

（2）禁忌证:对前列腺素类药物过敏者及孕妇、无法排除妊娠的妇女、计划妊娠的妇女禁用。

（3）用法用量:口服给药,一次 200μg,一日 4 次,于餐前和睡前服用,4~8 个月为 1 疗程。

（4）使用过程中的注意事项:①服用期间可能出现腹泻,对此类高危病人应监测有无脱水;②治疗或随诊过程中,如出现大出血或其他异常情况应及时就医。

（5）使用中的观察与处理要点:观察不良反应的发生,主要表现为稀便或腹泻,与食物同服可减少腹泻的发生率;其他尚有轻度恶心、呕吐、腹部不适、腹痛、消化不良、头疼、眩晕及乏力等。

（6）健康指导要点:用药期间应避免同时使用含镁的抗酸剂。

3. 磷酸铝凝胶

（1）适应证:适用于胃及十二指肠溃疡及反流性食管炎等酸相关性疾病的抗酸治疗。

（2）禁忌证：慢性肾功能衰竭及高磷血症病人。

（3）用法用量：每天 2~3 次口服，或在症状发作时服用，1 次 1~2 袋。

（4）使用过程中的注意事项：①每袋磷酸铝凝胶含蔗糖 2.7g，糖尿病病人使用时，每次不超过 1 袋；②食管疾病于饭后服用；③胃炎、胃溃疡于饭前半小时前服用；④十二指肠溃疡于饭后 3 小时及疼痛时服用。

（5）使用过程中的观察与处理要点：①注意观察不良反应：便秘，可适当多饮水，同时服用缓泻剂预防；②大剂量可致小肠梗阻；③长期服用可致骨软化、脑病、痴呆及小细胞性贫血。

（6）健康指导要点：①室温避光保存；②使用前充分振摇均匀，亦可伴开水或牛奶服用。

三、胃肠解痉药

胃肠解痉药主要为 M- 胆碱受体拮抗剂，此类药物通过阻断胆碱神经介质与受体的结合，松弛平滑肌，抑制多种腺体分泌，达到止痛的目的。

1. 山莨菪碱

（1）适应证：用于缓解胃肠道、胆管、胰管、输尿管等痉挛所致的绞痛、感染中毒性休克。

（2）禁忌证：出血性疾病、颅内压增高、青光眼、前列腺增生、尿潴留病人及哺乳期妇女。

（3）用法用量：口服，成人一次 5~10mg，一日 3 次；肌内注射，一次 5~10mg，一日 1~2 次；静脉滴注，每次 30~40mg，每日 1 次。

（4）使用过程中的注意事项：①严重心力衰竭、心律失常及严重肺功能不全病人慎用；②治疗感染性休克时必须联合应用其他治疗措施。

（5）使用过程中的观察与处理要点：①严密监测药物的不良反应：口干、面红、视近物模糊。若口干明显可含服酸梅或维生素 C 缓解；②静脉滴注时，若排尿困难，可肌内注射新斯的明 0.5~1mg 或氢溴酸加兰他敏 2.5~5mg 以解除症状；③用量过大时可出现阿托品样中毒症状，如抽搐甚至昏迷等中枢神经系统症状，可用 1% 毛果芸香碱 0.25~0.5ml，每隔 15~20 分钟皮下注射一次解救，也可用新斯的明或氢溴酸加兰他敏解除症状。

（6）健康指导要点：告知病人药物的常见不良反应及应对措施，避免惊慌。

2. 阿托品

（1）适应证：①胃肠平滑肌痉挛性疼痛；②严重心动过缓；③阿斯综合征；④麻醉前给药；⑤有机磷农药及毒蕈碱中毒。

（2）禁忌证：①充血性心力衰竭；②闭角性青光眼；③幽门梗阻。

（3）用法用量：口服，每日 3 次，每次 0.3~0.6mg；静脉注射及皮下注射

1次极量2mg；眼科用药详见本书相关章节。

（4）使用过程中的注意事项：①口服给药宜餐前30分钟给药，静脉用药可以直接推注或灭菌注射用水稀释后推注，注射速度不超过每分钟1mg；②因影响汗腺分泌，故夏天使用注意预防中暑；③抢救有机磷农药中毒达阿托品化后，应减量维持，不可突然停药；④用于缓慢型心律失常时，宜在严密监测心率的条件下，使用输液泵准确调节剂量。

（5）使用过程中的观察与处理要点：①抢救有机磷农药中毒时观察阿托品化表现：瞳孔散大、口干、皮肤干燥、面部潮红、心率加快、肺部啰音消失；②观察有无排尿困难、便秘；③有无青光眼的症状；④阿托品逾量时可出现明显的兴奋、定向力障碍、呼吸抑制甚至昏迷死亡；⑤阿托品中毒使用新斯的明1mg皮下注射；但有机磷中毒时则不宜使用新斯的明，要用毛果芸香碱对抗。

（6）健康指导要点：告知病人当出现畏光、视物模糊为药物的正常副作用，外出可佩戴墨镜；当口渴明显时，指导病人少量多次饮水、口含酸梅等缓解症状，一次大量饮水不能缓解口渴感。

四、助消化药

（一）概述

助消化药是指能促进胃肠消化过程的药物，且多数是消化液中的主要成分，如盐酸和多种消化酶制剂等，可用于消化道分泌功能不足。也有一些药物能促进消化液的分泌，并增强消化酶的活性，以达到帮助消化的目的。

（二）常用药物

1. 胃蛋白酶

（1）适应证：用于胃蛋白酶缺乏或消化功能减退引起的消化不良症。

（2）禁忌证：尚不明确。

（3）用法用量：口服。成人一次2~4片，一日3次，饭前服。

（4）使用过程中的注意事项：①不宜与抗酸药同服；②在碱性环境中活性降低；③本品遇热不稳定，大于70℃环境失效，故不宜与过热水同服。

（5）使用过程中的观察与处理要点：如服用过量或发生严重不良反应时立即就医并对症处理。

（6）健康指导要点：服用水剂者宜用非金属吸管服用，之后以碱性溶液漱口，防止腐蚀牙齿；避免与抗生素或抗酸药同服；避免与过热食物或饮料同服。

2. 胰酶

（1）适应证：用于各种原因引起的胰腺外分泌功能不足的替代疗法，以缓解消化不良、食欲减退等症状。

（2）禁忌证：对本品过敏者、急性胰腺炎早期病人。

（3）用法用量：口服，成人一次0.3~0.9g，一日3次，餐前半小时服用；5岁以上儿童，一次0.3g，一日3次。

（4）使用过程中的注意事项：①用药期间要检测粪便中的氮及脂肪含量，以了解药物的疗效；②此药煮沸或遇酸即失去活力；③服用时不可嚼碎，以免药粉残留在口腔内，导致严重的口腔溃疡。

（5）使用过程中的观察与处理要点：①注意不良反应的发生，可引起颊部及肛周疼痛、消化道的任何部位出血、过敏或刺激引起呼吸道症状，如喷嚏、流泪、皮疹、鼻炎甚至哮喘。偶见腹泻、便秘、胃部不适感、恶心及皮疹；②用药期间监测血及尿中的尿酸含量。

（6）健康指导要点：①不宜与酸性药物同服；②与等量碳酸氢钠同服，可增加疗效；③不宜与鸡肉、小牛肉、绿豆同服；④告知病人片剂或胶囊宜直接吞服，不可嚼碎或将胶囊倾出后服用，以免损伤口腔黏膜。

五、泻药与止泻药

（一）泻药

1. 概述　泻药是能增加肠内水分，促进蠕动，软化粪便或润滑肠道促进排便的药物。临床主要用于功能性便秘。根据其作用可分为五大类：刺激性泻药、容积性泻药、渗透性泻药、滑润性泻药、表面活性剂。

2. 常用药物

（1）酚酞片：为刺激性泻药。

1）适应证：用于治疗习惯性顽固性便秘。

2）禁忌证：阑尾炎、直肠出血未明确诊断、粪块阻塞、肠梗阻禁用。

3）用法和用量：成人一次50~200mg，2~5岁儿童一次15~20mg，6岁以上儿童一次25~50mg，用量根据病人情况而增减，睡前顿服。

4）使用过程中的注意事项：①酚酞可干扰酚磺酞排泄试验，使尿色变成品红或橘红色，同时酚磺酞排泄加快；②长期应用可引起对药物的依赖性。

5）使用过程中的观察与处理要点：①注意观察不良反应，偶能引起皮炎、药疹、瘙痒、灼痛及肠炎、出血倾向等；②药物过量或长期滥用时可造成电解质紊乱，诱发心律失常、神志不清、肌痉挛以及倦怠无力等症状；③长期应用可使血糖升高、血钾降低。

6）健康指导要点：与碳酸氢钠及氧化镁等碱性药并用会引起粪便变色。

（2）聚乙二醇电解质散剂

1）适应证：①用于功能性便秘；②用于肠道手术及肠镜检查前的肠道清洁准备。

2）禁忌证：①对本品过敏；②胃肠梗阻及出血、中毒性肠炎。

3）用量用法：A、B 两剂各一包溶于 125ml 液体,口服,1 次 / 日。

4）使用过程中的注意事项：①溶液中勿加其他成份,如调味品等；②术前 4 小时开始服,间隔 10~15 分钟,直至清便。

5）使用过程中的观察与处理要点：①主要不良反应为腹泻、腹痛、呕吐、肛门不适,停药后可消失；②药物过量致严重腹泻,应停药。

6）健康指导要点：①根据不同目的,指导遵照正确剂量和时间服药；②出现不适及时报告医务人员。

（二）止泻药

1. 概述　止泻药是指控制腹泻的药物。通过减少肠道蠕动或保护肠道免受刺激而达到止泻作用。适用于剧烈腹泻或长期慢性腹泻,以防止机体过度脱水、水盐代谢失调、消化及营养障碍。止泻药根据其作用可以分为两大类：第一类是止泻吸收剂,对轻微的慢性腹泻较为有效；第二类是抑制肠运动药,减少蠕动,从而控制腹泻。

2. 常用药物

（1）蒙脱石散

1）适应证：①主要用于成人及儿童急、慢性腹泻；②也用于食管炎及与胃、十二指肠、结肠疾病有关疼痛的对症治疗。

2）禁忌证：对此药过敏者。

3）用法用量：口服给药,成人一次 3g,一日 3 次。1 岁以下儿童,一日 3g,分 3 次服；1~2 岁儿童,一日 3~6g,分 3 次服；2 岁以上儿童,一日 6~9g,分 3 次服。

4）使用过程中的注意事项：①与其他药物合用时,需间隔 1 小时服以上；②服用时倒入 50ml 温水中,摇匀服用。不能将其直接倒入口中用水冲服或用水调成糊、丸状服用,以免造成其在消化道黏膜上分布不均,影响疗效。

5）使用过程中的观察与处理要点：①出现轻微便秘,可减少剂量继续服用；②治疗急性腹泻时需首次剂量加倍,并注意纠正脱水；③过量服用易引起便秘,婴幼儿尤为注意。

6）健康指导要点：①胃炎、结肠炎及肠易激惹综合征病人饭前服用；②腹泻病人宜于两餐间服用；③胃食管反流及食管炎病人饭后服用,且宜仰卧 30°,用 20~30ml 温水搅匀；饮食以清淡无油的流质为主,避免刺激肠蠕动的粗纤维及辛辣食物。

（2）双歧杆菌三联活菌

1）适应证：用于肠道菌群失调引起的腹泻、腹胀、便秘；也可用于治疗轻中度急性腹泻及慢性腹泻。

2）禁忌证：对本药过敏者。

3）用法用量：口服给药，一日 2 次，每次 2~4 粒，重症加倍，饭后半小时温水服用。

4）使用过程中的注意事项：①制酸药、抗菌药与其合用可减弱其疗效，应错时分开服用；②铋剂、鞣酸、活性炭、酊剂等能抑制、吸附或杀灭活菌，不能合用。

5）使用过程中的观察与处理要点：服用过量后发生严重不良反应应立即就医。

6）健康指导要点：①避光、低温保存；②宜用冷、温开水送服，婴幼儿服用时可用温牛奶冲服。

六、止吐、催吐与胃动力药

1. 甲氧氯普胺

（1）适应证：中枢性或胃动力低下消化不良导致的恶心、呕吐及食欲缺乏辅助治疗。

（2）禁忌证：①对普鲁卡因过敏者；②嗜铬细胞瘤；③有癫痫史者；④机械性肠梗阻；⑤肠穿孔；⑥胃肠道出血；⑦正在使用可能致锥体外系反应的药物者。

（3）用法用量：口服，每次 10mg，每日三次；肌内注射或静脉滴注，每次 10~20mg。

（4）使用过程中的注意事项：①本品应避光保存，若遇光变色则不可再用；②口服时宜餐前 30 分钟或睡前给药；③静脉给药每次剂量大于 10mg 以上时，需生理盐水或灭菌注射用水稀释后在 15 分钟以上时间注射，10mg 以下则可以静脉直接推注；④容器宜避光。

（5）使用过程中的观察与处理要点：①注射后可出现直立性低血压和锥体外系反应，应注意监测；②过量中毒的表现为神志不清、肌肉抽搐等，可用抗胆碱药物对抗。

（6）健康指导要点：①告知病人服药后可能引起头晕等，若出现症状应立即平卧休息，避免开车及高空作业，避免长时间站立；②服药期间不宜饮酒，以免加重镇静作用；③出现口渴时可适当少量多次饮水；④用药期间可出现乳汁增多，是由于催乳素的刺激所致。

2. 格拉司琼

（1）适应证：用于防治化疗和放疗引起的恶心与呕吐。

（2）禁忌证：对此药过敏及胃肠道梗阻者。

（3）用法用量：①口服给药，一次 1mg，一日 2mg，首次给药于化疗和放疗前 1 小时服用；②静脉注射，成人通常为 3mg，在化疗前 5 分钟注入。

（4）使用过程中的注意事项：①肝脏疾病病人慎用，必须使用时应注意调整剂量;②注射液不宜予其他药物混合后给药;注射液宜现配现用,稀释后的注射液在避光和室温条件下储存不得超过24小时。

(5)使用过程中的观察与处理要点:①注意观察不良反应的发生,常见为头痛、倦怠、发热、便秘、偶有短暂性无症状肝脏氨基转移酶增加。上述反应轻微,无须特殊处理;②此药无特异性解毒剂,若过量时,应对症支持治疗;③反复用药时需检查肝功能、血常规及血生化指标。

(6)健康指导要点:①告知病人常见不良反应,一般无需特殊处理,不必惊慌,症状严重者应及时报告医生;②与食物同服吸收略有延迟,应告知病人。

3. 多潘立酮

(1)适应证:①用于缓解由胃排空延迟、胃食管反流、食管炎引起的消化不良症;②也用于治疗功能性、器质性、感染性、饮食性、放射性治疗或化疗所引起的恶心、呕吐等。

(2)禁忌证:嗜铬细胞瘤、乳癌、机械性肠梗阻、胃肠出血等疾病病人禁用。

(3)用法用量:①口服给药:成人一次10mg,一日3~4次;②肌内注射:一次10mg;③静脉注射:用于发作时的恶心、呕吐,一次8~10mg。

(4)使用过程中的注意事项:①哺乳期妇女使用期间应停止哺乳;②禁与酮康唑口服制剂合用;③抗酸药和抑制胃酸分泌的药物可降低其生物利用度,不宜与其同服;④心脏病病人以及接受化疗的肿瘤病人应用时需慎重,有可能加重心律紊乱。

(5)使用过程中的观察与处理要点:

1)密切观察不良反应包括:①消化系统:偶见口干、便秘、腹泻、轻度腹部疼挛性疼痛等;②中枢神经系统:偶见头痛、头晕、嗜睡、倦怠、神经过敏等;③代谢、内分泌系统:有时导致血清泌乳素水平升高、溢乳、男子乳房女性化等,但停药后即可恢复正常;④心血管系统:可能导致QT间期延长和扭转型室性心动过速;⑤皮肤:偶见一过性皮疹或瘙痒。

2)用药过量时表现与处理:①心律失常、困倦、嗜睡、方向感丧失、锥体外系反应及低血压等;②过量时无特殊解药或特效药,应给予对症支持治疗,并密切观察。给病人洗胃和使用药用炭,可加速药物清除。使用抗胆碱药、抗震颤麻痹药以及具有抗副交感神经生理作用的抗组胺药,有助于控制与其毒性有关的锥体外系反应。

(6)健康指导要点:宜于饭前15~30分钟服用;服药期间避免驾驶和高空作业。

4. 西沙必利

(1)适应证:对其他治疗不耐受或疗效不佳的严重胃肠道动力性疾病,如慢性特发性或糖尿病性胃轻瘫、慢性假性肠梗阻、胃食管反流病等。

（2）禁忌证：①胃肠出血、阻塞或穿孔者；②心脏病、心律失常、心动过缓、QT间期延长者；③水、电解质紊乱者，特别是低血钾或低血镁者。

（3）用法用量：口服给药，成人，一日总量15mg~40mg，分2~4次给药；体重在25公斤以下的儿童，一次0.2mg/kg，一日3~4次；体重为25~50kg者，一次最大剂量为5mg，一日4次。

（4）使用过程中的注意事项：老年人及肝肾功能不全者，建议减半剂量使用。

（5）使用过程中的观察与处理要点：

1）密切观察不良反应包括：①可能发生瞬时性腹部痉挛、腹鸣和腹泻。服用20mg发生腹部痉挛时可减半剂量；②对心脏毒性表现为QT间期延长，导致扭转性室性心动过速，故用药过程中应注意监测心电图；③偶有过敏、轻度短暂的头疼或头晕以及与剂量相关的尿频。

2）用药过量表现：为腹部痉挛和排便次数增加，QT间期延长及室性心律失常，一旦用药过量，建议服用药用炭，并密切观察病人。

（6）健康指导要点：①应于饭前15分钟或睡前（如需第4次给药）服用；②不可与西柚汁同服；③服药期间应禁酒；④不得与抗过敏药、抗心律失常药、抗生素、抗抑郁药、抗精神病药、胃蛋白酶抑制剂同服；⑤告知病人若出现心前区不适应立即就医，谨防心律失常。

七、治疗消化道出血的药物

（一）概述

消化道出血是临床常见的症状，其临床表现取决于出血病变的性质、部位、失血量与速度，与病人的年龄、心肾功能等全身情况也有关。

消化道出血的治疗除需积极补充血容量外，积极、有效的药物止血措施也必不可少的。根据作用机制的不同，止血药物可分为四大类：抑制胃酸分泌的药物、生长抑素及其衍生物、血管加压素、其他止血药。

（二）常用药物

1. 抑制胃酸分泌的药物　详见相关章节部分。

2. 生长抑素

（1）适应证：①严重急性食管静脉曲张破裂出血；②严重急性胃或十二指肠溃疡出血，或并发急性糜烂性胃炎或出血性胃炎。

（2）禁忌证：对本药过敏者、妊娠期及哺乳期妇女禁用。

（3）用法用量：静脉给药，首先缓慢静脉推注0.25mg，而后立即进行以每小时0.25mg的速度持续静脉滴注给药。当两次输液给药间隔大于3~5分钟的情况下,应重新静脉注射 0.25mg,以确保给药的连续性。当出血停止后(一般在 12~24 小时内),继续用药 48~72 小时,以防再次出血。

(4)使用过程中的注意事项:①此药抑制胰岛素及胰高血糖素的分泌,故在治疗初期会导致血糖水平短暂的下降;②胰岛素依赖型糖尿病病人使用后,每隔 3~4 小时应测试 1 次血糖浓度,同时给药中,尽可能避免使用葡萄糖。必要的情况下应使用胰岛素;③在连续给药的过程中,推荐使用输液泵给药,应不间断地注入,换药间隔最好不超过 3 分钟;④本品宜单独给药,不得与其他药物配伍。

(5)使用过程中的观察与处理要点:注意观察不良反应,少数病人用药后产生耳鸣、眩晕、脸红。当注射速度超过每分钟 0.05mg 时,则会产生恶心、呕吐。

(6)健康指导要点:告知病人可能出现的不良反应,及时报告医务人员。

3. 垂体后叶素　详见本章第十节相关内容。

4. 血凝酶

(1)适应证:主要用于消化道出血。

(2)禁忌证:对此药过敏者、有血栓史者、栓塞史者及弥散性血管内凝血导致的出血时。

(3)用法用量:静脉注射。一般出血,静脉注射 1~2 单位;紧急出血,立即静脉注射 0.25~0.5 单位,同时肌内注射 1 单位,然后每 24 小时肌内注射 1 单位至出血停止。

(4)使用过程中的注意事项:①用药期间应注意监测出、凝血时间;②术后需较长期制动的手术,易诱发深静脉血栓;③血液中缺乏血小板或某些凝血因子时,宜在补充血小板、凝血因子或输注新鲜血液的基础上应用;④超常规剂量 5 倍以上使用时,可引起凝血因子 I 降低、血液黏滞度下降;⑤用药过程中应严格查对,避免与凝血酶(外用止血药)混淆。

(5)使用过程中的观察与处理要点:此药的不良反应发生率较低,偶见过敏样反应。如出现此类情况,可给予抗组胺药和 / 或糖皮质激素及对症治疗。

(6)健康指导要点:低温保存。

(戴红艳)

第七节　抗感染药物

抗感染药物系指能杀灭或抑制引起人体感染的细菌、病毒和寄生虫的药物。包括抗生素、化学合成抗菌药、植物来源的抗菌药以及抗厌氧菌药、抗结核药、抗真菌药、抗病毒药、抗寄生虫药等。其中抗生素系指由细菌、真菌或其他微生物在生活过程中所产生的具有抗病原体或其他活性的一类物质。抗感染药物可分类为青霉素类、头孢菌素类、氨基糖苷类、四环素类、氯霉素类、大环内酯类、多肽类、磺胺类、喹诺酮类等。

一、青霉素类抗生素

（一）概述

青霉素类属于β-内酰胺抗生素,能抑制细菌细胞壁粘肽的合成,为繁殖期杀菌剂,属于时间依赖型抗生素。根据其耐酸、耐酶特性和抗菌谱分为以下几类:①青霉素 G 类;②耐酸青霉素类;③广谱青霉素类;④抗葡萄球菌青霉素类;⑤抗假单胞菌青霉素类;⑥主要作用于革兰阴性菌的青霉素类;⑦复方制剂。所有青霉素类药物使用前均应评估药物过敏史并做皮肤过敏试验,青霉素类药物不同品种间存在交叉过敏性,故已知对此类药物过敏及皮肤过敏试验阳性者禁用。6 个月内婴儿皮肤试验易致假阳性反应,一般避免皮内试验,必要时需用生理盐水做对照试验。

（二）常用药物

1. 青霉素

（1）适应证:属于青霉素 G 类,用于敏感菌所致的各种感染,如菌血症、肺炎、心内膜炎、猩红热、丹毒、脓胸、中耳炎、扁桃体炎、蜂窝织炎、钩端螺旋体病、回归热、白喉、流行性脑脊髓膜炎、淋病等。

（2）禁忌证:有青霉素类药物过敏史或青霉素皮肤试验阳性病人禁用。

（3）用法用量:

1）成人:肌内注射,一日 80 万 ~200 万 U,分 3~4 次给药;静脉滴注:一日 200 万 ~2000 万 U,分 2~4 次给药。

2）小儿:肌内注射,按体重 2.5 万 U/kg,每 12 小时给药 1 次;静脉滴注:每日按体重 5 万 ~20 万 U/kg,分 2~4 次给药。

3）新生儿:①足月产:每次按体重 5 万 U/kg,肌内注射或静脉滴注给药。出生第一周每 12 小时 1 次,一周以上者每 8 小时 1 次,严重感染每 6 小时 1 次;②早产儿:每次按体重 3 万 U/kg,出生第一周每 12 小时 1 次,2~4 周者每 8 小时 1 次,以后每 6 小时 1 次。

（4）使用过程中的注意事项:①应用前询问药物过敏史并进行皮肤过敏试验,阳性反应者禁用;②青霉素水溶液在室温不稳定,故本品须新鲜配制,口服或注射给药时忌与碱性药物配伍,以免分解失效;③两次注射时间间隔以 4~6 小时为宜,静脉滴注时给药速度每分钟不超过 50 万单位,以免发生中枢神经系统毒性反应;④孕妇应仅在确有必要时使用,少量本品从乳汁中分泌,哺乳期妇女用药时宜暂停哺乳;⑤大剂量使用时应定期检测电解质。

（5）使用过程中的观察与处理要点：使用过程中应注意观察病人有无过敏症状，一旦发生应立即停药并对症处理。过敏性休克的处理：①立即停药，就地抢救，让病人平卧；②立即皮下注射 0.1% 盐酸肾上腺素 0.5~1ml，小儿酌减。如症状不缓解，可每隔 30 分钟皮下或静脉注射该药 0.5ml，直至脱离危险；③同时给予其他抗休克及对症抢救措施。

（6）健康指导要点：①注射完青霉素，应观察 20 分钟，无不适感方可离开；②避免空腹时注射本品，以免诱发晕针等不良反应。

2. 阿莫西林

（1）适应证：属于广谱青霉素类，用于敏感菌所致的呼吸道、泌尿生殖道和胆道感染以及伤寒等。

（2）禁忌证：同青霉素。

（3）用法用量：口服：①成人一次 0.5g，每 6~8 小时一次，一日剂量不超过 4g；②小儿一日 20~40mg/kg，每 8 小时一次服用；③3 个月以下婴儿一日剂量按体重 30mg/kg，每 12 小时一次。

（4）使用过程中的注意事项：有哮喘、花粉症等过敏性疾病史者应慎用，老年人和肾功能严重损害时须调整剂量。

（5）使用过程中的观察与处理要点：观察有无恶心、呕吐、腹泻及假膜性肠炎等胃肠道反应及皮疹、药物热和哮喘等过敏反应。

（6）健康指导要点：出现上述症状应立即停药，及时就医。

3. 哌拉西林

（1）适应证：属于抗假单胞菌青霉素类，主要用于绿脓杆菌感染，对肠杆菌属的感染亦有效。

（2）禁忌证：同青霉素。

（3）用法用量：尿路感染：1g / 次，1 日 4 次，静脉注射或肌内注射。其他部位感染：1 日 4~12g，分 3~4 次静脉注射或静脉滴注。严重感染 1 日可用 10~24g。

（4）使用过程中的注意事项：①有出血史、溃疡性结肠炎、假膜性结肠炎者慎用；②与肝素等抗凝药合用，增加出血危险，与溶栓药合用，可发生严重出血；③与阿米卡星、庆大霉素、妥布霉素合用有协同作用；④肌内注射后局部疼痛较明显，故多采用静脉给药；⑤长期用药应注意检查肝肾功能。

（5）使用过程中的观察与处理要点：注射局部引起静脉炎或局部红肿。消化系统反应有腹泻、恶心、呕吐，应注意观察。

（6）健康指导要点：已控制感染症状后，应续用 48~72 小时再停药。

二、头孢类抗生素

（一）概述

头孢菌素能抑制细菌细胞壁的合成，其抗菌谱更广，抗菌作用更强，稳定性更好，不良反应更少，是临床上使用最为广泛的一类药物。按其发明年代的先后和抗菌性能的不同分为一、二、三、四代头孢菌素。

第一代头孢菌素：①对革兰阳性菌包括对青霉素敏感菌及对青霉素耐药的产酶金葡菌的抗菌作用优于第二、三代头孢菌素，对革兰阴性的抗菌作用弱，对铜绿假单孢杆菌、粘沙雷菌、脆弱类杆菌无效；②对青霉素酶稳定，革兰阴性菌产生的β-内酰胺酶不稳定性；③不易透过血脑屏障，对肾脏毒性较大。常用品种有：头孢拉定、头孢硫脒、头孢唑林、头孢氨苄、头孢克洛等。

第二代：①对革兰阴性菌的作用比第一代头孢菌素强，对革兰阳性菌不及第一代，对某些肠杆菌属及铜绿假单孢杆菌无效，肾毒性比第一代小；②对多数β-内酰胺酶稳定，对第一代头孢菌素耐药的细菌一般也有效。常用的品种有头孢孟多、头孢呋辛酯、头孢替安、头孢西丁。

第三代：①对革兰阳性球菌的抗菌作用不如第一、二代，而对革兰阴性杆菌有强大抗菌作用，抗菌谱更广，对铜绿假单孢杆菌有效；②对β-内酰胺酶更稳定，对细菌细胞膜的渗透性比第二代头孢菌素更强，对肾脏基本无毒性；③组织穿透力强，体内分布广，有一定量渗入脑脊液中。常用品种有头孢他啶、头孢曲松、拉氧头孢、头孢克肟、头孢泊肟等。

第四代：①抗菌谱更广，对革兰阴性菌作用优于第三代，对葡萄球菌也有抗菌作用。②对大多数厌氧菌有抗菌活性；③对β-内酰胺酶（包括青霉素和头孢菌素）高度稳定；④对多数耐药菌株的活性超过第三代头孢菌素及氨基甙类抗生素。常用品种有头孢吡肟、头孢匹罗。

所有头孢类抗生素使用前均应评估药物过敏史并做皮肤过敏试验，已知对此类药物过敏及皮肤过敏试验阳性者禁用。

（二）常用药物

1. 头孢拉定

（1）适应证：用于敏感菌所致的呼吸道感染、泌尿生殖道感染及皮肤软组织感染等。

（2）禁忌证：对头孢菌素过敏者及有青霉素过敏性休克史者禁用本品。

（3）用法用量

1）口服：①成人：一次 0.25~1.0g，每 6 小时 1 次，一日总量不超过 4g；②儿童按体重一次 6.25~12.5mg/kg，每 6 小时 1 次。

2）静脉滴注、静脉注射或肌内注射：①成人，一次 0.5~1.0g，每 6 小时

1 次,一日最高剂量为 8g;②儿童(1 周岁以上)按体重一次 12.5~25mg/kg,每 6 小时 1 次。

(4)使用过程中的注意事项:①头孢拉定主要经肾排出,肾功能减退者须减少剂量或延长给药间期;②本品与氨基糖苷类抗生素可相互灭活,两类药物不能混入同一容器内;③注射时不可与其他抗生素、肾上腺素、利多卡因、钙剂等混合、配伍;④粉针剂溶解后宜在 2 小时内使用。

(5)使用过程中的观察与处理要点:恶心、呕吐、腹泻、上腹部不适等胃肠道反应较为常见,少数病人可出现暂时性血尿素氮升高,血清氨基转移酶、血清碱性磷酸酶一过性升高。

(6)健康指导要点:嘱病人遵医嘱用药,避免滥用,告知常见不良反应,发现异常及时报告医生。

2. 头孢硫脒

(1)适应证:用于敏感菌所引起呼吸系统、肝胆系统、尿路感染及心内膜炎、败血症。

(2)禁忌证:对头孢菌素类抗生素过敏者禁用。

(3)用法用量:该品口服不吸收。肌内注射:一次 0.5~1.0g,一日 4 次;小儿按体重一日 50~100mg/kg,分 3~4 次给药。静脉注射:一次 1g,一日 2~4 次;小儿按体重一日 50~100mg/kg,分 2~4 次给药。

(4)使用过程中的注意事项:①有胃肠道疾病史者,特别是溃疡性结肠炎、局限性肠炎或抗生素相关性结肠炎慎用;②肾功能减退病人应用本品须适当减量;③怀孕早期应慎用。

(5)使用过程中的观察与处理要点:胃肠道反应多见,以恶心、呕吐、腹泻和胃部不适为主。可能发生皮疹、哮喘、皮肤瘙痒、寒战高热、血管神经性水肿等。

(6)健康指导要点:嘱咐病人遵医嘱用药,避免滥用,告知常见不良反应,发现异常及时报告医生。

3. 头孢孟多

(1)适应证:用于敏感菌所致的呼吸道、泌尿生殖系、肠道、皮肤和软组织、骨和关节等部位感染。

(2)禁忌证:对头孢菌素类抗生素过敏者禁用。

(3)用法用量:静脉注射或滴注。成人一般感染:1 次 0.5~1g,1 日 4~6 次,1 日可用到 12g;儿童 1 日量为每 kg 体重 50~100mg。极重感染可用到 200~250mg/kg,分次给予。

(4)使用过程中的注意事项:①青霉素过敏或过敏体质者慎用;②忌与含乙醇的制剂同服;③溶解后,由于产生二氧化碳,容器内部压力增高,故应避免剧烈摇动;④本品针剂内含有碳酸钠,忌与含有钙、镁的注射液混在同一容器中滴注;⑤避免与产生低凝血酶原血症和引起血小板减少的药物同用,以免干扰凝血功能和增加出血倾向。

(5)使用过程中的观察与处理要点:治疗期间或治疗后可能产生假膜性结肠炎的症状。轻度假膜性结肠炎,一般停药就可自动治愈,中至重度者需采用乙状结肠镜检查,用微生物法治疗的同时需加液体、蛋白质和电解质补充。当停药后症状仍未缓解或加重时,需口服万古霉素治疗。

(6)健康指导要点:用药期间饮酒时可发生恶心、呕吐、头痛、面红、低血压及呼吸困难等反应,应避免饮酒和含酒精饮料。

4. 头孢西丁

(1)适应证:主要用于敏感的革兰阴性菌和厌氧菌所致的下呼吸道、泌尿生殖系、腹腔、骨和关节、皮肤和软组织等部位感染。

(2)禁忌证:对头孢西丁及其他头孢菌素类药过敏的病人禁用。

(3)用法用量:成人:1~2g/次,3~4次/天,重症可增加到12g/d。2岁以上儿童:80~100mg/(kg·d),分3~4次。肌内注射可用0.5%利多卡因溶液为溶媒;静脉注射、静脉滴注可用常用输液配成一定浓度(静脉注射配成10%,静脉滴注配成2%),缓慢注射。

(4)使用过程中的注意事项:①不宜用大量输液稀释,药液宜现配现用;②肌内注射部位可能引起硬结、疼痛;静脉注射剂量过大或过快时可产生灼热感、血管疼痛,严重者可致血栓性静脉炎;③头孢西丁钠与阿米卡星、氨曲南、红霉素、非格司亭、庆大霉素、氢化考的松、卡那霉素、甲硝唑、新霉素、奈替米星、去甲肾上腺素等药物有配伍禁忌。

(5)使用过程中的观察与处理要点:对于抗生素相关的假膜性结肠炎,中到重度者可能需要补充液体、电解质和蛋白,必要时口服甲硝唑或万古霉素等。

(6)健康指导要点:头孢西丁钠可影响酒精代谢,使血中乙醛浓度上升,导致双硫仑样反应,主要表现为面部潮红、头痛、眩晕、腹痛、胃痛、恶心、呕吐、气促、心率加快、血压降低以及嗜睡、幻觉等。用药期间及用药后一周内应避免饮酒或使用含乙醇的药物。

5. 头孢他啶

(1)适应证:用于革兰阴性菌的敏感菌株所致的感染。对于由多种耐药革兰阴性杆菌引起的免疫缺陷者感染、医院内感染以及革兰阴性杆菌或铜绿假单胞菌所致中枢神经系统感染尤为适用。

(2)禁忌证:对头孢类抗生素过敏者禁用。

(3)用法用量:静脉注射或静脉滴注:①败血症、下呼吸道感染、胆道感染等,一日4~6g,分2~3次使用,疗程10~14日;②泌尿系统感染和重度皮肤软组织感染等,一日 2~4g,分 2 次使用,疗程 7~14 日;③对于某些危及生命的感染、严重铜绿假单胞菌感染和中枢神经系统感染,可酌情增量至一日 0.15~0.2g/kg,分 3 次注射;④婴幼儿常用剂量为一日 30~100mg/kg,分 2~3 次静脉滴注。

（4）使用过程中的注意事项:①有青霉素过敏性休克或即刻反应者,不宜再选用头孢菌素类;②有胃肠道疾病史者,特别是溃疡性结肠炎、局限性肠炎或抗生素相关性结肠炎者应慎用;③与万古霉素混合可发生沉淀。

（5）使用过程中的观察与处理要点:①少数病人可发生皮疹、皮肤瘙痒、药物热、恶心、腹泻、腹痛;注射部位轻度静脉炎;②偶可发生一过性血清氨基转移酶酶、血尿素氮、血肌酐值的轻度升高;③与氨基糖苷类抗生素或呋塞米等强利尿剂合用时需严密观察肾功能情况,以避免肾损害的发生。

（6）健康指导要点:用药期间及用药后一周内应避免饮酒、口服或静脉输入含乙醇的药物。

6. 头孢曲松

（1）适应证:用于敏感菌引起的感染,如脓毒血症、脑膜炎、播散性莱姆病等,尤其是肺炎、耳鼻喉感染、生殖系统感染。

（2）禁忌证:对头孢菌素类抗生素过敏的病人禁用。不得用于高胆红素血的新生儿和早产儿的治疗。

（3）用法用量:①成人每 24 小时 1~2g 或每 12 小时 0.5~1g,最高剂量一日 4g,肌内或静脉滴注,疗程 7~14 日;②12 岁以下小儿按一日 20~80mg/kg;③治疗淋病的推荐剂量为单剂肌内注射 0.25g。

（4）使用过程中的注意事项:①肌内注射时疼痛显著,故婴幼儿不宜肌内注射;②本品不能加入复方氯化钠注射液等含有钙的溶液中使用;③由于本品的配伍禁忌药物甚多,且产生浑浊,故应单独给药。

（5）使用过程中的观察与处理要点:注意观察注射部位局部反应;观察有无皮疹、瘙痒、发热、支气管痉挛和血清病等过敏反应,有无头痛或头晕症状以及腹泻、恶心、呕吐、腹痛、结肠炎、胀气、味觉障碍等消化系反应。

（6）健康指导要点:在应用本品期间和以后的 1 周内避免饮酒和服含酒精的药物,以免发生双硫仑样反应。

7. 拉氧头孢

（1）适应证:具有第三头孢菌素的特点,用于敏感菌所致呼吸系统感染以及皮肤软组织感染,还可用于败血症和脑膜炎等。

（2）禁忌证:对本品及头孢菌素类有过敏反应史者禁用。

（3）用法用量:静脉滴注、静脉注射或肌内注射,成人 1~2g/d,分 2 次使用;小儿 40~80mg/（kg·d）,分 2~4 次使用,并依年龄、体重、症状适当增减,难治性或严重感染时,成人增加至 4g/d,小儿 150mg/(kg·d),分 2~4 次给药。

（4）使用过程中的注意事项:①对青霉素过敏者、肾功能损害者慎用;②静脉内大量注射,应选择合适部位缓慢注射,以减轻对管壁的刺激及减少静脉炎的发生,肌内注射宜深忌浅;③配好的注射液应尽快使用,最好现配现用,特殊情况室温下保存不超过 24 小时,冰箱内保存不超过 72 小时。

（5）使用过程中的观察与处理要点:反应轻微,偶有荨麻疹、瘙痒、恶心、呕吐、腹泻、腹痛等,偶有转氨酶（SGPT、SGOT）升高,停药后均可自行消失。

（6）健康指导要点:用药期间及停药 7 天内避免饮酒或含酒精的饮料。

8. 头孢哌酮钠 / 舒巴坦钠

（1）适应证:为头孢菌素的复合制剂,用于敏感菌所致的呼吸道感染、腹腔内感染、败血症、脑膜炎、皮肤软组织感染、骨骼及关节感染、淋病及其他泌尿生殖系统感染。

（2）禁忌证:已知对青霉素类、舒巴坦、头孢哌酮及其他头孢菌素类抗生素过敏者禁用。

（3）用法用量:

1）静脉滴注:以 5% 葡萄糖注射液或 0.9% 氯化钠注射液 50~100ml 溶解,滴注时间为 30~60 分钟。

2）剂量:①成人常用量一日 2~8g/d,分等量每 12 小时静脉滴注 1 次,舒巴坦每日最高剂量不超过 4g;②儿童常用量 40~160mg/(kg·d),等分 2~4 次滴注。新生儿出生第一周内,应每隔 12 小时给药 1 次。舒巴坦每日最高剂量不超过 80mg/kg。

（4）使用过程中的注意事项:不能与氨基糖苷类抗生素直接混合。

（5）使用过程中的观察与处理要点:①使用过程中注意观察胃肠道反应:腹泻、稀便;斑丘疹、荨麻疹等过敏反应;②营养不良、吸收不良和长期静脉输注高营养制剂的病人用此药后有可能出现维生素 K 缺乏,应监测凝血酶原时间,必要时补充维生素 K;③长期使用本品可引起不敏感细菌过度生长,在治疗过程中应密切观察病人的病情变化。

（6）健康指导要点:病人使用头孢哌酮 / 舒巴坦时,应避免饮酒及饮用含有酒精的饮料。

三、氨基糖苷类抗生素

（一）概述

氨基糖苷类是微生物产生或经半合成制取的一类由氨基糖苷与氨基环醇以苷键相结合的易溶于水的碱性抗生素。其主要作用于细菌蛋白质合成过程,使合成异常的蛋白,阻碍已合成蛋白的释放,使细菌细胞膜通透性增加而导致一些重要生理物质的外漏,引起细菌死亡。本类药物对静止期细菌的杀灭作用较强,为静止期杀菌剂,属于浓度依赖型。对需氧革兰阴性杆菌有强大抗菌活性,对分枝杆菌也有一定的抗菌活性。本类药物具有不同程度肾毒性和耳毒性,对神经肌肉接头也有阻滞作用。按照来源可分为两类:①由链霉菌产生的抗生素:链霉素、新霉素、卡那霉素、妥布霉素、阿米卡星;②由小单胞菌产生的抗生素:庆大霉素、西索米星、小诺米星等。

（二）常用药物

1. 链霉素

（1）适应证:①为广谱抗生素,对结核杆菌作用强大,因而主要用于结核病的治疗;②与其他抗菌药联合治疗鼠疫、腹股沟肉芽肿及敏感菌引起的败血症等。

（2）禁忌证:①婴幼儿及哺乳期妇女禁用;②对氨基糖苷类药物过敏者禁用。

（3）用法用量:成人治疗结核病:0.75~1.0g/d,肌内注射,2月为一疗程,60岁以上老人酌情减量;一般感染:疗程约为2周,儿童剂量15~25mg/(kg·d)。

（4）使用过程中的注意事项:①慢性肾功能减退者慎用;②治疗结核病时,需要联合应用其他抗结核菌药;③本药在碱性环境中杀菌作用最强;④肌内注射需经常更换注射部位。

（5）使用过程中的观察与处理要点:①观察有无过敏反应,建议使用前做皮内试验,阳性反应者不得使用;②观察其他不良反应如耳神经毒性、肾毒性等;③药物过量的处理:大量的水化治疗及对症支持处理,必要时行血液净化技术。

（6）健康指导要点:嘱病人在治疗过程中多饮水。告知病人出现耳鸣、头晕、尿少、皮疹等症状时及时报告医生。

2. 阿米卡星

（1）适应证:用于①革兰阴性杆菌感染所致严重感染,如菌血症或败血症、细菌性心内膜炎等;②对卡那霉素、庆大霉素或妥布霉素耐药菌株所致的严重感染。

（2）禁忌证:对阿米卡星或其他氨基糖苷类过敏的病人禁用。

（3）用法用量:肌内注射或静脉滴注。①成人:一日不超过1.5g,疗程不超过10天;②儿童:首剂按体重10mg/kg,继之以每12小时7.5mg/kg,或每24小时15mg/kg。

（4）使用过程中的注意事项:同链霉素。

（5）使用过程中的观察与处理要点:同链霉素。

（6）健康指导要点：同链霉素。

四、四环素类抗生素

（一）概述

四环素类抗生素属于广谱抗生素，是抑菌剂，对很多细菌都有作用。近年来细菌对其耐药现象严重，因而疗效有所降低，仅用于治疗布鲁菌属、霍乱、回归热、衣原体感染和立克次体感染。按其作用强弱依次为米诺环素、多西环素、美他环素、金霉素、四环素、土霉素。四环素类抗生素不良反应有消化道反应、肝损害、肾损害、过敏反应、菌群失调、影响牙齿和骨发育。因此，妊娠期妇女、哺乳期妇女和 8 岁以下儿童均禁忌应用。

（二）常用药物

1. 多西环素

（1）适应证：主要用于敏感的革兰阳性球菌和革兰阴性杆菌所致的呼吸道感染、胆道感染、淋巴结炎、蜂窝织炎等，也可用于预防斑疹伤寒、恙虫病、支原体肺炎。

（2）禁忌证：①有四环素类药物过敏史者禁用；②孕妇及哺乳期妇女禁用；③8 岁以下儿童禁用。

（3）用法用量：成人常用量为：第一天，给药 200mg，一次或两次静脉滴注；以后根据感染的程度每日给药 100~200mg。梅毒一期、二期治疗，每日建议给药 300mg，持续给药 10 天。

（4）使用过程中的注意事项：①可干扰青霉素的杀菌作用，应避免与青霉素合用；②不能联合用铝、钙、镁、铁等金属离子药物。

（5）使用过程中的观察与处理要点：①长期使用本品易致菌群失调、二重感染及肝毒性，应注意观察，一旦发生二重感染，即停药并予以相应治疗；②长期用药时应定期随访检查血常规以及肝功能。

（6）健康指导要点：可与食品、牛奶或含碳酸盐饮料同服，不影响药物吸收。

2. 四环素

（1）适应证：作为首选药治疗衣原体感染。

（2）禁忌证：①有四环素类药物过敏史者禁用；②孕妇及哺乳期妇女禁用；③8 岁以下儿童禁用。

（3）用法用量：成人常用量为 0.25~0.5g，每 6 小时一次；8 岁以上儿童每次 6.25~12.5mg/kg，每 6 小时一次。

（4）使用过程中的注意事项：最好不采用静脉用药，以免导致血栓性静脉炎，其余参考多西环素。

（5）使用过程中的观察与处理要点：①长期使用本品易致菌群失调、二重感染及肝毒性，应注意观察；②本品可能引起光敏性皮炎、牙齿黄染及牙釉质发育不良、胃肠道反应等。

（6）健康指导要点：告知病人宜餐前 1 小时空腹给药或餐后 2 小时服用，不可与食物同服，以免影响吸收。用足量的水送服，避免药物粘于食管黏膜引发溃疡。

五、氯霉素类抗生素

（一）概述

氯霉素类抗生素是一种广谱抗生素，为抑菌剂。尤其对革兰阴性细菌有良好的抗菌能力。由于对血液系统的毒性较大，现已少用。

（二）常用药物

常用药有氯霉素、甲砜霉素等，两种药物在适应证及不良反应等方面相似，现以氯霉素为例阐述。

1. 适应证　用于敏感细菌导致的伤寒、副伤寒、脑部、腹部等感染及无其他抗生素替代的严重感染。

2. 禁忌证　①对本品过敏者禁用；②新生儿、孕妇和哺乳期妇女禁用；③精神病人禁用。

3. 用法用量

1）口服：①成人：1.5~3g/d，分 3~4 次服用；②儿童：按体重 25~50mg/（kg·d），分 3~4 次服用。

2）静脉滴注：注射用琥珀氯霉素临用前加灭菌注射用水使其溶解后再稀释成静脉滴注液。①成人：一日 2~3g，分 2 次给予；②儿童：按体重 25~50mg/（kg·d），分 3~4 次给予。

4. 使用过程中的注意事项　①口服或注射给药时忌与碱性药物配伍，以免分解失效；②可致灰婴综合征，新生儿慎用。老年人、有肝、肾功能损害病人如确需使用，须在血药浓度监测下使用；③静脉注射给药时不宜过快。

5. 使用过程中的观察与处理要点　①治疗过程中应定期检查周围血象，长程治疗者尚须查网织细胞计数，必要时作骨髓检查，以便及时发现与剂量有关的可逆性骨髓抑制；②用量过大或疗程过长可能引起精神症状，多发生在用药后 3~5 天。一旦发现，应立即停药。一般于停药后 2 天内消失。

6. 健康指导要点　①嘱病人口服给药时宜空腹给药，并饮用足量水分；②服药期间应禁酒及含乙醇的饮料及药物，以免引起双硫仑样反应；③用药过程中，如出现出血征象应立即报告；④静脉滴注本品后 15~20 秒时会感觉口中有苦味，是正常现象，不必担心；⑤本品必须放在儿童不可触及的位置。

六、大环内酯类抗生素

（一）概述

大环内酯类抗生素属于生长期抑菌剂，因分子中含有一个内酯结构的十四元或十六元大环而得名。对革兰阳性及革兰阴性菌、厌氧菌等均有较好抗菌效应。常用药物有阿奇霉素、罗红霉素、克拉霉素等。

（二）常用药物

1. 红霉素

（1）适应证：对革兰阳性菌有较好的抑菌作用，用于青霉素类过敏的替代用药，对支原体感染作为首选药。软膏剂常用于皮肤软组织感染，眼膏剂用于沙眼及结膜炎等。

（2）禁忌证：①对大环内酯类抗生素过敏者禁用；②严重肝肾功能损害者禁用。

（3）用法用量：静脉滴注或口服均可，成人 1~2g/d，儿童剂量 30~50mg/（kg·d），分 3 次使用。

（4）使用过程中的注意事项：①口服给药时间不超过 10 天，剂量不可过大，以免引起肝损害；②不宜肌内注射；③静脉用药宜先以灭菌注射用水溶解后加入含电解质的液体内，否则易形成难以溶解的结晶；④该药对血管刺激性较大，故宜选用粗大血管，避免同一部位反复穿刺等。

（5）使用过程中的观察与处理要点：大剂量使用时可能出现假膜性肠炎，故应观察有无腹痛、腹泻。长期应用者应监测肝功能。静脉使用时注意观察有无血栓性静脉炎，故药品宜充分稀释后静脉滴注。

（6）健康指导要点：①指导病人学会观察不良反应，如出现耳鸣、头晕、腹痛、呕吐、血尿等症状时及时报告医生进行处理；②红霉素肠溶片宜整片吞服，以免药物被胃酸分解，避免与酸性饮料同服；③为提高吸收率，建议空腹或餐后 3 小时口服。

2. 阿奇霉素

（1）适应证：作用与红霉素相似，但抗菌谱较之更广，用于：①化脓性链球菌引起的急性咽炎、急性扁桃体炎；②敏感细菌引起的鼻窦炎、中耳炎、急性支气管炎、慢性支气管炎急性发作；③肺炎链球菌、流感嗜血杆菌以及肺炎支原体所致的肺炎；④沙眼衣原体及非多种耐药淋病奈瑟菌所致的尿道炎和宫颈炎；⑤敏感细菌引起的皮肤软组织感染。

（2）禁忌证：①对阿奇霉素、红霉素或其他任何一种大环内酯类药物过敏者禁用；②严重肝病病人禁用。

（3）用法用量：

1）成人用量：①沙眼衣原体或敏感淋病奈瑟菌所致性传播疾病，仅需单次口服该品 1.0g；②对其他感染的治疗：第 1 日，0.5g 顿服，第 2~5 日，一日 0.25g 顿服；或一日 0.5g 顿服，连服 3 日。

2）小儿用量：①治疗中耳炎、肺炎，第 1 日，按体重 10mg/kg 顿服（一日最大量不超过 0.5g），第 2~5 日，每日按体重 5mg/kg 顿服（一日最大量不得超过 0.25g）；②治疗小儿咽炎、扁桃体炎，一日按体重 12mg/kg 顿服（一日最大量不超过 0.5g），连用 5 日。

（4）使用过程中的注意事项：①静脉用药宜先以灭菌注射用水溶解后加入含电解质的液体内，否则易形成难以溶解结晶；②由于肝胆系统是阿奇霉素排泄的主要途径，肝功能不全者慎用，用药期间定期随访肝功能；③一次静脉滴注时间不得少于 60 分钟，滴注液浓度不得高于 2.0mg/ml。

（5）使用过程中的观察与处理要点：常见的不良反应有：①胃肠道反应低于红霉素；②用药期间如果发生过敏反应（如血管神经性水肿、皮肤反应、Stevens-Johnson 综合征及毒性表皮坏死等）应立即停药；③可引起血 ALT、AST、肌酐、LDH、胆红素及碱性磷酸酶升高，白细胞、中性粒细胞及血小板计数减少，用药期间要注意监测肝肾功能。

（6）健康指导要点：①因进食可影响阿奇霉素的吸收，嘱病人应在饭前 1 小时或饭后 2 小时口服；②请放置于儿童不能触及的地方。

七、多肽类抗生素

（一）概述

多肽类抗生素通过作用于细菌细胞壁，与胞壁黏肽合成中的 D- 丙氨酰 -D- 丙氨酸形成复合物，抑制细胞壁的合成而达到抗菌作用。此类药物具有强大的抗菌活性，对耐药的表皮葡萄球菌也有强大的抗菌作用。

（二）常用药物

目前临床应用的该类药物有万古霉素、去甲万古霉素、替考拉宁。此类药物作用及副作用相似，现以万古霉素为例进行阐述。

1. 适应证　为速效杀菌药，适用于耐甲氧西林金黄色葡萄球菌及其他革兰阳性细菌所致的严重感染。

2. 禁忌证　①对本品过敏者禁用；②严重肝、肾功能不全者，孕妇及哺乳期妇女禁用。

3. 用法用量　静脉滴注：成人 500mg，每 6 小时一次或 1g 每 12 小时一次；儿童 40mg/（kg·d）；新生儿 10~15mg/kg，以后为出生 1~7 天者用 10mg/kg，每 12 小时给药一次，出生 8 天 ~1 个月者用 10mg/kg，每 8 小时给药 1 次。

4. 使用过程中的注意事项　①应以稀释溶液静脉滴注,滴注时间至少在60分钟以上;②不宜肌内注射,静脉滴注时尽量避免药液外漏,且应经常更换注射部位;③治疗葡萄球菌性心内膜炎,疗程应不少于4周;④本品与碱性溶液有配伍禁忌,遇重金属可发生沉淀,应注意避免。

5. 使用过程中的观察与处理要点　①快速给药可能伴发严重低血压包括休克,罕有心脏骤停现象;②有可能引发抗生素相关性肠炎,应严密观察;③当治疗的病人有肾功能不全或正同时接受氨基糖苷类药治疗,为了减少肾毒性的危险,应进行连续的肾功能监测以及听力功能试验使耳毒性的危险减至最低;④有发生可逆性嗜中性粒细胞减少症的可能,如病人将进行万古霉素长期疗法时,应定期监测粒细胞数。

6. 健康指导要点　①外周静脉留置针输液时,嘱咐病人及家属勿随便调节输液速度,以免发生血栓性静脉炎;②告知药物外渗的临床表现,如果出现局部隆起、疼痛或输液不畅时,及时呼叫护理人员;③静脉滴注过程中如出现低血压、脸红、红斑、荨麻疹及瘙痒应及时报告医师。

八、磺胺类抗菌药

（一）概述

磺胺类药物是人工合成的抗菌药,具有如下特点:①抗菌谱广,对革兰阳性菌及阴性菌均有抗菌作用;②口服吸收迅速,2~3小时血浓度可达有效水平;③能有效地渗入体内各组织及各种体液中,有的能透过血脑屏障;④化学稳定性强,便于贮存保管。但其存在着严重的缺点,如不良反应多、作用较弱、在肝内代谢灭活,其乙酰化物溶解度低,易引起血尿、结晶尿和肾脏损害等。按其血浆半衰期长短可分为长效磺胺、中效磺胺和短效磺胺。目前临床应用的主要是中效磺胺,有磺胺甲噁唑（SMZ）和磺胺嘧啶两种。外用磺胺有磺胺醋酰钠、磺胺米隆和磺胺嘧啶银。

（二）常用药物

1. 复方磺胺甲噁唑

（1）适应证:敏感菌株所致的下列感染:①大肠埃希杆菌、克雷伯菌属、肠杆菌属、奇异变形杆菌、普通变形杆菌和莫根菌属敏感菌株所致的尿路感染;②肺炎链球菌或流感嗜血杆菌所致2岁以上小儿急性中耳炎;③肺炎链球菌或流感嗜血杆菌所致的成人慢性支气管炎急性发作;④由福氏或宋氏志贺菌敏感菌株所致的肠道感染、志贺菌感染;⑤治疗卡氏肺孢子虫肺炎,本品系首选;⑥卡氏肺孢子虫肺炎的预防。

（2）禁忌证:①对磺胺类过敏者禁用;②由于本品阻止叶酸的代谢,加重巨幼红细胞性贫血病人叶酸盐的缺乏,所以该病病人禁用;③孕妇及哺乳期妇女禁用；④小于 2 个月的婴儿禁用；⑤重度肝肾功能损害者禁用。

（3）用法用量：①成人常用量：首次 2g/d，分 2 次口服；②小儿常用量：2个月以上婴幼儿：50~60mg/（kg·d）。

（4）使用过程中的注意事项：①不同种类磺胺药间存在交叉过敏现象，因此，一种磺胺药过敏，所有磺胺药均不宜使用；②对呋塞米、砜类、噻嗪类利尿药、磺脲类、碳酸酐酶抑制药呈现过敏的病人，对磺胺药亦可过敏；③本品易致结晶尿、血尿和管型尿，故服用本品期间应多饮水，保持高尿流量，如应用本品疗程长、剂量大时，除多饮水外，宜同服碳酸氢钠，以防止此不良反应。

（5）使用过程中的观察与处理要点：①过敏反应较为常见，可表现为药疹，严重者可发生渗出性多形红斑、剥脱性皮炎等；②中性粒细胞减少或缺乏症、血小板减少症及再生障碍性贫血；③溶血性贫血及血红蛋白尿；④用药期间须注意全血象及肝肾功能检查、定期尿液检查以发现结晶尿。

（6）健康指导要点：①告知病人服药期间应多饮水；②如出现药疹、光敏反应、关节及肌肉疼痛、发热反应应及时就医。

2. 磺胺嘧啶银

（1）适应证：用于预防或治疗Ⅱ、Ⅲ度烧伤继发创面感染，包括对该药呈现敏感的肠杆菌科细菌、铜绿假单胞菌、金黄色葡萄球菌、肠球菌属、念珠菌等真菌所致者。

（2）禁忌证：对磺胺类药过敏者。

（3）用法用量：直接用粉末撒布于创面，或制成乳膏直接以乳膏涂敷创面，约 1.5mm 厚度，也可以混悬剂制成油纱布敷用，1~2 天换药 1 次。

（4）使用过程中的注意事项：①孕妇及哺乳期妇女慎用；②可能引起新生儿贫血和核黄疸，故新生儿不宜使用；③肝肾功能减退者慎用；④不宜大面积使用，以免增加吸收中毒；⑤儿童必须在成人监护下使用。

（5）使用过程中的观察与处理要点：①主要为局部刺激、皮疹、皮炎、药物热、肌肉疼痛、血清病样反应等过敏反应；②本品局部外用可能有部分吸收，可能出现粒细胞和血小板减少、再生障碍性贫血、炎症、肝功能减退、恶心、呕吐和腹泻等。

（6）健康指导要点：①使用中避免接触眼睛和其他黏膜（如口、鼻等）；②用药部位如有烧灼感、瘙痒、红肿等情况应停药，并将局部药物洗净，必要时向医师咨询；③嘱咐病人或家属，该药宜置于小儿够不着的位置。

九、喹诺酮类抗菌药

（一）概述

喹诺酮类药物是人工合成的含 4- 喹诺酮基本结构的抗菌药。主要作用于革兰阴性菌,对革兰阳性菌的作用较弱,临床应用广泛。按发明先后及其抗菌性能的不同,分为一、二、三、四代。第一、二代如萘啶酸、吡哌酸,因疗效不佳现已少用;第三代的抗菌谱进一步扩大,对葡萄球菌等革兰阳性菌也有抗菌作用,对某些革兰阴性菌的抗菌作用则进一步加强,第四代喹诺酮类药物既保留了前三代抗革兰阴性菌的高活性,又明显增强了抗革兰阳性菌的活性,并对军团菌、支原体、衣原体、厌氧菌等均显示了较强的活性。常用药物有氧氟沙星、左氧氟沙星、莫西沙星。

（二）常用药物

1. 氧氟沙星

（1）适应证:用于敏感菌所引起的泌尿生殖系统感染、呼吸道感染、胃肠道感染、骨和关节感染、皮肤软组织感染、败血症等全身感染。

（2）禁忌证:①对本品及喹诺酮类药过敏的病人;②妊娠及哺乳期妇女;③18岁以下病人。

（3）用法用量:口服或静脉滴注,常用量0.2~0.4g,分2次给药。

（4）使用过程中的注意事项:①每0.2g静脉滴注时间不得少于30分钟;②有中枢神经系统疾患者,如癫痫及癫痫病史者均应避免应用,有指征时需仔细权衡利弊后应用;③肾功能减退者,需根据肾功能调整给药剂量。

（5）使用过程中的观察与处理要点:不良反应有:①胃肠道反应:腹部不适或疼痛、腹泻、恶心或呕吐;②中枢神经系统反应可有头昏、头痛、嗜睡或失眠;③过敏反应:皮疹、皮肤瘙痒,偶可发生渗出性多形红斑及血管神经性水肿;④少数病人可发生血清氨基转移酶升高、血尿素氮增高及周围血象白细胞降低;⑤注射部位刺激症状,多属轻度,并呈一过性。

（6）健康指导要点:①口服药宜在餐前1小时或餐后2小时服用,以促进药物吸收;②为避免结晶尿的发生,嘱病人多饮水,保持24小时排尿量在1200ml以上;③避免过度暴露于阳光,以免发生光敏反应,如发生光敏反应需停药。

2. 左氧氟沙星

（1）适应证:作用与氧氟沙星相似,但作用较之强2倍。

（2）禁忌证:①左氧氟沙星及氟喹诺酮类药过敏者禁用;②妊娠及哺乳期妇女禁用;③18岁以下儿童禁用。

（3）用法用量:口服,成人常用量为一日0.3~0.6g,分2~3次服;静脉滴注,成人一日0.4~0.6g,分2次滴注。

（4）使用过程中的注意事项:①静脉滴注时间为每100ml至少60分钟,以免滴速过快刺激血管疼痛,静脉炎;②本制剂不宜与其他药物同瓶混合静脉滴注,或在同一根静脉输液管内进行静脉滴注;③肾功能不全者按肌酐清除率应减量或延长给药间隔时间。

（5）使用过程中的观察与处理要点：①治疗中可出现关节疼痛及关节肿胀症状，偶见用药后发生跟腱炎或跟腱断裂的报告，须立即停药并休息，限制运动，直到症状消失；②如有头晕、定向力障碍等神经系统症状，应协助病人生活护理，以防发生意外及摔伤；③如出现皮疹、瘙痒等过敏症状，应及时停药，并报告医师。

（6）健康指导要点：①口服给药宜安排在餐前1小时或餐后2小时，嘱病人用药期间多饮水，保证尿量在1200ml/d以上，避免结晶尿的发生；②尽量避免或减少摄入碱性食品如乳制品等；③治疗期间避免驾驶、机械操作及高空作业。

十、抗结核病药

（一）概述

抗结核药根据其作用特点分为两类：①对结核杆菌有杀灭作用的药物：链霉素、异烟肼、利福平等；②对结核杆菌有抑制作用的药物：乙胺丁醇。结核病药物治疗应坚持的原则：早期、联合、规律、适量、全程。

（二）常用药物

1. 异烟肼

（1）适应证：与其他抗结核药联合，用于各种类型结核病的治疗。单用适用于结核病的预防。

（2）禁忌证：①对本品过敏的病人；②急性肝功能损害者。

（3）用法用量：

1）成人结核病预防：一日0.3g，顿服；与其他抗结核药合用于治疗结核病，按体重每日口服5mg/kg，最高0.3g；或每日15mg/kg，最高900mg，每周2~3次。

2）儿童结核病预防：每日按体重10mg/kg，一日总量不超过0.3g，顿服；用于治疗：按体重每日10~20mg/kg，每日不超过0.3g，顿服。

（4）使用过程中的注意事项：①交叉过敏反应：对乙硫异烟胺、吡嗪酰胺、烟酸或其他化学结构有关药物过敏者也可能对本品过敏；②有精神病、癫痫、慢性肝功能损害及严重肾功能损害者应慎用；③本品可穿过胎盘，同时乳汁中浓度也与血药浓度相近，故孕妇及哺乳期妇女应用时必须充分权衡利弊。

（5）使用过程中的观察与处理要点：不良反应有：①周围神经炎：表现为步态不稳或麻木针刺感、烧灼感或手指疼痛等，偶可因神经毒性引起的抽搐；②肝毒性：用药前、疗程中应定期检查肝功能，包括血清胆红素、AST、ALT。疗程中密切注意有无肝炎的前驱症状，一旦出现肝毒性的症状及体征时应即停药，必须待肝炎的症状、体征完全消失后方可重新用药，此时必须从小剂量开始,逐步增加剂量,如有任何肝毒性表现应即停药;③异烟肼中毒时可用大剂量维生素 B_6 对抗。

（6）健康指导要点:①口服一般为空腹给药,以利药物的吸收;②用药期间避免饮酒和进食富含酪胺类食物如奶酪等,勿饮浓茶;③避免驾驶或高空作业;④不得擅自停药;⑤当出现手足麻木、食欲缺乏、乏力、注意力不集中等症状时停药,并及时报告医生。

2. 利福平

（1）适应证:为广谱抗生素。①与其他抗结核药联合用于各种结核病的治疗;②与其他药物联合用于麻风、非结核分枝杆菌感染;③与万古霉素联合用于甲氧西林耐药葡萄球菌所致的严重感染;④利福平与红霉素联合方案用于军团菌属严重感染;⑤无症状脑膜炎奈瑟菌带菌者,以消除鼻咽部脑膜炎奈瑟菌。

（2）禁忌证:①对利福平或利福霉素类抗菌药过敏者禁用;②肝功能严重不全、胆道阻塞者和 3 个月以内孕妇禁用。

（3）用法用量:①抗结核治疗:成人一日 0.45~0.60g,空腹顿服;1 个月以上小儿每日 10~20mg/kg,空腹顿服;②脑膜炎奈瑟菌带菌者:成人 5mg/kg,每 12 小时 1 次,连续 2 日;1 个月以上小儿每日 10mg/kg,每 12 小时 1 次,连服 4 次;③老年病人按每日 10mg/kg,空腹顿服。

（4）使用过程中的注意事项:①酒精中毒、肝功能损害者慎用;②可透过胎盘屏障,婴儿、3 个月以上孕妇和哺乳期妇女及 5 岁以下小儿慎用。

（5）使用过程中的观察与处理要点:①口服本品后可出现厌食、恶心、呕吐、上腹部不适、腹泻等胃肠道反应,当上述症状不能耐受时,需要停药;②治疗开始前、治疗中严密观察肝功能变化,肝损害一旦出现,立即停药;③可能引起白细胞和血小板减少,并导致齿龈出血和感染、伤口愈合延迟等。用药期间应定期检查周围血象。

（6）健康指导要点:①利福平应于餐前 1 小时或餐后 2 小时服用,清晨空腹一次服用吸收最好,因进食影响本品吸收;②告知病人服用本品后,大小便、唾液、痰液、泪液等可呈橘红色,不用紧张;③利福平可能引起白细胞和血小板减少,并导致齿龈出血和感染、伤口愈合延迟,应避免拔牙等手术,并注意口腔卫生、刷牙及剔牙均需慎重;④用药期间禁止饮酒。

3. 乙胺丁醇

（1）适应证:用于①联合治疗结核杆菌所致的肺结核;②结核性脑膜炎及非典型分枝杆菌感染的治疗。

（2）禁忌证:对本品过敏者、已知视神经炎病人、乙醇中毒者及年龄 <13 岁者。

（3）用法用量：①结核初治：按体重 15mg/kg，一日一次顿服；或一次 25~30mg/kg，最高 2.5g，一周 3 次；或 50mg/kg，最高 2.5g，一周 2 次；②结核复治：按体重 25mg/kg，一日一次顿服，连续 60 天，继以按体重 15mg/kg，一日一次顿服；③非典型分枝杆菌感染：一日 15~25mg/kg，一次顿服。

（4）使用过程中的注意事项：①乙胺丁醇可使血清尿酸浓度增高，引起痛风发作，应定期测定尿酸；②可与食物同服，一日剂量宜一次顿服；③肾功能减退或老年病人应用时需减量。

（5）使用过程中的观察与处理要点：治疗期间应注意观察有无视神经炎的发生，如视力模糊、眼痛、红绿色盲或视力减退、视野缩小等症状。

（6）健康指导要点：①乙胺丁醇单用时细菌可迅速产生耐药性，因此必须与其他抗结核药联合应用，并且不能随意停药；②告知病人服药期间应定期检查视力，如视野、视力、红绿鉴别力等。

十一、抗真菌药

（一）概述

真菌感染可分为表浅真菌感染和深部真菌感染两类，表浅感染是指癣菌侵犯体表部位，发病率高，危害性较小。深部真菌感染是指念珠菌和隐球菌侵犯内脏器官及深部组织，发病率低，但危害性大。常用抗真菌药按照作用部位分为治疗浅表真菌感染药物（如咪康唑、益康唑、酮康唑等）和抗深部真菌感染药物（如氟胞嘧啶、两性霉素 B、制霉菌素、氟康唑、伊曲康唑等）。

（二）常用药物

1. 氟康唑

（1）适应证：为广谱抗真菌药，对浅部和深部真菌均有效，用于治疗：①念珠菌病、隐球菌病、球孢子菌病；②免疫力低下病人的预防治疗；③替代伊曲康唑用于芽生菌病和组织胞浆菌病感染。

（2）禁忌证：对此类药物有过敏史者禁用。

（3）用法用量：口服或静脉滴注。成人：①播散性念珠菌病：首次剂量 0.4g，以后一次 0.2g，一日 1 次，持续 4 周，症状缓解后至少持续 2 周；②消化道念珠菌病：首次剂量 0.2g，以后一次 0.1g，一日 1 次，持续至少 3 周，症状缓解后至少持续 2 周；③念珠菌外阴阴道炎：单剂量 0.15g；④隐球菌脑膜炎：一次 0.4g，一日 1 次，直至病情明显好转，然后一次 0.2~0.4g，一日 1 次，用至脑脊液病毒培养转阴后至少 10~12 周。

（4）使用过程中的注意事项：静脉滴注时，最大速率为 200mg/h。

（5）使用过程中的观察与处理要点：①使用前、使用中应定期监测肝功能，若提示肝损害，应停止使用本品；②偶有病人出现剥脱性皮肤反应，应及时报告医生,严重者应停药。

（6）健康指导要点:①如用药超量,让病人多饮水或增加输液量,加速药物排泄;②治疗中,病人如出现重症皮疹应及时就医;③如出现腹痛、腹泻、恶心、呕吐等应及时报告医生。

2. 制霉菌素

（1）适应证:①口服治疗消化道念珠菌肠炎;②局部应用治疗口腔念珠菌感染、皮肤黏膜念珠菌感染;③阴道念珠菌病。

（2）禁忌证:有制霉菌素过敏史者禁用。

（3）用法用量:口服,成人200万~400万 U/d,分4次使用;儿童5万~10万 U/次,3~4次/d。

（4）使用过程中的注意事项:①混悬液剂室温下不稳定,应现配现用;②孕妇及哺乳期妇女慎用。

（5）使用过程中的观察与处理要点:①口服后可发生恶心、呕吐、腹泻等。减量或停药后迅速消失;②局部应用后可能引起过敏性接触性皮炎;③个别病人阴道应用后可引起白带增多。

（6）健康指导要点:快速静脉滴注可能导致寒战、发热、呼吸困难,偶有皮疹、肝功能损害,但通常不影响治疗,无需停药。

十二、抗病毒药

抗病毒药是一类用于预防和治疗病毒感染的药物。按抗病毒谱可分为:①广谱抗病毒药:如阿昔洛韦、更昔洛韦、喷昔洛韦、利巴韦林;②乙型肝炎病毒感染的治疗用药:如拉米夫定、替比夫定;③丙型肝炎病毒感染的治疗用药;④治疗 HIV 感染的药物:如齐多夫定;⑤其他类如炎琥宁、细辛脑等。

（一）常用药物

1. 利巴韦林

（1）适应证:用于呼吸道合胞病毒引起的病毒性肺炎与支气管炎,肝功能代偿期的慢性丙型肝炎病人。

（2）禁忌证:对利巴韦林过敏者及孕妇。

（3）用法用量:

1）口服:成人:①体重 <65kg 者,一次 400mg,一日 2 次;②体重 65~85kg者,早 400mg,晚 600mg;③体重 >85kg 者,一次 600mg,一日 2 次。

2）静脉滴注:用 0.9% 氯化钠注射液或 5% 葡萄糖注射液稀释成每1ml 含 1mg 的溶液后静脉缓慢滴注。成人一次 0.5g,一日 2 次,小儿一日10~15mg/kg,分 2 次给药。每次滴注 20 分钟以上,疗程 3~7 日。

3）喷雾吸入:用于流行性感冒,喷入鼻腔与咽喉。每 4~5 小时一次,鼻腔一喷,咽喉 1~2 喷。

（4）使用过程中的注意事项：①长期或大剂量使用对肝功能、造血系统有不良影响。有严重贫血、肝功能异常者慎用；②哺乳期妇女、老年人慎用；③治疗前后治疗中应反复检测血红蛋白,有地中海贫血和镰状细胞贫血病人不推荐使用。

（5）使用过程中的观察与处理要点：①最主要的副作用是溶血性贫血,在治疗最初 1~2 周内出现血红蛋白、红细胞及白细胞下降,其中约 10% 的病人可能伴随心肺方面的副作用；②有胰腺炎症状或者明确有胰腺炎病人不可使用该品；③贫血的病人服用该品可引起致命或非致命的心肌损害,故有心脏病史或明显心脏病症状病人不宜使用该品。

（6）健康指导要点：长期使用者注意监测血常规,出现贫血、乏力等症状要及时就医。

2. 更昔洛韦

（1）适应证：用于：①免疫缺陷病人并发巨细胞病毒视网膜炎的诱导期和维持期治疗；②接受器官移植的病人及用于巨细胞病毒血清试验阳性的艾滋病病人预防发生巨细胞病毒疾病。

（2）禁忌证：对本品或阿昔洛韦过敏者禁用。

（3）用法用量：①诱导期：静脉滴注一次 5mg/kg,每 12 小时 1 次,疗程 14~21 日,肾功能减退者剂量应酌减；②维持期：静脉滴注一次 5mg/kg,一日 1 次；③预防用药：静脉滴注一次 5mg/kg,每 12 小时 1 次,连续 7~14 日；继以 5mg/kg,一日 1 次,共 7 日。

（4）使用过程中的注意事项：①对阿昔洛韦过敏者也可能对本品过敏；②静脉滴注给药,不可肌内注射,每次剂量至少滴注 1 小时以上,浓度不超过 10mg/ml,一次最大剂量为 6mg/kg。避免药液漏至血管外组织；③本品静脉滴注时,配制方法如下：用适量注射用水或 0.9% 氯化钠注射液使之溶解,浓度达 50mg/ml,再注入 0.9% 氯化钠注射液、5% 葡萄糖注射液、复方氯化钠注射液或复方乳酸钠注射液 100ml 中；④用药期间应每 2 周进行血清肌酐或肌酐清除率的测定；⑤器官移植病人用药期间可能出现肾功能损害,尤其是与环孢素或两性霉素 B 联合用药的病人；⑥孕妇及 12 岁以下小儿病人用药应充分权衡利弊,哺乳期妇女用药期间应暂停哺乳；⑦育龄妇女应用时应注意采取有效避孕措施,育龄男性应采用避孕工具至停药后至少 3 个月；⑧避免与氨苯砜、喷他脒、氟胞嘧啶、长春碱、多柔比星、甲氧苄啶、磺胺类及核苷类药物合用；⑨注意避免药液与皮肤或黏膜接触或吸入。如不慎飞溅皮肤应立即用肥皂和清水冲洗,入眼用清水冲洗。

（5）使用过程中的观察与处理要点：常见的不良反应为骨髓抑制,用药期间应经常检查血细胞数,初始治疗期间应每 2 天测定血细胞计数,以后为一周测定一次。对有血细胞减少病史的病人或粒细胞计数低于 1.0×10^9/L 的病人,应每天进行血细胞计数。如中性粒细胞计数在 0.5×10^9/L 以下或血小板计数低于 25×10^9/L 时应暂时停药,直至中性粒细胞数增加至 0.75×10^9/L 以上方可重新给药。

（6）健康指导要点:①嘱病人用药期间多饮水;②可引起中性粒细胞减少、血小板减少,并易引起出血和感染,用药期间应注意口腔卫生;③本品胶囊口服剂宜饭后给药,可减少对胃肠道的刺激。

十三、抗寄生虫药

（一）概述

寄生虫病是危害人类健康的重要疾病之一,抗寄生虫药物主要通过抗叶酸代谢、影响能量转换、抑制蛋白质合成、引起膜的改变及抑制核酸合成等方式驱除和杀灭体内外寄生虫。根据其抗虫作用和种类分为抗蠕虫药、抗原虫药和杀虫药。

（二）常用药物

1. 左旋咪唑

（1）适应证:主要用于驱蛔虫及钩虫。由于本品单剂量有效率较高,故适于集体治疗。也可用于自体免疫性疾病如类风湿关节炎、支气管哮喘及肿瘤病人的辅助治疗。

（2）禁忌证:对左旋咪唑过敏者禁用,肝炎活动期忌用。

（3）用法用量:①成人驱蛔虫:1.5mg~2.5mg/kg,空腹或睡前顿服;小儿剂量为 2~3mg/kg;②驱钩虫:1.5~2.5mg/kg,每晚一次,连服 3 日。

（4）使用过程中的注意事项:①妊娠早期、肝功能异常及肾功能减退的病人慎用;②个别病人可有白细胞减少症、剥脱性皮炎及肝功能损伤。

（5）使用过程中的观察与处理要点:不良反应有①头晕、恶心、呕吐、腹痛、神志不清等,数小时后可自行恢复;②偶见关节酸痛、失眠、皮疹等,停药后也可自行缓解。

（6）健康指导要点:嘱病人用药期间避免驾驶、机械操作或高处作业。

2. 阿苯达唑

（1）适应证:用于治疗蛔虫、蛲虫、钩虫、鞭虫等线虫病,还可用于治疗猪囊尾蚴病和棘球蚴病。

（2）禁忌证:2 岁以下小儿、孕妇及哺乳期妇女禁用。

（3）用法用量:①驱蛔虫、蛲虫:0.4g 顿服;②驱钩虫、鞭虫:一次 400mg,一日 2 次,连服 3 日;③2 岁以上小儿单纯蛲虫、单纯蛔虫感染:0.2g 顿服;④治疗猪囊尾蚴病:每天 15~20mg/kg,分 2 次服用。10 天为 1 疗程。停药 15~20 天后,进行第 2 疗程治疗。一般为 2~3 个疗程。必要时可重复治疗；⑤棘球蚴病，一日 20mg/kg，分 2 次口服，疗程 1 个月，一般需 5 个疗程以上，疗程间隔为 7~10 日。

（4）使用过程中的注意事项：①蛲虫病易自身重复感染，故在治疗 2 周后应重复治疗一次；②脑囊虫病人必须住院治疗，以免发生意外。

（5）使用过程中的观察与处理要点：①少数病例有口干、乏力、思睡、头晕、头痛以及恶心，上腹不适等消化道症状。均较轻微，不需处理可自行缓解；②治疗猪囊尾蚴病特别是脑猪囊尾蚴病时，因囊虫死亡释出异性蛋白，一般于服药后 2~7 天时出现头痛、发热、皮疹、肌肉酸痛、视力障碍、癫痫发作等，须采取相应措施；③治疗猪囊尾蚴病和棘球蚴病，因用药剂量较大，疗程较长，可出现谷丙转氨酶升高，多于停药后逐渐恢复正常。

（6）健康指导要点：①告知病人本药可吞服、嚼服或研碎后与食物同服；②告知病人本药服用后可能 3~10 天才出现驱虫效果，要注意观察疗效；③嘱患儿及家属养成良好的卫生习惯，饭前便后要洗手，勿吸吮手指，经常修剪指甲并保持干净。

（谢　霞　彭海燕）

第八节　抗过敏药

一、概述

抗过敏药物分为抗组胺药物和过敏介质阻滞药，前者通过拮抗 H_1 受体起作用，以苯海拉明、氯苯那敏和异丙嗪等为代表；后者通过稳定肥大细胞膜、抑制组胺等过敏介质的释放起作用，以色甘酸钠为代表。

二、常用药物

1. 扑尔敏（马来酸氯苯那敏）

（1）适应证：皮肤过敏症、过敏性鼻炎及其他过敏性疾病。

（2）禁忌证：①早产儿、新生儿、妊娠期和哺乳期妇女；②癫痫病病人；③下呼吸道感染和哮喘发作者不宜使用（可使痰液变稠而加重疾病）。

（3）用法用量

①成人：4mg，口服，每天 3 次，肌内注射每次 5~20mg；②12 岁以下儿童及婴幼儿每次 0.3~2mg，根据年龄调整。

（4）使用过程中的注意事项：①同时饮酒或服用中枢神经抑制药可使抗组胺药效增强；②服药期间避免驾驶、高空作业或进行机密仪器操作。

（5）用药中观察处理要点：①本品在治疗剂量时主要的副反应为嗜睡，对于老年病人易致头痛头晕低血压等,应注意观察,尤其是注射给药时应严密监测血压;②儿童和老年病人用药时应酌情减量;③尽量减少白天用药。

（6）健康指导要点:①告知病人服药期间不得驾驶机、车、船、从事高空作业、机械作业及操作精密仪器等;②可与牛奶同服,以减少对胃的刺激;③妥善放置在儿童不易触及的地方;④服药期间宜多饮水,戒酒。

2. 盐酸苯海拉明

（1）适应证:皮肤黏膜的过敏,如荨麻疹、血管神经性水肿、过敏性鼻炎,皮肤瘙痒症、药疹;晕动病的防治;治疗感冒或过敏所致咳嗽;帕金森病和锥体外系症状。

（2）禁忌证:参见马来酸氯苯那敏。

（3）用法用量:①深部肌内注射:一次 20mg,1~2 次 / 天;②口服:一次 25~50mg,2~3 次 / 天;糖浆一次 12~25ml,2~3 次 / 天,饭后服药。

（4）使用过程中的注意事项:宜深部肌内注射,减轻疼痛刺激,其余参见马来酸氯苯那敏。

（5）用药中观察处理要点:①老年用药可发生反应迟钝、头晕等;②偶见中枢兴奋作用,如失眠、肌震颤、精神错乱;③消化系统症状:可有口苦、口干、食欲减退、呕吐、腹泻、便秘;④偶可引起粒细胞减少、贫血及心律失常;⑤对其他乙醇胺类高度过敏者,对本品也可能过敏;⑥过量可能引起精神错乱、抽搐、震颤、呼吸困难、低血压,可用生理盐水洗胃和导泻。抽搐时可静脉注射地西泮,低血压者可使用血管收缩药对症治疗。

（6）健康指导要点:用于防治晕动病时,宜在旅行前至少 30 分钟前服用,其余参阅马来酸氯苯那敏。

3. 盐酸异丙嗪

（1）适应证:本品对中枢神经系统有较强的抑制作用,适用于各类急性过敏性疾病及过敏性鼻炎;晕动病、晕车、晕船、晕飞机;麻醉和手术前后的辅助治疗,包括镇静、催眠、镇痛、止吐。

（2）禁忌证:对本类药品过敏者;早产儿、新生儿;妊娠期及哺乳期妇女。

（3）用法用量:①口服:一次 1 片,每日 2~3 次;②注射:成人一次 25mg,必要时 2 小时后重复;严重过敏时可肌内注射 25~50mg,最高量不得超过 100mg。

（4）使用过程中的注意事项:①宜深部肌内注射,禁止皮下注射,以免发生组织坏死;②不宜与氨茶碱等碱性药物配伍注射;③避免与哌替啶、阿托品合用;④需静脉用药者宜避光缓慢滴注。

（5）用药中观察处理要点:当大剂量长期使用时可出现以下不良反应:①中枢神经系统症状:嗜睡、头晕目眩、中毒性谵妄、锥体外系症状等;②心血管系统症状:血压降低、心悸等;③消化系统症状:恶心、呕吐、胃痛或胃部不适感、黄疸等；④血液系统症状：白细胞减少、粒细胞减少症及再生不良性贫血等，长期使用者应定期监测血常规；⑤光敏感性、日光性皮炎。

（6）健康指导要点：①服药期间不得驾驶机、车、船、从事高空作业、机械作业及操作精密仪器；②妥善放置在儿童不能接触的地方，遮光，密闭保存；③口服时可与食物或牛奶同服，以减少对胃黏膜的刺激；

4. 色甘酸钠　详见第四章第二节相关部分。

（彭　霞）

第九节　激素类及内分泌系统药物

一、下丘脑垂体激素及其类似药物

（一）概述

下丘脑激素是下丘脑神经核团细胞产生的一系列肽类激素的总称。临床上由于下丘脑 – 神经垂体病变引起此类激素不同程度的缺乏，导致靶器官功能障碍而出现一系列临床综合征，常需要激素类及其类似药物替代治疗。

（二）常用药物

1. 去氨加压素　详见本章第十一节相关内容。

2. 绒毛膜促性腺激素（HCG）

（1）适应证：①男性促性腺激素低下性性功能减退症；②垂体促性腺素功能不足所致的女性无排卵性不孕症；③女性黄体功能不全。

（2）禁忌证：①垂体增生或垂体肿瘤；②卵巢囊肿；③子宫肌瘤；④生殖系统炎症性疾病；⑤血栓栓塞性疾病等。

（3）用法用量：

1）男性促性腺激素低下性性功能减退症：每次 1000~5000U 肌内注射，每周 2 次。

2）女性无排卵性不孕症：使用末次尿促性素后 1 日或氯米芬末次给药后 5~7 日，予 5000~10 000U 肌内注射，连续使用 6 个周期，无效则停药。

3）女性黄体功能不全：自排卵第一日开始，隔日肌内注射 1500U。

（4）使用过程中的注意事项：①本品因不耐热，水溶液不稳定，故应以灭菌注射用水现配现用；②除用于男性刺激生精外，不宜长期使用。

（5）使用过程中的观察与处理要点：用药期间注意监测女性尿雌激素量，定期监测孕酮，给药前应 B 超检查卵巢大小，必要时遵医嘱停药。

（6）健康指导要点：告知病人用药过程中可能出现胃胀、胃痛、盆腔疼痛，2~3 周一般自然消退，不必过于紧张。

二、肾上腺皮质激素类药物

（一）概述

肾上腺皮质激素是肾上腺皮质所分泌的激素的总称，属甾体类化合物。可分为盐皮质激素、糖皮质激素、性激素。临床常用的皮质激素是具有肾上腺皮质激素相似或相同生物活性的药物，主要指糖皮质激素，包括可的松、氢化可的松、泼尼松、泼尼松龙、甲泼尼松、地塞米松与倍他米松等。

（二）常用药物

1. 氢化可的松

（1）适应证：①替代疗法：用于脑垂体前叶功能减退、肾上腺皮质功能不全及肾上腺次全切除术后；②类风湿性关节炎、风湿性发热；③痛风；④支气管哮喘、过敏性疾病；⑤感染中毒性休克。

（2）禁忌证：①活动性消化性溃疡、角膜溃疡；②胃肠吻合术后；③对本品及其他甾体激素过敏者；④创伤修复期；⑤骨质疏松；⑥肾上腺皮质功能亢进；⑦严重高血压；⑧糖尿病；⑨孕妇；⑩抗菌药不能控制的感染。

（3）用法用量：口服。成人替代疗法：20~30mg/日，清晨服2/3，午餐后服1/3；小儿按体表面积，每日20~25mg；肌内注射每次100mg，静脉注射每日300~500mg；关节腔内注射，每次12.5~25mg。

（4）使用过程中的注意事项：①肌内注射时宜深部肌内注射，且每次更换注射部位；②注射剂内含有50%乙醇，注射前宜充分稀释后缓慢滴注；③局部用药时宜先洗净患处，均匀薄涂一层，若系大面积皮损必须使用该药时，宜分片轮换涂抹。

（5）使用过程中的观察与处理要点

1）注意观察不良反应：①长程使用的副作用：医源性库欣综合征、出血倾向、创口愈合不良、痤疮、月经紊乱、骨质疏松及骨折、肌无力、肌萎缩、低血钾综合征、消化性溃疡或穿孔、儿童生长受到抑制、青光眼、白内障、糖耐量减退；②精神症状：激动、谵妄、不安、定向力障碍，也可表现为抑制；③并发感染：以真菌、结核菌、葡萄球菌、变形杆菌、绿脓杆菌和各种疱疹病毒为主；④糖皮质激素停药综合征：有时病人在停药后出现头晕、晕厥倾向、腹痛或背痛、低热、食欲减退、恶心、呕吐、肌肉或关节疼痛、头疼、乏力、软弱，经仔细检查如能排除肾上腺皮质功能减退和原来疾病的复燃，则可考虑为对糖皮质激素的依赖综合征。

2）不良反应防治：①避免长期大剂量使用；②长期服药后，停药前应逐渐减量。

（6）健康指导要点：

1）告知病人按医嘱服药，不可擅自停药或改变用药剂量。

2）用药期间吃清淡易消化饮食，避免饮酒，保持皮肤、口腔、床单位、病房环境的清洁，避免受凉。

3）为减少胃肠道不适，口服制剂可与食物同服。

2. 地塞米松磷酸钠注射液

（1）适应证：主要用于过敏性与自身免疫性炎症性疾病。

（2）禁忌证：①对本品及肾上腺皮质激素类药物有过敏史的病人禁用；②高血压、血栓症、胃与十二指肠溃疡、精神病、电解质代谢异常、心肌梗死、内脏手术、青光眼等病人一般不宜使用。

（3）用法用量：①静脉注射：2~20mg/次，静脉滴注时以5%葡萄糖注射液稀释；②用于缓解恶性肿瘤所致的脑水肿：首剂静推10mg，随后每6小时肌内注射4mg；③不宜手术的脑肿瘤：首剂静推50mg，以后每2小时重复给予8mg；④鞘内注射：5mg/次，间隔1~3周注射一次；⑤关节腔内注射：0.8~4mg/次。

（4）使用过程中的注意事项：①结核病、急性细菌性或病毒性感染病人应用时，必须给予适当的抗感染治疗；②贮藏：遮光，密闭保存。

（5）使用过程中的观察与处理要点：参见氢化可的松。

（6）健康指导要点：参见氢化可的松。

3. 甲泼尼松

（1）适应证：①抗炎治疗；②免疫抑制治疗；③血液病及肿瘤；④治疗休克；⑤内分泌失调；⑥其他：神经系统、预防癌症化疗引起的恶心、呕吐等。

（2）禁忌证：①全身性霉菌感染；②已知对甲泼尼龙或者配方中的任何成分过敏。

（3）用法用量：遵医嘱用药。推荐剂量为15~30mg/kg，应至少30分钟做静脉注射，尽可能单独给药。

（4）使用过程中的注意事项：①病人用本药期间禁止使用活疫苗或减毒活疫苗；②尽可能缩短疗程；③注射液宜避光保存，已调配之溶液，于室温下储存，并在48小时内使用。

（5）使用过程中的观察与处理要点：参见氢化可的松。

（6）健康指导要点：参见氢化可的松。

三、胰岛素及口服降糖药

（一）概述

糖尿病是由于胰岛素的相对或绝对不足，机体对葡萄糖的利用发生障碍，导致发生以血糖升高为主要表现的疾病。胰岛素主要通过促进糖原的合成、减少糖异生、促进葡萄糖的氧化利用等途径起作用。而口服降糖药主要通过刺激胰岛素的释放和提高组织对胰岛素的敏感性而达到降低血糖的作用。

（二）常用药物

1. 胰岛素 是由胰岛 β 细胞分泌的一种蛋白质激素，是机体内唯一降低血糖的激素。胰岛素的分类，详见表 7-1。

表 7-1 胰岛素分类总表

作用类型	种类	来源	外观	起效时间	峰值时间	持续时间
速效	速效胰岛素类似物（门冬胰岛素）	生物技术	清亮	10~15 分钟	1~2 小时	4~6 小时
	速效胰岛素类似物（赖脯胰岛素）	生物技术	清亮	10~15 分钟	1~1.5 小时	4~5 小时
短效	短效胰岛素（国产普通）	猪、牛	清亮	30 分钟	3 小时	6 小时
	短效胰岛素（诺和灵 R）	生物技术	清亮	30 分钟	1~3 小时	8 小时
	短效胰岛素（优泌林 R）	生物技术	清亮	30 分钟	2~4 小时	6~8 小时
中效	低精蛋白锌胰岛素（国产 NPH）	人	混悬	2~4 小时	6~12 小时	18~24 小时
	低精蛋白锌胰岛素（诺和灵 N）	人	混悬	1.5 小时	4~12 小时	24 小时
	低精蛋白锌胰岛素（优泌林 N）	人	混悬	1~2 小时	8~10 小时	18~24 小时
长效	鱼精蛋白锌胰岛素（PZI）	猪、牛	混悬	3~4 小时	8~10 小时	长达 20 小时
	长效胰岛素类似物（甘精胰岛素）	生物技术	清亮	2~3 小时	无峰	长达 30 小时
预混	预混人胰岛素（诺和灵 30R）	人	混悬	30 分钟	2~8 小时	24 小时
	预混人胰岛素（诺和灵 50R）	人	混悬	30 分钟	2~3 小时	10~24 小时
	预混人胰岛素（优泌林 70/30）	人	混悬	30 分钟	2~12 小时	18~24 小时
	预混胰岛素类似物（预混门冬胰岛素 30）	生物技术	混悬	10~20 分钟	1~4 小时	14~24 小时
	预混胰岛素类似物（预混赖脯胰岛素 25、50）	生物技术	混悬	15 分钟	1.5~3 小时	16~24 小时

（1）适应证：①1 型糖尿病；②2 型糖尿病经饮食和运动控制,以及口服降糖药治疗效果不佳者；③糖尿病导致的急性代谢紊乱综合征；④糖尿病合并重症感染；⑤糖尿病合并妊娠或妊娠期糖尿病。

（2）禁忌证：对胰岛素过敏者。

（3）用法用量：

1）各类型胰岛素使用剂量均根据病情、血糖、尿糖由小剂量（视体重等因素每次 2~4U）开始,逐步调整。

2）给药途径：①皮下注射；②静脉输注；③胰岛素泵。

3）注射部位：①上臂外侧面；②大腿前侧及外侧；③臀部；④腹部脐周三横指（5cm）以外,注意部位应多处轮换及避开硬结。

（4）使用过程中的注意事项：①首次应用从小剂量开始,使用过程中应监测血糖；②注射胰岛素后要在规定时间进餐,防止发生低血糖反应；③注射时避开肌肉运动所涉及的部位；④胰岛素专用注射器及针头应一次性使用；⑤注射装置与胰岛素剂型相匹配；预混胰岛素注射前必须摇匀；⑥胰岛素的保存应避免冷冻或受热、直接日光照射,如胰岛素内有凝结块、结霜、沉淀或变色,则不能使用。

（5）使用过程中的观察与处理要点：

1）低血糖反应：最常见。早期表现为饥饿感、出汗、心跳加快、头晕等症状,严重时出现烦躁不安、抽搐甚至昏迷。为防止低血糖的严重后果,应教会病人熟知这些反应,一旦发现症状立即进食或进糖水,严重者立即静脉注射 50% 葡萄糖 20ml。

2）过敏反应：轻者表现为局部红斑,重者可发生过敏性休克。一般过敏反应轻者可改用纯度高的胰岛素、人胰岛素或胰岛素类似物,加用抗组胺药物,严重者可用糖皮质激素或肾上腺素治疗。

3）皮下脂肪萎缩或肥大：见于长期使用纯度不高的动物胰岛素的病人,反复在同一部位注射更易出现。处理方法是改用高纯度的胰岛素或人胰岛素,按计划轮换注射部位。

4）胰岛素耐药：即在没有酮症酸中毒的情况下,每日胰岛素需用量高于 200IU。其主要原因为感染、使用皮质激素或体内存在有胰岛素抗体能和胰岛素结合,此时可换用不同动物种属的制剂或加服口服降血糖药而得以缓解。

（6）健康指导要点：

1）用药前详细向病人讲解药物的不良反应、贮存方法,教会病人正确注射胰岛素。注射胰岛素只能使用酒精消毒,笔式胰岛素注射完毕需停留 5~10 秒再拔针。

2）使用胰岛素的病人外出运动或旅游时,应随身携带糖果、巧克力,一旦出现低血糖,立即进食。日常应佩戴急救卡,便于低血糖昏迷时旁人急救。

3)漏打胰岛素的补救方法:①超短效或短效胰岛素,餐前漏打可于餐后立即补注;②预混胰岛素或胰岛素类似物,早餐前忘打,可于餐后立即补打。期间应注意监测血糖,必要时中间加餐。如临近中午,则应先查午餐前血糖,当超过 10mmol/L 时,可在午餐前临时注射一次短效(或超短效)胰岛素,切不能把早晚两次预混胰岛素合并一次在晚餐前注射;③长效胰岛素,漏打一次,尽快补上即可。下次注射如在原时间需注意低血糖反应,因为两次注射间隔时间很可能小于 24 小时,也可重新调整注射时间。

2. 口服降糖药 常用口服降糖药包括促胰岛素分泌剂、双胍类、a– 葡萄糖苷酶抑制剂、胰岛素增敏剂、噻唑烷二酮类及餐时血糖调节剂。应根据病情选择合适的降糖药,特别强调不能因口服降糖药或加大降糖药用量而放松或放弃饮食控制与运动治疗。

(1)二甲双胍

1)适应证:①首选用于单纯饮食及运动不能有效控制的 2 型糖尿病,特别是肥胖的 2 型糖尿病;②与胰岛素合用于 1 型或 2 型糖尿病可增加胰岛素的降血糖作用,减少胰岛素用量,防止低血糖发生;③与磺脲类口服降血糖药合用,具协同作用。

2)禁忌证:①肝肾功能不全;②需要药物治疗的充血性心衰和其他严重心、肺疾患;③严重感染和外伤、外科大手术、临床有低血压和缺氧等;④已知对盐酸二甲双胍过敏;⑤急性或慢性代谢性酸中毒;⑥酗酒者;⑦接受血管内注射碘化造影剂者,应暂时停用本品;⑧维生素 B_{12}、叶酸缺乏未纠正者。

3)用法用量:剂量依个人血糖而定,随餐或餐后即刻口服,每次 0.25~2.0g,一日 3 次。

4)使用过程中的注意事项:①为减少乳酸酸中毒的发生,应定期检查肾功能;②机体应激状态下必须暂时停用本品,改用胰岛素。

5)使用过程中的观察与处理要点:①注意观察不良反应:常见不良反应包括腹泻、恶心、呕吐、胃胀、乏力、消化不良、腹部不适及头痛、低血糖、体重减轻等,极少数发生乳酸酸中毒;②单独接受盐酸二甲双胍片治疗的病人一般不会产生低血糖。但当进食过少或大运动量后没有补充足够的热量、与其他降糖药联合使用或饮酒等情况下会出现低血糖;③老年、衰弱或营养不良的病人以及肾上腺和垂体功能低下、酒精中毒的病人更易发生低血糖。

6)健康指导要点:①应向病人强调用本品期间控制饮食、规律运动以及监测血糖、糖化血红蛋白、肾脏功能和血液学参数的重要性;②向病人解释乳酸酸中毒的危险性、症状和容易发生乳酸酸中毒的情况。当出现不能解释的过度呼气、肌痛、乏力、嗜睡等症状时,应立即停药,及时就医。

（2）阿卡波糖

1）适应证：配合饮食控制治疗糖尿病。

2）禁忌证：①对阿卡波糖和/或非活性成分过敏者；②有明显消化和吸收障碍的慢性胃肠功能紊乱病人；③患有由于肠胀气而可能恶化的疾患（如严重的疝、肠梗阻和肠溃疡）；④严重肾功能损害的病人。

3）用法用量：用餐时同第一口食物一起咀嚼服用，剂量依个人血糖而定。

4）使用过程中的注意事项：①从小剂量开始服用以减少胃肠不适症状；②18 岁以下青少年、儿童以及孕妇和哺乳妇女避免使用；③本品本身不引起低血糖，若与其他降糖药合用出现低血糖时，应将其他降糖药减量。若出现严重低血糖时，应直接补充葡萄糖；④应避免与抗酸药或消化酶制剂同时服用。

5）使用过程中的观察与处理要点：注意观察不良反应：常有胃肠胀气、肛门排气增多，偶有腹泻和腹胀，极少见有腹痛。用药一段时间后会逐渐减轻。

6）健康指导要点：服药期间注意戒酒。

（3）格列美脲

1）适应证：饮食控制、运动疗法及减轻体重均不能充分控制血糖的 2 型糖尿病。

2）禁忌证：①对格列美脲、其他磺脲类或本品中任何成份过敏者；②1 型糖尿病、糖尿病酮症酸中毒伴或不伴昏迷者禁用；③孕、产妇，哺乳期妇女禁用。

3）用法用量：剂量依个人血糖而定，早餐或第一次主餐前 30 分钟口服。

4）使用过程中的注意事项：①病人用药时应遵医嘱，注意饮食、运动和用药时间；②治疗中应注意早期出现的低血糖症状，如头痛、兴奋、失眠、震颤和大量出汗。对有创伤、术后、感染或发热病人应给与胰岛素维持正常血糖代谢；③避免饮酒，以免引起类戒断反应；④过量服用会突发低血糖反应。

5）使用过程中的观察与处理要点：预防低血糖的发生，尤其是老年体弱病人在治疗初期，不规则进食或饮酒及肝肾功能损害病人。用药期间必须监测血糖。发生低血糖应立即口服碳水化合物（葡萄糖或蔗糖），严重者可静脉注射 50% 葡萄糖。

6）健康指导要点：①本品须以足量的液体（约 1/2 杯）吞服，不得咀嚼；②漏服药物：早餐前漏服快到午餐前才想起，按原剂量补服；如到了午餐后才想起，按原剂量的一半补服；如在晚餐前或晚餐后才发现则不必补服，以免引起夜间低血糖，此时可通过减少晚餐量和运动来控制血糖，等到第二天早餐再按计划正常用药。

（4）瑞格列奈

1）适应证：参见格列美脲。

2）禁忌证：①怀孕和哺乳期妇女、12 岁以下儿童；②已知对瑞格列奈中的任何赋型剂过敏的病人；③1 型糖尿病病人、C- 肽阴性糖尿病病人；④糖尿病酮症酸中毒病人；⑤严重肾功能或肝功能不全的病人。

3）用法用量：剂量依个人血糖而定,餐前 15 分钟口服。

4）使用过程中的注意事项：①瑞格列奈片可致低血糖,与二甲双胍合用会增加发生低血糖的危险性。如果合并用药后仍发生持续高血糖,则不宜继续用口服降糖药控制血糖,而需改用胰岛素治疗；②在发生应激反应如发热、外伤、感染或手术时,宜改用胰岛素治疗；③不进餐不服药,避免发生低血糖；④75 岁以上不宜使用。

5）使用过程中的观察与处理要点：①低血糖：较轻微,通过给予碳水化合物纠正,严重者可输入葡萄糖；②胃肠道反应：腹痛、腹泻、恶心、呕吐和便秘；③肝功酶指标升高,多为轻度和暂时性。

6）健康指导要点：应指导病人于餐前 15 分钟服药；给药期间戒酒。

四、甲状腺激素及抗甲状腺药

（一）概述

甲状腺激素是甲状腺分泌的激素,包括甲状腺素（四碘甲腺原氨酸）和三碘甲腺原氨酸,用于治疗各种原因引起的甲状腺功能减退（甲减）。常用的有甲状腺粉、甲状腺素钠、碘赛罗宁和左甲状腺素。抗甲状腺药用于治疗甲状腺功能亢进,常用的有：①直接抑制甲状腺激素合成的药物,如硫脲类；②减少甲状腺激素合成和释放药物如碘和碘化物；③利用射线破坏腺体组织,如放射性碘；④β 受体阻断药。

（二）常用药物

1. 左甲状腺素钠

（1）适应证：①非毒性的甲状腺肿（甲状腺功能正常）；②甲状腺肿切除术后,预防甲状腺肿复发；③甲减的替代治疗；④抗甲状腺药物治疗甲状腺功能亢进的辅助治疗；⑤甲状腺癌术后的抑制治疗；⑥甲状腺抑制试验。

（2）禁忌证：①对本品及其辅料高度敏感者；②未经治疗的肾上腺功能不足、垂体功能不足和甲状腺毒症。

（3）用法用量：替代治疗：开始 25~50μg/ 次,1 次 / 日。每 2 周递增 50μg,最大剂量为 150~300μg/d,维持量为 100~200μg/d。

（4）使用过程中的注意事项：①慎用于高血压、急性心肌梗死、糖尿病病人；②宜从小剂量开始；③密闭在 25℃以下遮光保存。

（5）使用中的观察与处理要点：

1）注意观察不良反应：①过量可引起甲状腺功能亢进症状,用药期间应密切监测其甲状腺功能；②老人和心脏病病人可发生心绞痛、心肌梗死；③过

147

敏反应。

2）不良反应防治：出现不良反应时，应减少病人的每日剂量或停药几天。一旦上述症状消失后，应小心地重新开始药物治疗。

（6）健康指导要点：

1）指导病人按时按量服药，不能自行停药。

2）应于早餐前半小时，空腹将一日剂量一次性用适当液体（例如半杯水）送服。

3）婴幼儿应在每日首餐前至少30分钟服用本品的全剂量。

2. 丙硫氧嘧啶

（1）适应证：各种类型的甲状腺功能亢进，尤其适用于：①病情较轻，甲状腺轻至中度肿大病人；②青少年及儿童、老年病人；③甲状腺手术后复发又不适于放射性 ^{131}I 治疗者；④手术前准备；⑤作为 ^{131}I 放疗的辅助治疗；⑥用于不适合手术或放射性碘治疗或轻中度甲状腺功能亢进及术前准备。

（2）禁忌证：①严重肝功能损害；②白细胞严重缺乏；③对硫脲类药物过敏者；④哺乳期妇女。

（3）用法用量：①甲状腺功能亢进：成人首次量 300~600mg/d，分 3~4 次服，维持量为 25~100mg/d，疗程约一年半。5 岁以上儿童首次量：100~300mg/d，分 2~3 次服，维持量 50~100mg/d，分 1~2 次服；②甲状腺危象：800~1000mg/d，分 3~4 次服用，连服 7 日，待危象控制后，改用常用剂量。

（4）使用过程中的注意事项：①服药期间定期检查血象及肝功能；②孕妇、外周血白细胞偏低、肝功能异常病人慎用；③密封遮光保存；④小儿用药应避免出现甲状腺功能减退。

（5）使用过程中的观察与处理要点：

1）注意观察不良反应：①头痛、眩晕、关节痛、唾液腺和淋巴结肿大；②胃肠道反应；③过敏反应；④粒细胞缺乏症。

2）不良反应防治：用丙硫氧嘧啶片期间应定期检查血象，白细胞低于 4×10^9/L 或中性粒细胞低于 1.5×10^9/L 时，应按医嘱停用或调整用药。

（6）健康指导要点：

1）在用药前，详细向病人讲解药物的不良反应，提醒病人注意粒细胞缺乏症的症状（口腔炎、咽炎、发热）。指导病人用药期间定期检查血象。如果确诊为粒细胞缺乏症，必须停药。

2）高碘食物或药物的摄入可使甲状腺功能亢进病情加重，使抗甲状腺药需要量增加或用药时间延长，应告知病人在服用丙硫氧嘧啶片前避免服用碘剂。

3）指导病人每日在同一时间服药。

五、甲状旁腺及钙代谢调节药

（一）概述

甲状旁腺激素（Parathyroid Hormone，PTH）主要功能是升高血钙和降低血磷，降钙素的主要作用是降低血钙和血磷。机体在甲状旁腺激素和降钙素的共同调节下，维持着血钙的稳定。若甲状旁腺分泌功能低下，血钙浓度降低，会出现手足抽搐症。如果功能亢进，则引起骨质过度吸收，导致骨质疏松，易发生骨折。

（二）常用药物

1. 降钙素

（1）适应证：①骨质疏松症；②变形性骨炎；③继发于乳腺癌、肺癌或肾癌、骨髓瘤和其他恶性肿瘤骨转移所致的高钙血症。

（2）禁忌证：①对降钙素过敏者；②孕妇及哺乳期妇女。

（3）用法用量：①骨质疏松症：每日 50~100IU 或隔日 100IU，皮下或肌内注射；②变形性骨炎：每日 100IU 皮下或肌内注射；③高钙血症及高钙血症危象：每日 5~10IU/kg，一次或分两次皮下或肌内注射，如注射剂量超过 2ml，应采取多个部位注射。

（4）使用过程中的注意事项：①怀疑对降钙素过敏的病人，应考虑在治疗前进行皮试；②抗酸药和导泻剂因含钙或其他金属离子如镁、铁而影响本药吸收；③由于塑料和玻璃会吸附本品而减低疗效，故宜现配现用；④冰箱冷藏（2~8℃）保存。

（5）使用过程中的观察与处理要点：

1）注意观察不良反应：①恶心、呕吐、头晕、轻度的面部潮红伴发热感；②过敏反应；③治疗过程中如出现耳鸣、眩晕、哮喘应停用。

2）不良反应防治：①睡前用药有利于减轻不良反应；②对于有高敏体质的病人在治疗前应进行过敏试验。

（6）健康指导要点：

1）在用药前需详细向病人讲解药物的不良反应，本品可能导致疲劳、头晕和视物障碍，需告知病人发生上述反应情况下不能驾驶和操作机器。

2）用于治疗骨质疏松症时，需补充足量的钙和维生素 D。

2. 密盖息鼻喷剂

（1）适应证：①骨质疏松症；②由于骨质溶解或骨质减少引起的骨痛；③佩吉特病；④由于乳腺癌、肺癌、肾癌、骨髓瘤和其他恶性疾病的肿瘤性骨溶解所致的高钙血症；⑤神经营养不良症。

（2）禁忌证：参见降钙素。

（3）用法用量：每日或隔日 100~400IU 单次或分次给药。

（4）使用过程中的注意事项：①慢性鼻炎病人应慎用；②未开封的密盖息鼻喷瓶应置于 2~8℃ 条件下。鼻喷瓶一旦开启，必须直立于室温条件下，最长可使用 4 周；③其余参见降钙素。

（5）使用过程中的观察与处理要点：不良反应少见。

（6）健康指导要点：①指导病人正确使用鼻喷剂给药装置；②每次用完后盖好瓶盖，以免瓶口阻塞，若喷药嘴阻塞，请用力按压驱动装置以排除阻塞，任何情况下都不要试图用针或尖锐的物品扩大喷嘴，以免损坏装置；③其余参见降钙素。

3. 唑来膦酸

（1）适应证：①绝经后妇女的骨质疏松症；②佩吉特病。

（2）禁忌证：①对唑来膦酸或其他双膦酸盐或药品成分中任何一种辅料过敏者；②低钙血症病人；③妊娠和哺乳期妇女。

（3）用法用量：静脉滴注，骨质疏松症 5mg/（次·年）；佩吉特病 5mg/ 次。

（4）使用过程中的注意事项：①静脉滴注给药至少 15 分钟以上；②给药前病人需进行适当补液；③在给予本品治疗前，低钙血症的病人需服用足量的钙和维生素 D。对于正接受治疗的变形性骨炎的病人必须至少 10 天内确保补充足量的钙剂（每次 500mg，每日两次）；④本品必须通过单独的输液管按照恒量恒速输注；⑤本品如果经过冷藏，需放置室温后使用，任何未用完的溶液必须丢弃。

（5）使用过程中的观察与处理要点：注意观察不良反应：流感样症状、发热、头痛、恶心、骨痛、肌痛、关节痛等，这些可在发作后 4 天内逐渐消失。

（6）健康指导要点：

1）避免儿童误取。

2）对肿瘤、化疗、放疗、皮质激素治疗、口腔卫生状况差的病人使用本品前，应进行口腔检查并采取适当的预防措施。在治疗期间应避免进行牙科手术。

4. 骨化三醇胶丸

（1）适应证：①骨质疏松；②慢性肾功能衰竭尤其是接受血液透析病人之肾性骨营养不良症；③术后甲状旁腺功能低下；④特发性及假性甲状旁腺功能低下；⑤维生素 D 依赖性及低血磷性维生素 D 抵抗型佝偻病。

（2）禁忌证：①与高血钙有关的疾病；②已知对本品或同类药品及其任何赋形剂过敏的病人；③有维生素 D 中毒迹象的病人；④孕妇及哺乳期妇女。

（3）用法用量：口服。①绝经后骨质疏松：0.25μg，每日 2 次；②肾性骨营养不良：0.25μg，每日 1 次；③甲状旁腺功能低下和佝偻病：0.25μg，每日 1 次，晨服。

（4）使用过程中的注意事项：①使用本品不需要其他维生素 D 制剂与其合用，以避免高维生素 D 血症；②肾功能正常的病人服本品时必须避免脱水，故应保持适当的水摄入量；③避光，密闭，阴凉处保存。

（5）使用过程中的观察与处理要点：

1）注意观察不良反应：①高血钙综合征或钙中毒；②急性症状：食欲减退、头痛、呕吐和便秘；③慢性症状：营养不良、感觉障碍、伴有口渴的发热、尿多、脱水、情感淡漠、发育停止和泌尿道感染；④过敏反应。

2）不良反应防治：骨化三醇的生物半衰期较短，停药或减量数天后升高的血钙即恢复正常范围。

（6）健康指导要点：应告知病人及其家属，必须严格遵守处方饮食，并教会他们如何识别高钙血症的症状，定期监测血钙水平，一旦血钙浓度异常升高，应立即停止服用本品直至血钙正常。

六、雄激素及同化激素

（一）概述

同化激素是由天然来源的雄性激素经结构改造而得到的半合成激素类药物，降低了雄激素活性，提高了蛋白同化活性。睾酮是最为常见的天然来源的蛋白同化激素，也是天然的雄性激素。

（二）常用药物

此类药物药理作用相似，本书仅以十一酸睾酮为例阐述。

1. 适应证　①男性性腺功能低下的睾酮补充疗法，如睾丸切除后、无睾症、垂体功能低下、内分泌性阳痿、由于精子生成障碍所引起的不育症、男性更年期症状等；②再生障碍性贫血。

2. 禁忌证　①已确诊或怀疑为前列腺癌或乳腺癌的男性；②对本品中的任何成分过敏者；③孕妇。

3. 用法用量　起始量：120~160mg/d，连服 2~3 周；维持量：40~120mg/d。餐时服，用少量水整个胶丸吞服，不可咬嚼；注射剂为 250mg 肌内注射，每月 1 次。

4. 使用过程中的注意事项　①青春期和青春期前男孩应慎用雄激素以避免骨骺早闭及性早熟；②宜深部肌内注射，注射速度宜缓慢；③贮存：30℃以下储藏，勿冷藏或冷冻，避光保存于铝箔板包装中。

5. 使用过程中的观察与处理要点

（1）注意观察不良反应：①青春期前男孩：性早熟、勃起频率增加、阴茎增大和骺骨早闭；②男子：阴茎异常勃起和其他性刺激过度、精子减少、射精量减少；③水钠潴留；④胃肠道反应。

（2）不良反应处理：应停止治疗直至症状消失后再从低剂量开始恢复治疗。

6. 健康指导要点　长期治疗病人进行肝功能检查,肝功能损伤病人慎用；餐后服药可减轻胃肠道反应。

七、雌激素及孕激素

（一）概述

雌激素由卵巢的卵泡细胞等分泌,主要为雌二醇。孕激素由卵巢的黄体细胞分泌,以孕酮（黄体酮）为主。

（二）常用药物

1. 雌二醇

（1）适应证：①自然绝经或卵巢切除术后激素替代疗法；②卵巢功能不全和闭经；③功能性子宫出血；④避孕；⑤前列腺癌；⑥痤疮。

（2）禁忌证：①已知或怀疑患有乳腺癌,用来作为治疗晚期转移性乳腺癌时例外；②已知或怀疑患有雌激素依赖肿瘤；③急性血栓性静脉炎或血栓栓塞；④妊娠期、哺乳期妇女。

（3）用法用量：

1）肌内注射：①功能性子宫出血,每日肌内注射 4~6mg,止血后逐渐减量至每日 1mg,持续 21 天后停用,在第 14 天开始加黄体酮注射,每日 10mg；②人工月经周期,于出血第 5 天起每日肌内注射 1mg,共 20 天,注射第 11 天时起,每日加用黄体酮 10mg 肌内注射,两药同时用完,下次出血第 5 天再重复疗程,一般需用 2~3 个周期。

2）外用：雌二醇凝胶 1.25~2.5g（含雌二醇 0.75~1.5mg）每日 1 次涂抹下腹部、臀部、上臂、大腿等处皮肤。

3）口服：雌二醇片,每日 1 片,如还有子宫的妇女,应加用孕激素。

4）贴片：揭去贴片上的保护膜后,直接贴在清洁干燥、无外伤的皮肤上,一般选择部位为下腹或臀部。周效片应 7 天换一次新的贴片,并更换贴片部位。3~4 天片应贴片后 3~4 天换用一次,1 周内用 2 片。连续用 4 周为一周期,并于使用周期的后 10~14 天加用醋酸甲孕酮 4mg,每天 1 次,连续 10~14 天。

（4）使用过程中的注意事项：①勿涂抹或贴在乳房或外阴；②患有皮肤病和皮肤过敏者不宜使用；③应注意贴片脱落。不宜在热水盆浴浸泡时间过长,避免直接搓擦贴片部位皮肤,贴用时间与脱落片时间一致,按原定日期换片。

（5）使用过程中的观察与处理要点：注意观察不良反应：①腹部绞痛或

胀气、恶心、胃纳不佳；②不规则阴道流血；③长期大量使用有增加子宫内膜癌的危险。

（6）健康指导要点：①雌二醇凝胶最好早晨或晚间沐浴后使用，待药物干后再穿内衣；②缓释片宜整片吞服，忌掰开服用；③嘱病人严格遵医嘱用药，不得擅自加减剂量或停药。

2. 黄体酮

（1）适应证：功能性子宫出血、月经失调、先兆流产等。

（2）禁忌证：①对本品过敏者；②对伴有严重血栓性静脉炎、血栓栓塞性疾病；③高血压；④糖尿病等。

（3）用法用量：肌内注射，一般：每日 10~20mg/ 次，连用 5~10 日；口服，每日 100mg/ 次，连服 25 日。

（4）使用过程中的注意事项：①注射剂宜避光保存；②肌内注射宜深部注射，缓慢推注。

（5）使用过程中的观察与处理要点：注意观察不良反应，如头痛、呕吐、乳房障碍、肝功能异常、视物模糊等，应严密监测，重者应立即停药。

（6）健康指导要点：指导病人遵医嘱用药，学会观察不良反应，发现异常，及时就医。

（崔　薇）

第十节　妇产科用药

一、子宫平滑肌兴奋药

（一）概述

子宫平滑肌兴奋药在临床上可用于催产、引产、产后止血及子宫复原。例如，当用于催产或引产时，是利用该药对子宫肌肉产生的近似分娩的节律性收缩作用；用于产后止血或子宫复原时，则利用其强直性收缩子宫的药理作用。此类药物如果使用不当可造成子宫破裂、胎儿窒息等严重后果，故临床应用必须严格掌握其适应证。

（二）常用药物

1. 垂体后叶素

（1）适应证：①产后子宫出血；②子宫复旧不良；③食管胃底静脉曲张破裂出血及肺出血；④尿崩症。

（2）禁忌证：①妊娠高血压综合征；②高血压；③冠心病；④心力衰竭；⑤肺心病；⑥胎位不正、骨盆狭窄、产道梗阻、有剖宫产病史者忌用本品引产。

（3）用法和用量：①产后出血：当胎儿娩出后肌内注射 5~10U；②肺出血：以本品 10~20U 加入 5% 葡萄糖注射液或生理盐水 500ml 中静脉滴注，对大量肺咯血可用本品 10U 缓慢静脉推注，极量：20U/ 次；③临产阵缩弛缓不正常者：偶亦用于催生，但须慎用，以 5% 葡萄糖注射液 500ml 稀释后缓慢滴注。

（4）使用过程中的注意事项：①应注意缓慢静脉滴注，滴速过快或静脉推注均易引起腹痛或腹泻或血压升高；②用于产后子宫出血时，应在胎盘娩出后给药；③使用过程中，防止液体外渗引起局部组织坏死。如发现液体外渗，立即停止输液并另建静脉通路，局部用 50% 硫酸镁湿敷或用新鲜土豆片贴敷。

（5）用药过程中观察处理要点：①可出现面色苍白、出汗、心悸、胸闷、腹痛及过敏反应等，若出现上述症状应立即停药；②用药期间应监测血压。

（6）健康指导要点：①嘱咐病人不要自行调节滴速；②告知病人注射后 2~3 分钟起效。

2. 缩宫素

（1）适应证：用于催产、引产、产后及流产后因宫缩无力或子宫收缩复位不良而引起的子宫出血；滴鼻可促进排乳。

（2）禁忌证：①分娩时明显的头盆不称、脐带先露或脱垂、完全性前置胎盘、前置血管、胎儿窘迫、宫缩过强、需要立即手术的产科急症或子宫收缩乏力长期用药无效；②心脏病，有剖宫产史者忌用；③3 胎以上的经产妇；④横位，骨盆过窄，产道障碍；⑤产前出血、多胎妊娠、子宫过大（包括羊水过多），严重的妊娠高血压综合征等。

（3）用法用量：①引产或催产：静脉滴注，一次 2.5~5U，用生理盐水稀释为 0.01U/ml，开始时每分钟不超过 0.001~0.002U，每 15~30 分钟增加 0.001~0.002U，至宫缩达正常水平，最快不超过 0.02U/min；②控制产后出血：静脉滴注 0.02~0.04U/min，胎盘娩出后可肌内注射 5~10U；③催乳：在哺乳前 2~3 分钟，用滴鼻液 3 滴 / 次，滴入一侧或双侧鼻孔。

（4）使用过程中的注意事项：静脉滴注时，速度宜缓慢，速度过快易致子宫强直性收缩，可造成胎儿死亡、胎盘早剥或子宫破裂等。

（5）用药过程中观察处理要点：①注意观察不良反应，偶有恶心、呕吐、心率增快或心律失常，大剂量应用时可引起高血压或水滞留；②用药前及用药时需监护以下项目：子宫收缩的频率、持续时间及强度；孕妇脉搏及血压；胎儿心率；静止期间子宫肌张力；骨盆大小及胎先露下降情况；出入液量的平衡等。

（6）健康指导要点：告知病人不要自行调节滴速，用药过程中可出现子宫收缩痛等。

3. 地诺前列酮

（1）适应证：①可用于人工流产手术前扩张宫颈；②用于引产，对妊娠期高血压疾病、妊娠合并肾脏疾病、过期妊娠、死胎不下、水泡状胎块、羊膜早破、高龄初产妇均可应用。

（2）禁忌证：①已开始临产、已破膜、正在给缩宫素的病人；②患盆腔炎或既往有盆腔炎病史、多胎妊娠的病人；③对不能有持续强而长的宫缩的病人，如有子宫手术史、严重头盆不称、胎先露异常、可疑胎儿宫内窘迫、难产或创伤性生产史，3次以上足月产者和有不明原因的阴道出血者；④对前列腺素过敏者。

（3）用法用量：普通阴道栓，一次1枚，引导置于后穹隆深处。放入后确保病人卧床休息20~30分钟。若8~12小时内未达到充分的宫颈扩张，应取出，可再放入第2枚。第2枚亦应在不超过12小时取出。在一个疗程中不应超过2枚。

（4）使用过程中的注意事项：①在使用前应仔细评估病人的适应证和宫颈条件；②曾经有宫缩过强、青光眼和哮喘史者慎用；③如果宫缩过强且时间太长，应立即取出栓剂；④在应用本品之前，应停用非甾体抗炎药，包括阿司匹林；⑤流产或分娩后常规检查宫颈，及时发现宫颈裂伤予以修补。

（5）用药中观察处理要点：注意观察不良反应：①子宫收缩过强伴或不伴胎儿窘迫；②恶心、呕吐、发热和腹泻等；③子宫破裂；④罕见生殖器水肿；⑤给药期间，注意监测宫缩的时间、频率、张力和强度以及体温、脉搏、血压及胎心情况，随时调节用药量。

（6）健康指导要点：①本品从冰箱取出，应置于室温中30分钟后再给药，不可取出后即用，也不可加温加热后用；②应告知孕妇，给药后应保持仰卧位姿势20~30分钟，待药物吸收后再下地活动；③给药时同时服用止吐和止泻药，可降低胃肠道不良反应。

4. 卡前列素氨丁三醇

（1）适应证：①适用于妊娠期为13周至20周的流产；②适用于常规处理方法无效的子宫收缩乏力所致的产后出血。

（2）禁忌证：①急性盆腔炎病人；②有活动性心、肺、肾、肝疾病的病人。

（3）用法用量：①流产：起始剂量为250μg，做深部肌内注射，此后依子宫反应，间隔1.5至3.5小时再次注射250μg的剂量。开始时亦可使用选择性的测试剂量100μg（2ml），卡前列素氨丁三醇的总剂量不得超过12mg，且不建议连续使用超过两天以上；②难治性产后子宫出血：起始剂量同上，做深部肌内注射。如疗效不满意，间隔15~90分钟多次注射，总剂量不得超过2mg（8次剂量）。

（4）使用过程中的注意事项：①青光眼或眼压升高史者、哮喘、低血压、高血压、心血管病、肝肾病变、贫血、黄疸、糖尿病或癫痫病史的病人应慎用；②慎用于瘢痕子宫流产，大剂量可引起子宫破裂；③必须严格遵循推荐剂量使用；

④可使下丘脑体温调节中枢受到影响，因此可引起短暂的体温升高。

（5）用药中观察处理要点：常见的不良反应有恶心、呕吐、腹痛、腹泻、面部潮红、寒战、体温升高、头痛等。一般为暂时性的，治疗结束后可恢复。在用药前或同时给予止吐剂或止泻剂，可降低前列腺素类药物的胃肠道不良反应发生率。

（6）健康指导要点：需由专业医务人员使用，且医院具备医疗救护和紧急手术设备。本品引起的发热若不伴子宫感染的证据，则鼓励多饮水，没必要采取其他传统的降温方法。

二、子宫平滑肌抑制药

子宫平滑肌抑制药又称抗分娩药，可以抑制子宫平滑肌的收缩，使子宫平滑肌的收缩力减弱，收缩节律减慢，临床上主要应用于防治痛经和早产。常用的子宫平滑肌抑制药物主要有 β_2 肾上腺素受体激动药、硫酸镁、钙通道阻滞剂、前列腺素合成酶抑制剂和缩宫素受体拮抗剂。下面仅以利托君为代表阐述。

利托君属于选择性 β_2 受体激动药，可特异性地抑制子宫平滑肌收缩。

1. 适应证　用于预防妊娠 20 周以后的早产。

2. 禁忌证　①本品禁用于妊娠不足 20 周和分娩进行期（子宫颈扩展大于 4cm 或开全 80% 以上）的孕妇；②子痫及严重的先兆子痫；③胎死宫内；④绒毛膜羊膜炎；⑤孕妇有心脏病及危及心脏功能的情况；⑥孕妇甲状腺功能亢进；⑦未控制之糖尿病病人；⑧重度高血压。

3. 用法和用量　①静脉滴注：取本品 100mg 用 500ml 5% 葡萄糖注射液稀释至 0.2mg/ml 的溶液后缓慢静脉滴注。开始时应控制滴速使剂量为每分钟 0.05mg，并逐渐增加至有效剂量。待宫缩停止后，至少持续输注 12~18 小时，随后改口服维持治疗。维持剂量应于静脉滴注结束前 30 分钟开始；②口服：头 24 小时内通常口服剂量为 10mg/2h，此后每 4~10~20mg/6h，每日总剂量不超过 120mg。

4. 使用过程中的注意事项　①对于紧急入院的病人，应对子宫颈口的开大及出血情况进行综合评价，制定安全的给药方案后，严密监护下给药。诊断为早产并适用本品者，最初用静脉滴注，随后改口服维持治疗；②本品可以升高血糖及降低血钾，故糖尿病病人及使用排钾利尿剂的病人慎用；③如为早产胎膜早破，要考虑是否会有绒毛膜羊膜炎的发生，用药要谨慎。

5. 使用过程中的观察与处理要点　注意观察不良反应：①静脉滴注时要经常监测子宫收缩频率、心率、血压和胎儿的心率，母体如持续心动过速或舒张压降低，诉胸痛或心口发紧，应立即停药。特别是用于急性胎儿窘迫时，如胎儿情况恶化，需立即停用静脉输注；②口服影响较轻，可使母体心率略有增加；③其他少见的有恶心、皮疹等，偶可致过敏性休克，给药前应备好抢救设备。给药中，应密切观察病人；④严重不良反应：肺水肿、白细胞减少、粒细胞缺乏症、心律不齐、横纹肌溶解症、新生儿肠闭塞、新生儿心室中隔肥大、低血钾、休克等。

6. 健康指导要点　①服用缓释胶囊时，应嘱咐病人整粒以水吞服；②静脉滴注时，应使病人保持左侧卧位姿势，以减少低血压危险。

（刘志青）

第十一节　泌尿系统用药

一、利尿药

（一）概述

利尿药是能促进肾脏排出溶质及水分而增加尿量的药物。本类药物能治疗心、肝、肾等疾病引起的水肿和腹水，降低血压、减轻心脏负荷。

常用的利尿药分为：①袢利尿药：如呋塞米、托拉塞米，主要作用于肾脏髓袢升支粗段髓质部和皮质部，有强大的利尿作用；②噻嗪类利尿药：如氢氯噻嗪，主要作用于远曲小管近端，利尿效果中等；③保钾利尿药：螺内酯、氨苯蝶啶，主要作用于远曲小管和集合管，利尿效果较弱。

（二）常用药物

1. 呋塞米

（1）适应证：①多种类型水肿，如肾性水肿、脑水肿、肺水肿、肝硬化腹水和充血性心衰；②急性、慢性肾功能衰竭；③高血压危象的辅助治疗；④急性药物及毒物中毒；⑤稀释性低钠血症、高钾血症、高钙血症。

（2）禁忌证：①对本品及磺胺类药过敏者禁用；②低钾血症、孕妇及哺乳妇女慎用；③大剂量使用洋地黄者。

（3）用法用量：①口服：初始每次 20~40mg，每天 1 次，必要时 6~8 小时后追加 20~40mg。最大剂量可达一日 600mg；②静脉注射：每次 20~200mg，一日总量不超过 1g。

（4）使用过程中的注意事项：①大剂量静脉注射速度过快时，可出现听力减退或暂时性耳聋，故速度不超过 4mg/ 分钟；②静脉注射时用 0.9% 氯化钠注射液稀释，不宜用葡萄糖注射液等稀释；③避免与氨基苷抗生素合用；④与降压药合用时，后者剂量应减少；⑤存在低钾血症或低钾血症倾向时，应注意补钾；⑥大剂量久用者，突然停药，可引起水钠潴留。因此长期用药者停药时应逐渐减量。

（5）使用过程中的观察与处理要点：①观察尿量，以便调整药物剂量；

②定期检查电解质,观察与水电解质紊乱相关的不良反应:如体位性低血压、低钠血症、低钾血症、低钙血症、低氯性碱中毒等;③观察病人有无耳部不适及听力的改变;④观察病人有无过敏反应,如出现过敏反应,立即停药并报告医生;⑤药物现配现用。

（6）健康指导要点:①指导病人准确记尿量;②不要随意调节滴速,以免滴速过快发生不良反应;③告知病人卧床休息,起床时动作应缓慢,预防跌倒;④告知病人静脉补钾时,指导病人按时服用并告知血管感觉疼痛是正常现象,以消除紧张情绪。

2. 氢氯噻嗪

（1）适应证:①轻度、中度水肿;②高血压;③肾性尿崩症及加压素无效的垂体性尿崩症。

（2）禁忌证:①哺乳期妇女慎用;②对磺胺类药及本品过敏者。

（3）用法用量:成人每日 25~100mg,分 1~2 次口服;小儿常用量每日 1~2mg/kg 或 30~60mg/m^2,分 1~2 次服用。

（4）使用过程中的注意事项:①与磺胺类药物、呋塞米、布美他尼、碳酸酐酶抑制剂有交叉反应;②无尿或严重肾功能减退者,应用大剂量时可致药物蓄积;③严重肝功能损害者,水、电解质紊乱可诱发肝性脑病;④从最小有效剂量开始用药,以减少副作用的发生,减少反射性肾素和醛固酮分泌;⑤有低钾血症倾向者,应酌情补钾或与保钾利尿药合用。

（5）使用过程中的观察与处理要点:①观察尿量;②监测电解质,并观察与电解质紊乱相关的不良反应;③观察有无过敏反应及其他不良反应,如皮疹、荨麻疹、白细胞减少或缺乏、血小板减少性紫癜等;④监测血压的变化。

（6）健康指导要点:①指导病人准确记尿量;②告知病人卧床休息,起床时动作应缓慢,预防跌倒。

3. 螺内酯

（1）适应证:①与其他利尿药合用,治疗水肿性疾病;②高血压;③原发性醛固酮增多症;④低钾血症的预防。

（2）禁忌证:高钾血症、低钠血症病人。对磺胺类药及本品过敏者。

（3）用法用量:①成人:每日 40~400mg,分 2~4 次服用;②小儿:开始每日 1~3mg/kg,单次或分 2~4 次服用,最大剂量为每日 3~9mg/kg。

（4）使用过程中的注意事项:①给药时应从最小有效剂量开始,以减少电解质紊乱等副作用;②用药前应监测血钾浓度,如出现高钾血症应立即停药。

（5）使用过程中的观察与处理要点:①观察尿量,根据尿量调整药物剂量;②监测电解质及心电图,特别是血钾的浓度,并观察与电解质紊乱相关的不良反应;③观察有无过敏反应及其他不良反应,如皮疹、甚至呼吸困难、头痛、嗜睡、月经失调、勃起功能障碍、胃肠道反应、肌酐、尿素氮升高等。

（6）健康指导要点：①指导病人准确记尿量；②告知病人清晨服药，以免夜间排尿次数增多；并于进食时或餐后服药，以减少胃肠道反应，并可能提高本药的生物利用度；③告知病人卧床休息，起床时动作应缓慢，预防跌倒。

二、平滑肌松弛药及前列腺增生用药

（一）概述

平滑肌松弛及前列腺增生药物抑制前列腺平滑肌中的 α_1 受体，引起平滑肌舒张、松弛，从而减轻了前列腺组织对于尿道的压力，减轻了尿道梗阻，有效改善排尿困难的症状。常用药物有特拉唑嗪、阿夫唑嗪、盐酸坦索罗辛。

（二）常用药物

1. 阿夫唑嗪

（1）适应证：用于轻、中度前列腺增生缓解尿路梗阻症状。

（2）禁忌证：①对本品过敏者禁用；②血压过低者及出现体位性低血压的病人禁用；③严重肝功能不全、肾功能衰竭病人禁用。

（3）用法用量：口服，每日 10mg 缓释片，晚饭后立即服用。

（4）使用过程中的注意事项：①在站立时出现动脉血压降低的现象，常伴有眩晕、疲乏、出汗的症状；②病人在需要麻醉时，应于麻醉前停用本品，以免引起血压不稳定；③冠心病病人在心绞痛发作期间和恶化时应停用本品；④驾驶车辆和操纵机器者应慎用。

（5）使用过程中的观察与处理要点：①观察血压情况；②其他常见不良反应：如眩晕、虚弱、头痛、心跳加快、潮热、瞌睡、消化不良、恶心、呕吐、腹泻、口干、皮疹。若出现上述不适，应及时告知医生。

（6）健康指导要点：①嘱病人睡前服用，对于缓释片需整片吞服，不能咀嚼或掰开；②告知病人服用药物后，在站立时若出现动脉血压降低的现象，并伴有眩晕、疲乏、出汗，应立即平卧，直至症状完全消失为止；③服药期间避免驾车或操作重型机器。

2. 盐酸坦索罗辛

（1）适应证：治疗良性前列腺增生引起的排尿障碍。

（2）禁忌证：对本品过敏者、肾功能不全病人禁用。

（3）用法用量：成人每日一次，每次 0.2mg，饭后口服。根据年龄、症状的不同可适当增减。

（4）使用过程中的注意事项：①高龄且肾功能低下者，使用时应注意观察病人服药后的状况，如得不到期待的效果，不应继续增量；②过量使用可能会引起血压下降，应注意药物剂量。

（5）使用过程中的观察与处理要点：①注意血压变化，以免发生低血压；②观察其他不良反应，如头晕、心率加快、恶心、呕吐、胃部不适、腹痛等。若出现上述不适，应及时报告医生。

（6）健康指导要点：①嘱病人不要将胶囊嚼碎；②告知病人起床时动作应缓慢，以免发生体位性低血压；③指导病人饭后服用，禁辛辣食品及烟酒。

三、抗尿崩症药

（一）概述

尿崩症分为垂体性（中枢性）和肾源性两类，前者为神经垂体功能障碍，抗利尿激素分泌减少所致，后者则系多种原因导致肾脏对抗利尿激素不敏感所致。临床上抗尿崩症药主要用于前者，通过补充抗利尿激素，增加肾脏远曲小管和集合管对水分的吸收，使尿量减少，从而改善症状。常用药物有去氨加压素、鞣酸加压素等。

（二）常用药物

1. 去氨加压素

（1）适应证：①主要用于治疗中枢性尿崩症；②治疗夜间遗尿症。

（2）禁忌证：①习惯性即精神性烦渴症者；②心功能不全、中重度肾功能不者；③需服用利尿剂的其他疾病病人；④不稳定性心绞痛病人；⑤哺乳期妇女禁用；⑥ⅡB型血管性血友病的病人。

（3）用法用量：治疗中枢性尿崩症：口服，一般初始适宜剂量为每次0.05~0.1mg，每日1~3次。静脉注射，1岁以下儿童为0.2~0.4μg，一日1~2次，建议首剂量为0.5μg；1岁以上儿童每次0.4~1μg，每天1~2次。

（4）使用过程中的注意事项：①用药过程中应监测电解质，应减少饮水量，否则易引起水潴留和低血钠；②从较小剂量开始，逐渐调整至最适剂量；③出现体液或电解质失衡等急性并发症，立即停药；④25℃以下、干燥处（相对湿度不超过60%）、密闭保存。

（5）使用过程中的观察与处理要点：①观察血钠浓度，预防低钠血症；②观察常见不良反应，如头疼、胃疼、恶心、短暂的血压降低、反射性心跳加快及面部潮红、眩晕、疲乏等。如出现上述不适，应及时报告医生；③注射给药时，观察有无过敏及注射部位有无疼痛、肿胀等；④用药期间应记录尿量。

（6）健康指导要点：①嘱病人避免食用高蛋白、高脂肪辛辣和含盐过高的食品；②告知病人应控制饮水量；③告知病人静脉给药时，注射部位会出现疼痛、肿胀不适，以消除紧张情绪。

2. 鞣酸加压素

（1）适应证：用于尿崩症。

（2）禁忌证：①高血压病人；②冠心病病人；③心力衰竭病人；④孕妇。

（3）用法用量：深部肌内注射，一次 0.2~0.5ml，或遵医嘱。

（4）使用过程中的注意事项：①使用前应摇匀，至少 5 分钟以上，深部肌内注射，应注意变换注射部位；②禁止静脉给药；③使用本药长效制剂比其他制剂更易出现水潴留；④应掌握剂量及注射间隔时间。

（5）使用过程中的观察与处理要点：①观察注射部位有无红肿及硬结。应注意更换部位注射；②观察有无发生水中毒及突发性严重多尿；③观察其他不良反应，如皮肤苍白、胸闷、腹泻、肠绞痛等。如出现不适，应及时报告医生。

（6）健康指导要点：①嘱病人控制饮水；②告知病人注射部位会出现硬结，应每次更换部位。

（向娥英　刘　莉）

第十二节　作用于免疫系统的药物

一、免疫抑制药

（一）概述

免疫抑制剂能抑制与免疫反应有关细胞的增殖和功能，能降低抗体免疫反应。免疫抑制剂主要分为糖皮质激素类、微生物代谢产物（环孢菌素）、抗代谢物、多克隆和单克隆抗淋巴细胞抗体、烷化剂类（环磷酰胺）等。

（二）常用药物

1. 环孢素

（1）适应证：①器官移植后抗排斥反应；②难治性结缔组织病、风湿性关节炎及肾病综合征等。

（2）禁忌证：①有活动性感染；②对环孢素过敏者；③严重肝、肾损害、未控制的高血压；④免疫低下者。

（3）用法用量：同种异体器官移植，为防止排异反应，手术当日肌内注射环孢素 4.5~8.5mg/kg，次日改为口服 4.5~8.5mg/（kg·d），以后每月递减至 2mg/（kg·d），最后以 2.5~5mg/（kg·d）作维持量。

（4）使用过程中的注意事项：①静脉制剂宜现配现用，保证剂量准确，注射速度不宜过快，以免发生急性肾毒性；②口服制剂建议与食物同服，减少对胃的刺激；③口服制剂不得用有吸附性的纸杯装盛，因难以保证剂量准确。

（5）使用过程中的观察与处理要点：

1）不良反应有：①厌食、恶心、呕吐等胃肠道反应；②肾脏毒性；③牙龈增生伴出血，牙龈增生一般可在停药 6 个月后消失；④过敏反应，在开始用药

30分钟内应严密监测;⑤用药期间应监测感染迹象;⑥与保钾类药物合用会导致血钾升高。

2）不良反应的处理:各种不良反应大多与剂量相关,应经常监测血药浓度,调节该品的全血浓度,如发生严重不良反应,应立即给相应的治疗,并减少该品的用量或停用。

（6）健康指导要点:①按时服药,应整粒吞服,在服药时尽可能与牛奶或果汁饮料同服,若为溶液剂,用牛奶或果汁稀释后立即服用。如忘记服药应补服一次,除非此时离下一次服药 <4 小时;②长期服用免疫抑制剂,禁止服用提高免疫力的食物和药物,不进食含钾高的食物及饮料;③注意休息,避免劳累,避免过度暴露在紫外线下。保持口腔清洁,联合使用其他药物时应咨询医生或药师;④使用环孢素时最好使用同一个厂家药品。

2. 他克莫司

（1）适应证:用于器官移植后排斥反应,对传统免疫抑制方案耐药者也可选用本品。

（2）禁忌证:孕妇、对本品或其他大环内酯类药物过敏者禁用;对聚乙烯氢化蓖麻油高度过敏者慎用。

（3）用法用量:成人肝脏移植 0.15~0.3mg/（kg·d）。应在肝脏移植手术后约 6 小时及肾脏移植手术后 24 小时内开始给药。若不能口服给药时,则应连续 24 小时静脉滴注。静脉滴注起始剂量:肝脏移植病人 0.01~0.05mg/（kg·d）,肾脏移植病人 0.05~0.1mg/kg。

（4）使用过程中的注意事项:①本品治疗应在医学人员严密的监测下进行,尤其是在移植术后的最初几个月内;②剂量和血药浓度的调节必须是在负责管理病人的移植中心;③本品不能与环孢素合用。

（5）使用过程中的观察与处理要点:不良反应较多:①和静脉给药相比,口服给药发生不良反应的频率明显地较低;②心血管系统:高血压、外周水肿、血管扩张等;③精神神经症状:惊厥、震颤头痛、抑郁、焦虑、紧张、失眠等;④呼吸:哮喘、胸膜渗出等;⑤内分泌/代谢:低血糖、高血糖、糖尿病、高脂血症等;⑥血液:贫血、脾大、白细胞增多或减少等;⑦消化:恶心、呕吐、便秘、腹泻等;⑧泌尿:肾功能异常等;⑨其他:高血钾、骨骼肌肉疼痛、脱发、瘙痒、视觉障碍、耳鸣、耳聋等。可通过监测血药浓度、调整剂量来减少严重不良反应的发生,及早发现并发症并及时做出处理。

（6）健康指导要点:①服药期间禁酒及进食含钾高的食品;②服用本品并已出现视觉及神经系统紊乱等不良反应的病人,不应驾车或操作危险机械;③脂肪能降低药物的吸收度,故宜低脂饮食,最好空腹服用;④由于药物不良反应多,且与多种药物存在相互作用,故应告诫病人不得自行服用其他药物或随意增减药物剂量,发现异常不适,及时就医。

二、生物反应调节药

(一)概述

生物反应调节剂是一种能调节生物机体防御功能及免疫反应,提高机体抗病、抗癌能力的药物,多由生物中提取。生物反应调节药主要分为:①增强、调节和恢复机体免疫应答的非特异性成分,如灭活病毒或细菌、细菌脂多糖等;②干扰素或干扰素诱生剂;胸腺激素、胸腺因子;③淋巴因子和细胞因子;④单克隆抗体及其交联物;⑤重新被激活的免疫活性细胞;⑥肿瘤抗原及其疫苗等。

(二)常用药物

1. 干扰素 分为三类:α-(白细胞)型、β-(成纤维细胞)型,γ-(淋巴细胞)型。

(1)适应证:①乙肝、丙肝、尖锐湿疣等病毒性疾病,与艾滋病有关的卡波济肉瘤、多发性或转移性肾细胞瘤;②可与细胞毒性药物合用治疗毛状细胞白血病、多发性骨髓瘤、非霍奇金淋巴瘤、皮肤 T 淋巴细胞瘤、慢性骨髓性白血病、与骨髓增生疾病有关的血小板增多。

(2)禁忌证:①对本品过敏者;②原有心脏病、肝肾疾病、严重骨髓抑制、不能耐受本品副作用的病人;③已接受或近期将接受免疫制剂治疗的病人及已接受或即将接受异体器官移植或者骨髓移植的病人。

(3)用法用量:多用 100 万 ~300 万 U,皮下注射或肌内注射,每周 3 次,可连用数月或更长。可根据病情逐渐增减剂量。该药有时间依赖性,长时间保持有效浓度。

(4)使用过程中的注意事项:①如发现冻干制剂萎缩、变色,液体制剂浑浊、有异物或不溶性沉淀等均不宜使用;②不宜口服;③以灭菌注射用水溶解时,宜沿瓶壁注入,以免产生气泡;④置 1~4℃处保存。

(5)使用过程中的观察与处理要点:①全身反应主要表现为流感样症状,即寒战、发热和不适。一般情况下不需特殊处理,可自行消退;②局部反应部分病人在注射部位可出现红斑,并有压痛,24 小时后即可消退;③用药中可出现白细胞、血小板和网状红细胞减少,应注意观察出血迹象,减少剂量,减轻骨髓抑制发生;④抑郁:应注意观察,必要时停药;⑤其他:如脱发、皮疹、血沉加快、嗜睡、一过性肝损伤。偶见过敏性休克,用药前做过敏试验。

(6)健康指导要点:①告知病人及家属使用干扰素的副作用;②如出现流感样症状,应保持体力,喝足够的水,禁酒,注意饮食平衡及锻炼。

2. 白介素 –2

(1)适应证:辅助治疗肾癌、恶性黑色素瘤、膀胱癌、结肠癌、肺癌、非霍奇金淋巴瘤、癌性胸腔积液等。

（2）禁忌证：严重心脏病、低血压、高热、严重肝肾功能障碍、严重造血功能障碍、严重中枢神经功能损伤病人及对本品过敏者。

（3）用法用量：先将本品溶解于1ml注射用水中，再用生理盐水稀释至所需浓度。给药途径有：①肌内注射；②胸、腹腔内注射；③动脉插管注射；④局部注射；⑤皮下注射；⑥静脉滴注。

（4）使用过程中的注意事项：①本品必须在有经验的专科医生指导下慎重使用；②本品溶解后如有沉淀异物或瓶有裂纹不可使用；③制品溶解后应一次使用完毕，不得多次使用；④使用本品时要从小剂量逐渐增大剂量。

（5）使用中过程中的观察与处理要点：①常见不良反应是与用药剂量有关的一过性发热（38℃左右），也可有寒战高热，停药后3~4小时可自行恢复正常，可给予对症处理；②个别病人可出现恶心、呕吐；③部分病人皮下注射后局部可出现轻度红肿、硬结、疼痛，应注意轮换注射部位；④可能引起毛细血管渗漏综合征，表现为低血压、末梢水肿、暂时性肾功能不全等，应立即停用并对症处理。

（6）健康指导要点：①告知病人及家属使用药物的副作用，避免惊慌；②如出现流感样症状，应增加液体摄入量；如出现高热，嘱卧床休息，注意保暖，及时更换被服，进食清淡易消化的食物。

3. 胸腺肽

（1）适应证：用于各种原因所致的细胞免疫功能低下症。

（2）禁忌证：①对本品过敏者；②器官移植病人；③胸腺功能亢进或胸腺肿瘤病人；④细胞免疫功能亢进者。

（3）用法：①肠溶片；②肌内/皮下注射；③静脉滴注。

（4）使用过程中的注意事项：①溶解后出现混浊或絮状物时禁用；②治疗期间应定期检查肝功能。

（5）使用过程中的观察与处理要点：偶有胸闷、头昏，一般可自行消失；发热、皮疹及注射部位红肿，可予对症处理，必要时停药。

（6）健康指导要点：注意劳逸结合，保持良好的心态。

（杨　剑）

第十三节　解　毒　药

一、重金属、类金属中毒解毒药

（一）概述

重金属、类金属中毒是指某种重金属（汞、银、铅、铜、铬、锌等）或类金属

（砷、锑、磷、铋等）进入人体过多而引起的慢性或急性中毒。重金属、类金属中毒解毒药多为含有巯基的络合剂，能与金属或类金属离子结合成环状络合物，生成低毒或无毒的可溶性化合物，由尿排出，解除它们对体内巯基酶系统的作用，而达到解毒的目的。包括以下几类：①氨羧络合剂，如依地酸钙钠等；②巯基络合剂，如二巯丙醇、二巯丁二酸等；③羟肟酸络合剂，如去铁胺等。

（二）常用药物

1. 依地酸钙钠

（1）适应证：本品主要用于治疗铅中毒，亦用于镉、铬、锰、钴、镍和铜等重金属中毒以及铅移动试验。

（2）禁忌证：①对本品过敏者禁用；②少尿、无尿或肾功能不全病人禁用。

（3）用法用量：①静脉滴注：将本品1g加入5%葡萄糖注射液250~500ml，静脉滴注4~8小时。成人用量：1g/d，连续3天，停药4日为一疗程；小儿用量：25mg/（kg·d），连用3日，停4日为一疗程；②肌内注射：将本品0.5g加1%盐酸普鲁卡因注射液2ml，稀释后做深部肌内注射，1次/天，疗程参考静脉滴注。

（4）使用过程中的注意事项：①对乙二胺过敏者，对本品也有可能过敏；②直接肌内注射可引起局部疼痛，可用0.5%或1%盐酸普鲁卡因适量稀释后注射；③一日剂量不超过1.5g，每个疗程连续用药不超过5日，需要应用第2疗程前应停药间歇4~7日；④严重中毒病人不宜应用较大剂量；⑤儿童急性铅脑病一般需采用本品和二巯丙醇联合治疗；⑥静脉输液速度不宜过快，以免引起血栓性静脉炎。

（5）使用过程中的观察与处理要点：①密切观察药物的毒性反应，如头昏、前额痛、食欲不振、恶心、畏寒、发热等；②儿童输液3小时仍不见排尿，可行血液透析；③观察促排量（尿铅测定）；④监测尿常规和肾功能、血尿素氮、肌酐、钙和磷。

（6）健康指导要点：①指导病人使用非金属清洁容器，正确留取24小时尿标本；②嘱病人多饮水，使尿量维持在2000~2500ml/24h，以促进铅的排出；③嘱病人卧床休息，病情好转后逐渐增加活动量。

2. 二巯基丙醇

（1）适应证：主要用于砷中毒和汞、金等重金属中毒；与依地酸钙钠合用可治疗儿童急性铅脑病。

（2）禁忌证：①对花生及其制品过敏者、严重高血压、心力衰竭、肾功能衰竭、严重肝功能障碍者禁用；②禁用于铁、硒、镉中毒；③甲基汞和其他有机汞化合物中毒病人禁用。

（3）用法用量：肌内注射。①成人常用量，2~3mg/kg，第一日、第二日，每

4 小时 1 次,第三日改为每 6 小时 1 次,第四日后减少至每 12 小时 1 次,疗程一般为 10 天;②儿童急性铅脑病:肌内注射,一次 4mg/kg,每 4~6 小时 1 次,同时应用依地酸钙钠一次 12.5mg/kg,一日 2 次,疗程 3~5 日。

（4）使用过程中的注意事项:①肌内注射局部可引起疼痛,并可引起无菌性坏死,应注意观察,及时更换部位注射;②两次给药间隔时间不得少于 4 小时;③药物过量可损害毛细血管,引起血浆渗出增加,严重时发生血压下降;④注意碱化尿液,保护肾脏。

（5）使用过程中的观察与处理要点:①不良反应如恶心、头痛、口鼻眼黏膜刺激症状(灼热感、流眼泪、流口水)、腹痛、肢端麻木及肝肾功能损害等。一般不良反应在给药后 10 分钟出现,30~60 分钟左右后消失;②使用本品前后应测量血压和心率,观察有无出现心动过速、血压上升、抽搐和昏迷;③治疗过程中应检查尿常规和肾功能;④大剂量长期使用时还需检查血浆蛋白。

（6）健康指导要点:①用药前向病人讲解药物不良反应;②告知病人穿刺部位会有不同程度的疼痛,以消除紧张情绪;③指导病人准确记尿量;④嘱病人多饮水。

3. 去铁胺

（1）适应证:用于急性铁中毒、慢性肾衰伴有铝过量引起的脑病、骨病和贫血、输血性铁质沉着病。

（2）禁忌证:①对本品过敏者禁用;②严重肾功能不全及妊娠初 3 个月禁用;③肾功能不全者、哺乳期妇女慎用,3 岁以下小儿一般不用。

（3）用法用量:肌内注射、皮下注射或静脉滴注。肌内、皮下注射:将本品 0.5~1g 加灭菌注射用水 2ml 稀释后使用;静脉滴注:将本品 0.5~1g 加 0.9% 氯化钠注射液、复方氯化钠或 5% 葡萄糖注射液 250~500ml 中静脉滴注,滴注速度应保持每 1 小时 15mg/kg,24 小时总量不超过 90mg/kg。

（4）使用过程中的注意事项:①急性铁中毒者应肌内注射,宜深忌浅;休克时,可静脉滴注,一旦休克控制,应改为肌内注射;②静脉滴注时不宜用生理盐水直接溶解,宜先使用 2ml 注射用水先行溶解;③老年人使用本品时,不宜同时加用大剂量维生素 C。

（5）使用过程中的观察与处理要点:①对本品过敏的病人或静脉注射速度过快可出现心动过速、皮肤潮红或休克,及时用抗组胺药或抗休克药物可缓解症状;②观察病人有无视力及听力障碍情况,停药后可有部分或完全恢复;③给药前、给药后 2~6 小时及以后应测定血清铁、铁蛋白、总铁结合力及尿铁胺。

（6）健康指导要点:①告知病人及家属不要擅自调节输液速度,以免引起不适;②嘱咐病人服药期间避免驾驶或高空作业;③告知病人肌内注射部位可出现红肿、疼痛；④观察小便颜色，并告知出现棕红色或铁锈色尿液属正常现象，嘱多饮水，有利多余铁的排出。

二、有机磷酸酯类中毒解毒药

（一）概述

有机磷酸酯类中毒是因进入机体的有机磷酸酯类迅速随血液及淋巴循环分布到全身各器官组织，通过抑制胆碱酯酶的活性，使之失去分解乙酰胆碱的能力，导致乙酰胆碱在体内蓄积，而产生相应的功能紊乱。有机磷酸酯类中毒解毒药包括：①抗胆碱能剂：代表药物是阿托品，其作用是对抗乙酰胆碱对副交感神经和中枢神经系统的作用，消除或减轻毒覃样症状；②胆碱酯酶复合剂：例如碘解磷定，可与磷酰化胆碱酯酶中的磷酰基结合，将其中胆碱酯酶游离，恢复其水解乙酰胆碱的活性。还与血液中有机磷酸酯类直接结合，使之不能发挥作用。

（二）常用药物

1. 阿托品

（1）适应证：主要用于治疗有机磷毒物中毒，单独使用疗效差，应与胆碱酯酶复合剂联合使用，其他适应证详见本书相关章节。

（2）禁忌证：对本品过敏者禁用；孕妇、婴幼儿、老年人对本品毒性敏感应慎用；禁用于青光眼及前列腺肥大病人。

（3）用法用量：肌内注射或静脉注射：①轻度中毒：一次静脉注射 1~3mg，隔 5~30 分钟 1 次，阿托品化后逐渐改为 0.5~1mg 肌内注射，2~6 小时 1 次，3~5 天为 1 疗程；②中度中毒：一次静脉注射 / 皮下注射 5~10mg，隔 15~30 分钟 1 次，阿托品化后逐渐改为一次 1~4mg 静脉注射或肌内注射，1~6 小时 1 次，5~7 天为 1 疗程；③重度中毒：一次静脉注射 10~20mg，隔 10~15 分钟 1 次，阿托品化后逐渐减量，延长间隔时间，7~10 天为 1 疗程。小儿用量根据体重折算，用法同成人。

（4）使用过程中的注意事项：①治疗有机磷毒物中毒时，特别是严重中毒，要求达到阿托品化；②必须准确无误地掌握好阿托品剂量；③一旦确诊有机磷毒物中毒，应立即给予本品治疗，越早效果越好。

（5）使用过程中的观察与处理要点：①观察阿托品化的指征：应每 5~10 分钟观察精神症状、瞳孔、脉搏、呼吸的变化情况，以确定是有机磷中毒症状，还是阿托品化。阿托品化的指标是：瞳孔较正常略大、面色潮红、皮肤干燥、轻度烦躁、腺体分泌减少、肺部湿性啰音明显较少或消失、昏迷病人开始苏醒；②观察有无阿托品中毒，严重中毒可出现谵语、惊厥、狂躁、胡言乱语、幻听幻觉、昏迷等症状，心率增快至 120 次 / 分以上，体温高达 40℃，甚至发生脑水肿及肺水肿而危及生命。

（6）健康指导要点：①嘱病人平卧，头偏向一侧，保持呼吸道通畅；②保持口腔清洁，避免口腔感染；③由于反复洗胃，食管黏膜损伤，充血水肿，因此告知病人 24 小时内绝对禁食禁饮，以利于减轻水肿和黏膜损伤，病情稳定后给予半流质、软质清淡、温冷饮食，由少到多，循序渐进；④普及有机磷中毒知识。

2. 碘解磷定

（1）适应证：用于解救有机磷毒物中毒，单独使用疗效差，应与抗胆碱药物联合使用。

（2）禁忌证：①对本品及碘过敏的病人禁用；②心功能不全者慎用。

（3）用法用量：本品用生理盐水稀释后缓慢静脉注射，肌颤缓解或血液胆碱酯酶活性恢复至正常的 60% 以上后酌情减量或停药。

（4）使用过程中的注意事项：①老年人的心、肾潜在代偿功能减退，应适当减少用量和减慢静脉注射速度；②本品在碱性溶液中易水解生成氰化物，禁与碱性药物配伍。

（5）使用过程中的观察与处理要点：①密切观察不良反应：可出现暂时性视力模糊、复视、眩晕、头痛、恶心等，注射速度过快出现血压升高，严重时可导致呼吸抑制，应特别注意与急性有机磷中毒的临床表现相鉴别；②观察穿刺部位有无肿胀、液体有无外渗，因本品对局部组织刺激性较大，外渗至皮下可致剧痛及周围皮肤发麻；③密切观察病人中毒症状有无改善，及时行血胆碱酯酶活性监测，要求血胆碱酯酶维持在 50% ~60% 以上。

（6）健康指导要点：①告知病人及家属可能发生的不良反应，如视力模糊、复视、眩晕、头痛、恶心、心动过速等，发现后及时报告医生；②其余参考阿托品的指导要点。

三、氰化物中毒解毒药

（一）概述

氰化物可经呼吸道、消化道及皮肤进入人体内，释放出氰离子，对氧化酶、乳酸脱氢酶、脱酸酶等多种酶起抑制作用，尤其能与体内的氧化型细胞色素氧化酶结合，生成氰化高铁细胞色素氧化酶，从而抑制细胞色素化酶的活性，使其失去传递电子的功能，导致呼吸链中断，引起细胞内窒息，细胞不能利用血液中的氧，出现组织缺氧，如抢救不及时，很快导致死亡。

氰化物中毒解毒药包括：①亚硝酸钠：能使血红蛋白中的二价铁（Fe^{2+}）氧化成三价铁（Fe^{3+}）形成高铁血红蛋白，高铁血红蛋白和细胞色素氧化酶的 Fe^{3+} 与 CN^- 结合，解除氰离子的毒性；②硫代硫酸钠：硫代硫酸钠所供给的硫，通过体内硫转移酶，将硫与体内游离的或已与高铁血红蛋白结合的 CN^- 相结合,使之变为毒性很小的硫氰酸盐,随尿排出而解毒。

(二)常用药物

1. 亚硝酸钠

(1)适应证:用于氰化物及硫化物中毒。

(2)禁忌证:休克病人禁用。

(3)用法用量:①成人以 3% 溶液 10~15ml 静脉注射,或将本品 0.3~0.45g 用 0.9% 氯化钠注射液 100ml 稀释后静脉滴注,5~20 分钟内完成。注射速度应慢,注射完毕后,随即用同一针头及相同速度注射 25% 硫代硫酸钠溶液 40ml,必要时 0.5~1 小时后可重复本品和 25% 硫代硫酸钠溶液半量或全量;②小儿用量:一次 3% 溶液 0.15~0.30ml/kg,用法同成人。

(4)使用过程中的注意事项:①当病人出现休克时,应当充分抗休克后再使用本品;②对于有心血管和动脉硬化的病人需要应用时,应适当减少剂量和减慢注射速度;③本品对氰化物中毒仅能暂时性的延迟其毒性,要在应用本品后立即通过原静脉注射针头注射硫代硫酸钠;④必须在中毒早期应用,中毒时间稍长即无解毒作用;⑤本品不能与硫代硫酸钠混合注射,否则将加重不良反应。

(5)使用过程中的观察与处理要点:①密切观察不良反应:如血压下降、心动过速、头痛、出冷汗、休克、晕厥、抽搐;②用量过大时可出现严重发绀、呼吸困难等症状,应使用正确剂量,一旦出现上述反应,立即报告医生。

(6)健康指导要点:①告知病人其药物作用及不良反应,出现症状立即报告医务人员;②做好职业防护宣传。

2. 硫代硫酸钠

(1)适应证:用于氰化物中毒;与高铁血红蛋白形成剂联合使用;另外可用于皮肤瘙痒、荨麻疹等。

(2)禁忌证:对本品过敏者禁用。

(3)用法用量:静脉注射:临用前,用灭菌注射用水或 0.9% 氯化钠注射液 40~60ml 将本品 10~15g 溶解后静脉注射,注射速度为每分钟 2.5~5ml。

(4)使用过程中的注意事项:①注射速度不宜过快,以免引起血压下降;②本品与亚硝酸钠从不同解毒机制治疗氰化物中毒,应先后做静脉注射,不能混合后同时静脉注射。

(5)使用过程中的观察与处理要点:①观察血压的变化;②其他不良反应:偶见头晕、乏力、恶心、呕吐等。

(6)健康指导要点:①告知病人其药物作用及相关不良反应,如出现症状立即报告医务人员;②做好职业防护宣传。

（向娥英）

第十四节　营　养　药

一、概述

临床上对严重营养不良或较长时间不能正常进食的病人,采取肠外营养和肠内营养两大途径供给。肠内营养是指将一些只需化学性消化或不需消化就能吸收的营养液注入病人胃肠道,提供所需要营养素的方法。肠外营养是将机体所需的营养素按一定比例和速度以静脉输液的方式直接输入体内,供给病人足够的能量。常见的肠内营养药有:肠内营养粉剂、整蛋白型肠内营养剂等;肠外营养药有复方氨基酸9AA、复方氨基酸18AA、脂肪乳、中链/长链脂肪乳、注射用水溶性维生素等,其中不同种类的氨基酸治疗侧重点不一,工作中应注意查对,避免混淆。

二、常用药物

1. 肠内营养药

(1)适应证:此类营养药适用于胃肠功能或部分胃肠道功能异常而不能或不愿吃足量食物以满足机体营养要求的病人。

(2)禁忌证:完全性小肠梗阻、胃肠道功能衰竭、严重腹腔感染、对本品过敏者、顽固性腹泻等肠道需要休息者。

(3)用法用量:口服或肠道喂养:①一般病人:一天给予2000kcal即可满足机体的需求;②高代谢病人:一天4000kcal;③初次肠道喂养病人:从1000kcal开始,在2~3日内逐渐增加至需要量。

(4)使用过程中的注意事项:①不能经静脉给药;②鼻饲给药时,应将本品充分混匀,以防胃管堵塞。

(5)使用过程中的观察与处理要点:观察病人有无胃肠道不适,如腹泻、腹痛等。

(6)健康指导要点:①告知病人冲调好的营养剂应该立即服用;②开盖后的粉剂应妥善储存,以防污染;③嘱病人按时按量服用。

2. 复方氨基酸注射液(9AA)

(1)适应证:适用于急性或慢性肾功能不全病人的肠道外支持;各种透析病人营养状况不良者;大手术、外伤或脓毒血症引起的严重肾功能衰竭。

(2)禁忌证:氨基酸代谢紊乱、严重肝功能损害、心功能不全、水肿、低血钾、低血钠病人禁用。

(3)用法用量:静脉滴注,成人每一日250~500ml,缓慢滴注;小儿用量遵医嘱。进行透析的急、慢性肾功能衰竭病人：每一日 1000ml,最大剂量不超过 1500ml。

（4）使用过程中的注意事项：①凡用本品的病人,均应低蛋白、高热量饮食；②应严格控制给药速度,不超过每分钟 15 滴；③用药过程中,应监测血糖、电解质、肝肾功能,必要时检查血镁和血氨；④注意水平衡,防止血容量不足或过多。

（5）使用过程中的观察与处理要点：观察相关不良反应,如恶心、呕吐、心悸、寒战等不适,出现不适立即减慢滴速并报告医生。

（6）健康指导要点：①嘱病人低蛋白、高热量饮食；②告知病人不擅自调节输液器开关,以免引起不适。

3. 复方氨基酸（15AA）

（1）适应证：适用于慢性肝性脑病、慢性迁延性肝炎、慢性活动性肝炎、重症肝炎及肝胆手术。

（2）禁忌证：严重肝肾功能不全、氨基酸代谢失调、水肿病人。

（3）用法用量：静脉滴注,一日 250~500ml。

（4）使用过程中的注意事项：①注射后剩余药液不能贮存再用；②药液遇冷会析出结晶,应缓慢摇动至结晶溶解后方可使用；③注射时应控制速度,不宜过快；④注意水、电解质的监测,高度腹水和胸腔积液避免输入过多。

（5）使用过程中的观察与处理要点：①观察相关不良反应,如恶心、呕吐、心悸、发冷等不适,出现不适立即减慢滴速报告医生；②观察有无发疹样过敏反应,一旦发生立即停药。

（6）健康指导要点：①告知病人不擅自调节输液器开关,以免引起不适；②告知病人如出现不适,立即报告医护人员。

4. 复方氨基酸（18AA）

（1）适应证：适用于蛋白质摄入不足、吸收障碍等氨基酸不能满足机体代谢需要的病人；亦用于改善手术后病人的营养状况。

（2）禁忌证：严重肝肾功能不全、肝性脑病、严重尿毒症病人和对氨基酸有代谢障碍的病人禁用。

（3）用法用量：静脉滴注,根据年龄、病情、体重等决定用量,一次 250~500ml。一日一般输入 0.1~0.2g N/kg 较适宜。

（4）使用过程中的注意事项：①应严格控制滴注速度；②大量输入可能导致酸碱失衡,大量应用或并用电解质输液时,应注意电解质与酸碱平衡；③遇冷可能出现结晶,应缓慢摇动使结晶完全溶解后再用；④开瓶药液一次用完,剩余药液不宜贮存再用。

（5）使用过程中的观察与处理要点：参见复方氨基酸（15AA）。

（6）健康指导要点：①告知病人不擅自调节输液器开关，以免引起不适。②告知病人如出现不适，立即报告医护人员。

5. 脂肪乳

（1）适应证：适用于需要高热量的病人、肾损害、昏迷、术后、烧伤等不能经胃肠道摄取营养的病人。

（2）禁忌证：严重肝损害、休克和严重脂质代谢紊乱（如高脂血症）及血栓病人禁用。

（3）用法用量：①成人：静脉滴注，按脂肪量计，一般第 1 天脂肪量不应超过 1g/kg，每天最大推荐剂量为 3g/kg；②新生儿和婴儿：10%、20% 脂肪乳注射液每天使用剂量为 0.5~4g/kg；③早产儿及低体重新生儿，最好是 24 小时连续输注，开始时每天剂量为 0.5~1g/kg，以后逐渐增加到每天 2g/kg，或遵医嘱。

（4）使用过程中的注意事项：①滴注速度不宜过快（成人 10%、20% 脂肪乳注射液 500ml 的输注时间不少于 5 小时、30% 脂肪乳注射液 250ml 的输注时间不少于 4 小时，新生儿和婴儿输注速度不超过 $0.17g/(kg \cdot h)$）；②不能将电解质溶液直接加入药品中。

（5）使用过程中的观察与处理要点：①加强巡视，观察穿刺处有无红肿、热、痛。如药物外渗应及时处理；②连续使用一周以上时，可发生"脂肪负荷过重综合征"，应每天检查病人的脂肪廓清能力。

（6）健康指导要点：告知病人勿擅自调节滴注速度，以免引起不适。

（刘　莉　向娥英）

第十五节　眼耳鼻喉科用药

一、眼科用药

（一）概述

眼部用药包括抗感染类、激素类、抗青光眼类、扩瞳及缩瞳类及其他类。眼部药物在作用机制、药物分类、不良反应、配伍禁忌上与全身用药药物一致，区别在于眼部疾病治疗以局部用药为主，常用制剂有滴剂和眼膏剂，本节仅对代表性药物进行概述。

（二）常用药物

1. 氯霉素

（1）适应证：适用于大肠杆菌、流感嗜血杆菌、克雷伯乐菌属，金黄色葡萄球菌、溶血性链球菌及其他菌所致眼部感染，如沙眼、结膜炎、角膜炎、眼睑炎等。

（2）用法用量：滴眼液：滴入眼睑内，每次1~2滴，每日3~5次。眼膏：涂入眼睑内，每日3次。

（3）使用过程中的注意事项：当出现过敏反应（眼皮痒、肿胀、持续烧灼感）时应及时告知病人尽快停药。

（4）用药过程中观察处理要点：①如病人还有其他感染，应同时进行全身治疗；②给药时应保证前房充满药液；③药液应密闭、避光储存。

（5）健康指导要点：①教会病人如何滴眼和使用软膏，如在用药前后均应洗手、不要触碰药瓶的顶端及其他部位等；②用药前应清除眼周的渗出物；③在滴入药水后应在角膜囊上轻按1分钟；④告知病人不要和家庭成员合用治疗药物、洗手巾或毛巾，当有人出现相同症状时应及时告知医师；⑤告知病人如用药后3日症状还未明显缓解，应及时通知医师；⑥强调必须严格按照医师推荐的疗程进行治疗。

2. 红霉素

（1）适应证：儿童衣原体和支原体感染，用药以局部治疗为主，常用0.5%~1%眼药膏；沙眼衣原体感染、敏感菌引起的细菌性结膜炎、眼睑缘炎及眼外部感染；内眼感染。

（2）用法用量：

1）局部注射：①结膜下注射1~2mg/0.5ml，隔日一次；②前房内注射0.1~0.2mg/0.1ml；③玻璃体内注射0.1~0.2mg/0.1ml。

2）滴眼：每次1~2滴。每日4~6次；或使用眼药膏，涂于眼睑内，每日2~3次，因眼膏可干扰视力，建议在睡觉前使用。

（3）使用过程中的注意事项：①宜在药敏试验后才能使用本品，如感染原因不明请勿用；②哺乳期妇女应慎用；③药物应在常温下密闭、避光保存。

（4）用药过程中观察处理要点：局部刺激感，偶见眼睛疼痛、视力改变、持续性发红或刺激感等过敏反应。

（5）健康指导要点：参阅氯霉素。

3. 磺胺醋酰胺

（1）适应证：主要用于有易感细菌引起的表浅性结膜炎、角膜炎、睑缘炎等；也用于沙眼和衣原体感染的辅助治疗；霉菌性角膜炎的辅助治疗；眼外伤、慢性泪囊炎、结膜、角膜以及内眼手术的前后预防感染。

（2）用法用量：滴于眼睑内，每次1~2滴，每日3~5次；或涂眼膏，每日3次。

（3）使用过程中的注意事项：①两眼滴药间期应大于5分钟；②药物应密闭、隔热、避光保存。

（4）用药过程中观察处理要点：滴眼液常引起局部反应，表现为眼睛的刺激和烧灼感及局部过敏反应。

（5）健康指导要点：①告知病人药液可使衣物染色；②其余参阅氯霉素。

4. 阿糖腺苷眼膏

（1）适应证：急性结膜癣菌感染、表面结膜炎、单纯疱疹病毒和单纯疱疹病毒引起的复发性角膜炎。

（2）用法用量：每3小时挤1cm药膏到下角膜囊，每日5次；如7日内症状未缓解，或在21日新的角膜上皮还未形成，应更换疗法。病情严重者，应加长疗程。上皮重新形成后，继续减量治疗5~7日，以防复发。

（3）使用过程中的注意事项：药物应密闭、避光保存。

（4）用药过程中观察处理要点：①用药时应监测类固醇药物的浓度，阿糖腺苷的治疗应在甾体类药物的治疗后进行；②不良反应观察：药物短暂性烧灼感、眼皮瘙痒、疼痛、畏光流泪、异物感、过敏等。

（5）健康指导要点：参阅氯霉素。

5. 多佐胺

（1）适应证：是一种碳酸酐酶抑制剂，减少房水的生成，用于治疗眼高压或开角型青光眼病人眼内压升高。

（2）用法用量：每次1滴滴眼，每日3次；与β受体阻滞剂联合应用，每日2次。

（3）使用过程中的注意事项：如同时使用其他眼科用药，给药间隔时间应在10分钟以上。

（4）用药过程中观察处理要点：观察有无以下不良反应：局部烧灼感、刺痛和不适、浅表性点状角膜炎、过敏反应、视物模糊，罕见的有皮疹、头痛、恶心、乏力倦怠、虹膜睫状体炎、一过性近视等。

（5）健康指导要点：①病人在滴药前后应洗手，不要将药管口的尖端碰到眼及周围组织；②本品为磺胺类药物，虽为局部用药，仍有可能被全身性吸收，滴眼后应用手指轻压泪囊1分钟，以减少药物的全身性吸收；③如发生严重的不良反应或出现过敏反应（包括结膜炎及眼睑反应）的症状和体征，应及时停药并通知医师；④用药期间不要佩戴隐形眼镜；⑤强调必须遵循医师推荐的疗法进行治疗。

6. 左布诺洛尔

（1）适应证：为β-受体阻滞剂，通过降低房水的产生用于慢性开角型青光眼及高眼压症的眼压控制。

（2）禁忌证：①支气管哮喘或有支气管哮喘史，或有严重的慢性阻塞性肺部疾病的病人；②对本品过敏者。

（3）用法用量：每次滴1滴，每日1次或2次。

（4）使用过程中的注意事项：避光，15~25℃保存；对应用全身性降血压药病人，本品有相加作用。

（5）用药过程中观察处理要点：常见不良反应有睑结膜炎、一过性眼烧灼、刺激感，心率下降；偶可降低血压；罕见呼吸困难、虹膜睫状体炎、头痛、肝酶活性升高、一过性共济失调、嗜睡、头晕、瘙痒及荨麻疹。

（6）健康指导要点：①告诫老年病人如发生呼吸困难，胸痛或心律不齐，应及时报告医师；②告知病人治疗期间应随时携带医疗卡；③其余参阅氯霉素。

7. 毛果芸香碱

（1）适应证：①早期开角型青光眼；②急性闭角型青光眼的急症治疗；③扩瞳剂及睫状肌麻痹剂引起的瞳孔散大。

（2）禁忌证：①老年白内障；②视网膜脱离；③急性结膜炎与角膜炎、急性虹膜炎；④支气管哮喘；⑤胃溃疡等。

（3）用法用量：①早期开角型青光眼：每次 1~2 滴，每天 4 次；或临睡时使用 14% 凝胶状软膏；②急性闭角型青光眼的治疗：每次 1 滴，每 5~10 分钟 1 次，共 3~6 次；然后每 1~3 小时 1 滴，直至眼压得到控制；③扩瞳剂及睫状肌麻痹剂引起的瞳孔散大：每次 1 滴。

（4）使用过程中的注意事项：①治疗急性闭角型青光眼时，宜先用其他药物将眼压降至 50mmHg 以下再使用本品，因过高眼压使瞳孔括约肌缺血，致对本品缺乏反应；②滴眼时需用手指压迫内眦，以免药液流入鼻腔吸收引起全身不良反应。

（5）用药过程中观察处理要点：可出现一过性视力减退及模糊、睫状体痉挛、眼部疼痛、结膜刺激征、视野改变，反复频繁滴药可致全身症状如流涎、恶心、呕吐、腹泻、支气管痉挛、出汗等。

（6）健康指导要点：①用药期间应避免操作机械或驾车；②尽量避免反复频繁滴药，并于滴眼后用手指轻压泪囊 1 分钟；③告知病人用药初始常有一过性额痛和近视，但常在 10~14 日内消失；④若出现全身反应应及时报告医务人员。

8. 阿托品滴眼液

（1）适应证：本品为抗胆碱药，主要用于：①治疗虹膜睫状体炎，防止发生虹膜后粘连，减少继发性青光眼或瞳孔闭锁的可能；②解除或减少瞳孔括约肌和睫状肌痉挛，减少疼痛刺激；③验光前扩瞳，矫正内隐斜、解除调节痉挛。

（2）禁忌证：禁用于青光眼或心血管系统有明显器质性病变病人。

（3）用法用量：0.5%~1% 滴眼液每日数次点眼，夜间涂用眼膏；亦可配合其他药物行结膜下注射。

（4）使用过程中的注意事项：滴眼时要压迫泪囊，以免药液流入鼻腔并吸收中毒。

（5）用药过程中观察处理要点：①局部用药可致眼压升高，病人出现眼痛、头痛及进行性视物模糊，一旦发现应及时通知医师；②滴眼后可有可逆性视物模糊、畏光等，可以戴墨镜减轻症状。

（6）健康指导要点：①用药期间建议病人佩戴墨镜，避免强光照射双眼；②指导病人观察副反应，如面色潮红、心跳加速等，及时报告医务人员；③其余参阅氯霉素。

9. 后马托品

（1）适应证：本品为 M 受体阻断剂，具有散瞳的作用。其优点是作用发生较快、维持时间较短。多用于眼科检查。

（2）用法用量：①检查用散瞳：滴眼，次数依需要而定；②散瞳验光：验光前每日下午，双眼用药，每 1 小时 1 次连用 5 次或者每日两次，连用 2~3 日；如果是 2%~3% 溶液，可以在验光当日用药，每 5~10 分钟 1 次，连用 5~6 次，停药后 20 分钟开始验光；③治疗虹膜睫状体炎：1%~5% 溶液点眼，每日 1~3 次。

（3）使用过程中的注意事项：①滴眼时按住内眦部，以免流入鼻腔，吸收中毒；②青光眼病人忌用。

（4）用药过程中观察处理要点：后马托品作用与阿托品类似，但作用稍弱且持续时间短，可能产生类似阿托品中毒的症状，如严重口干或心动过速。

（5）健康指导要点：参阅阿托品。

10. 透明质酸钠

（1）适应证：本品是一种能吸收水分的高分子多糖物质，具有限制体液及细胞外物质扩散的作用，用于眼外科手术中的房水和玻璃体的代用品；滴眼剂用于眼干燥综合征。

（2）禁忌证：对本品过敏者禁用。

（3）用法用量：眼内手术中前房注射；结膜囊滴入，每次 2 滴，每日 4~6 次。

（4）使用过程中的注意事项：①本品出现浑浊时停止使用；②药物应避光保存：滴眼剂在 2~30℃保存，注射剂在 2~8℃保存；③第一次开封的滴眼剂，宜先弃去 1~2 滴，以免脱落的容器碎片进入眼中。

（5）用药过程中观察处理要点：①偶有局部瘙痒刺激感，症状严重者需停药；②用于手术时，可有短暂眼压升高，故术前术后 72 小时内应监测眼压。

（6）健康指导要点：①容器开封后要在 12 小时内用完，每次用完后立即关闭容器；②告诉病人认真查看药液，若出现浑浊，不得继续使用；③其余参阅氯霉素。

11. 比诺克辛

（1）适应证：本品能阻碍晶状体水溶性蛋白质的氧化、变性和浑浊，用于白内障的早期。

（2）用法用量：每次 1~2 滴，每日 3~6 次滴眼。

（3）使用过程中的注意事项：当本品与金属离子接触改变颜色后不得继续使用。

（4）用药过程中观察处理要点：偶有局部瘙痒刺激感、表层角膜炎，症状严重者遵医嘱给药对症处理。

（5）健康指导要点：参阅氯霉素。

二、耳鼻喉科用药

1. 氟氧沙星滴耳液

（1）适应证：本品适用于敏感菌引起的中耳炎、外耳道炎和鼓膜炎。

（2）用法用量：成人每日滴耳 2 次，每次滴入耳内 6~10 滴。滴药后进行耳浴约 10 分钟。儿童使用应酌情减少滴数。可根据病情轻重增减每日滴药次数，疗程一般以 4 周为限。

（3）使用过程中的注意事项：①使用滴耳剂前，若药温过低，应用手加温滴耳剂的温度，使接近于体温状态时使用，以免较凉的药液滴入耳内引起眩晕；②如系化脓性中耳炎，滴药后将耳廓向后上方边提边摇动，使药液能充分到达中耳腔内；③耳浴后用干净的脱脂棉或棉纸等置于耳部，侧头将流出的药液擦净。

（4）用药过程中观察处理要点：偶有耳痛和过敏现象。

（5）健康指导要点：①教会病人滴药正确方法，鼓膜穿孔较小，滴药时，最好加上吞咽动作；②本品在室温下可保存。

2. 布地奈德鼻喷雾剂

（1）适应证：缓解季节性或长期慢性鼻炎。

（2）用法用量：成人及≥6 岁的儿童：推荐起始剂量为每日每个鼻孔 1~2 喷，于早晨 1 次喷入或早晚分 2 次喷入，在获得预期效果后，减少用量至控制症状所需的最小剂量。

（3）用药过程中的注意事项：如给药剂量超过推荐剂量，可发生因皮质类固醇治疗导致的全身效应，应按规定剂量给药。

（4）用药过程中观察处理要点：观察以下不良反应：①局部症状，如鼻干、打喷嚏、轻微的血性分泌物或鼻出血；②皮肤反应如荨麻疹、皮疹、皮炎、血管性水肿等；③极少数病人在鼻腔内给予糖皮质激素后出现溃疡和鼻中隔穿孔。

（5）健康指导要点：①告知病人先擤出鼻内分泌物，摇匀药物，然后头向前微倾，将喷嘴放入鼻腔，避开鼻中隔，将对侧鼻孔按住，然后用喷剂喷药，在给药的几秒钟内不经鼻呼气，可用嘴呼气，按同样的方法给对侧鼻孔喷药；

②告知病人不应打碎和焚烧药瓶,不应该将药瓶置于高温、高压下保存;③告知病人保存药物时,应保持瓶口向上。

3. 麻黄碱滴鼻液

（1）适应证:利用本药收缩血管、减轻局部充血水肿的作用,用于鼻黏膜充血引起的鼻塞、急、慢性鼻炎、鼻窦炎的辅助治疗。

（2）用法用量:滴鼻或喷入鼻腔,小儿宜用0.5%的溶液,每次2~4滴,每日3次;鼻出血时可用浸有本品的棉片塞入鼻腔止血。

（3）使用过程中的注意事项:甲状腺功能亢进、高血压、糖尿病或前列腺增生的病人应慎用。

（4）用药过程中观察处理要点:一过性轻微烧灼感、干燥感、头痛、头晕、心率加快,长期使用可致心悸、焦虑不安、失眠等。

（5）健康指导要点:①教会病人正确的滴药或喷药方法;②告知病人给药剂量应遵医嘱,不要超过处方剂量用药。

（彭　霞）

第十六节　精神类及毒麻药品

一、抗精神病药

（一）概述

精神分裂症是由一组涉及思维、情感、感知觉、意志行为及认知功能异常的综合症候群,临床表现多样,抗精神病药物治疗是其首选治疗措施。药物治疗强调足剂量、足疗程、早期、个体化的原则。抗精神病药属于强安定类药或神经阻滞剂,主要用于治疗精神分裂症及其他精神障碍性疾病,其药理作用广泛。临床上已使用的抗精神病药,按化学成分分为9大类,其中常用的有吩噻嗪类、硫杂蒽类、丁酰苯类、苯甲酰胺类和二苯氧氮平类。世界精神病协会根据药物上市的时间先后及药物的药理作用特点,将抗精神病药物分为第一代和第二代。第一代抗精神病药又被称为传统抗精神病药、神经阻滞药或典型抗精神病药,包括以氯丙嗪为代表的低效价类药和氟哌啶醇、奋乃静等为代表的高效价类药物。第二代抗精神病药又称为非典型抗精神病药,其共同特点是在治疗剂量时发生锥体外系症状的概率低于第一类抗精神病药。同一类别的抗精神病药物,其作用和副作用基本相似。

（二）常用药物

1. 氯丙嗪

（1）适应证:本药为强安定剂,有较强的抗胆碱作用,能抑制体温调节中枢,降低体温,主要适用于有幻觉、妄想、思维及行为障碍的各种精神分裂症,其次还可用于人工冬眠及治疗顽固性呃逆。

(2)禁忌证:①严重心血管疾病;②严重肝肾功能障碍;③哺乳期妇女;④吩噻嗪类药物过敏者。

(3)用法用量:口服,治疗精神分裂症每日起始剂量50~75mg,治疗剂量300~600mg,每日最大剂量800mg,维持剂量100~150mg,分2~3次口服。肌内或静脉注射,一次剂量25~100mg,一日极量400mg。

(4)使用过程中的注意事项:①应从小剂量开始,注意病人个体化差异,根据病人耐受情况酌情增减剂量,连续用药后应逐渐减少剂量;②本品刺激性较大,静脉注射时宜选择大血管缓慢注射,同时警防血栓性静脉炎的发生;③肌内注射时宜缓慢深部注射,注意更换部位。

(5)使用过程中的观察与处理要点:严密监测药物不良反应:①心血管系统:主要为直立性低血压、心动过速等,肌内或静脉注射时较易发生,尤其在饥饿状态下更容易发生,故应避免空腹给药,注射后嘱病人卧床休息1~2小时,对抗此类低血压的药物有去甲肾上腺素和麻黄碱等;②锥体外系反应:如帕金森综合征、急性肌张力障碍、静坐不能等,病人表现为抽搐颤抖、出现不正常的姿势、痉挛性斜颈、不自主运动等,在老人、小儿病人及脱水状态下容易发生,一旦发生应报告医生,遵医嘱予东莨菪碱、阿托品注射或苯海索口服对抗;③消化系统:主要表现为肝功能异常,用药期间注意监测肝功能,发现异常及时配合医生处理;少数病人口服后出现胃部刺激症状等,可与食物同服减轻和预防;基于药物的抗胆碱效能,部分病人出现便秘,应给予导泻等对症处理;④血液系统:可出现不同程度的白细胞减少、粒细胞缺乏;⑤抗胆碱样作用:主要包括以口干、尿潴留、便秘、视物模糊、眼压升高等为主要表现的外周抗胆碱作用和以神志意识、认知改变、震颤等为主要表现的中枢神经抗胆碱作用,在使用过程中应严密监测,及时配合医生处理;⑥内分泌系统:泌乳素升高、月经紊乱、性功能改变等;⑦过敏反应:如皮疹、血管神经性水肿、接触性皮炎、哮喘等,应遵医嘱停药,同时给予对症处理。

(6)健康指导要点:①将该药置于小儿够不着的位置;②长期服药者,不可随意停药或更改剂量;③饮食指导:此药宜与食物同服,服药期间应多饮水,同时多食蔬菜水果等纤维素含量较高的食品,以预防或减轻便秘,服药期间勿饮酒及酒精类饮料;④由于本品对体温调节中枢的抑制作用,因此应嘱病人避免在高温或低温的环境下久留,必要时做好防暑、保暖的措施;⑤由卧位、坐位、蹲位改为直立体位时动作宜缓慢,同时宜借助扶持物,不宜从事久站的工作,尽量缩短热水淋浴的时间,防止晕厥的发生,一旦发生头晕,应立即取平卧位缓解症状;⑥指导家属学会观察常见不良反应,特别是当出现较严重的神志、认知、运动功能改变时应立即回医院就诊。

2. 奋乃静

（1）适应证：药理作用及适应证与氯丙嗪相似，但效价较氯丙嗪高 6~10 倍，对内脏的毒性作用小，故特别适用于伴躯体疾病或老年病人。

（2）禁忌证：严重肝肾功能不良病人。

（3）用法用量：治疗精神病时从每日 4mg 开始，分 2 次口服，以后逐渐增加至 30~60mg 症状缓解后维持 4~6 个月，之后减量至治疗剂量的 1/3~1/2 继续服用；治疗呕吐和焦虑病人每日剂量为 6~12mg，每次 5~10mg 肌内注射。

（4）使用过程中的注意事项：主要不良反应为较强的锥体外系反应，其余参见氯丙嗪不良反应。

（5）用药过程中的观察处理要点：参见氯丙嗪。

（6）健康指导要点：①本品口服给药后约 2 周才能显效，宜做好病人家属解释工作；②其余参见氯丙嗪。

3. 氟奋乃静

（1）适应证：与奋乃静同属高价低剂量抗精神病药，抗精神病作用比奋乃静强，作用快而持久，镇静降压作用微弱。适用于紧张、妄想型精神分裂症，尤其适合于不合作的病人。

（2）禁忌证：参见氯丙嗪。

（3）用法用量：口服，每次 1~10mg，一日 10~30mg。

（4）使用过程中的注意事项：本品较奋乃静更容易发生锥体外系反应，其他参阅氯丙嗪。

（5）健康指导要点：本品对血压的影响较弱，该药剂量小，对肝肾功能影响较小，但可引起心电图的改变，嘱病人或家属定期到医院复查即可。其余参见氯丙嗪。

4. 氟哌啶醇

（1）适应证：本品属丁酰苯类抗精神病药，抗精神病作用强而持久，但镇静和降温作用不明显，口服吸收快，主要适用于精神科急诊问题，如急、慢性精神分裂症、狂躁症兴奋状态等，尤其是伴有躯体疾病或老年病人。

（2）禁忌证：下列情况下禁用：①心功能不全；②基底神经核病变病人；③孕妇。

（3）用法用量：起始剂量每日 4mg，分 1~2 次口服，以后根据耐受情况逐日增加剂量，最大量每日 60mg。肌内或静脉注射剂量为每次 5~10mg。

（4）使用过程中的注意事项：本品在机体的耐受性存在差异，因此用药应注意个体化差异。

（5）用药过程中观察处理要点：主要是锥体外系反应，如颈部及四肢肌肉僵直、双手震颤、不停踱步等。

（6）健康指导要点：指导病人或家属学会观察药物不良反应和症状改善情况，长期使用或使用剂量较大者若出现恶心，应警惕中毒先兆，若出现难以控制的口舌、颜面等部位不自主的运动，应立即停药，并报告医生及时处理。

5. 五氟利多

（1）适应证：该药除能阻断多巴胺（DA）受体外，还有阻断钙离子通道的作用，起作用慢，维持时间久，属于长效抗精神病药，口服一次疗效可以维持 7 天。常用于各类精神分裂症缓解后的维持治疗。

（2）禁忌证：①严重的肝肾功能障碍；②老年帕金森病。

（3）用法用量：起始剂量为每周 10~40mg 口服 1 次，逐渐增至 80~120mg 每周 1 次。

（4）使用过程中的注意事项：本品与其他短效抗精神病药有协同作用，因此不宜合用。

（5）用药过程中观察处理要点：该药主要不良反应为锥体外系反应，镇静及抗胆碱作用不明显，对心血管及肝肾功能的影响也小，但长期用药仍应定期检测，请参阅氯丙嗪。

（6）健康指导要点：①服药期间嘱病人避免饮酒及酒精类饮料，多饮水，不宜同时使用其他抗精神病药，防止增强锥体外系反应；②不宜随意增加剂量；③嘱家属注意观察病人有无抑郁症状，防止自杀意外；④指导病人及家属观察常见不良反应并及时报告医务人员，定期复查心电图、肝肾功能、血常规等。

6. 舒必利

（1）适应证：为苯甲酰胺类衍生物，低剂量（400~600mg/d）具有抗抑郁效果，较高剂量（800~2000mg/d）用于治疗急慢性精神分裂症的阳性和阴性症状如偏执型、紧张型及以退缩、孤独为表现的慢性精神分裂症。该药具有很强的中枢性止吐作用，用于胃及十二指肠溃疡和眩晕症导致的呕吐。

（2）禁忌证：①嗜铬细胞瘤病人；②严重心血管疾病及低血压；③幼儿；④严重肝肾功能障碍病人。

（3）用法用量：①治疗呕吐：每日 600~1200mg 口服；②治疗精神病：起始剂量 100~200mg/d 开始，一周内逐渐加量；肌内注射 200~600mg/d，分 2 次完成；静脉滴注 300~600mg/d。

（4）使用过程中的注意事项：静脉滴注宜缓慢，总时间不得少于 4 小时。

（5）用药过程中的观察处理要点：该药的主要不良反应为锥体外系反应和内分泌的改变，如体重增加、闭经、性功能障碍等。当静脉给药速度过快时可出现一过性心电图改变、血压改变、心动过速等。

（6）健康指导要点：参阅五氟利多。

7. 硫必利

（1）适应证：结构与舒必利相似，对感觉运动方面神经系统疾病及精神运动行为障碍疗效良好。主要适用于：①抗精神病特别是舞蹈病效果最好；②抽动秽语综合征；③老年性精神运动障碍；④急慢性酒精中毒；⑤镇静作用：顽固性头痛、关节疼痛；⑥镇吐治疗。

（2）用法用量：①舞蹈病和抽动秽语综合征：150~600mg/d，分3次口服，症状控制后2~3个月减量至150~300/天维持；②老年性精神运动障碍：200~400mg/24小时肌内注射，症状控制后改为口服；③急慢性酒精中毒：急性中毒24小时内600~1200mg肌内或静脉注射，每4~8小时重复1次，连续3~4天后改为口服，慢性中毒每天150mg口服。

（3）使用过程中的注意事项：本品能增强中枢神经抑制药的作用，因此合用时应减少合用药物的剂量，加强观察。

（4）用药过程中的观察处理要点：不良反应较轻，锥体外系反应较轻，可有嗜睡、头晕、乏力、闭经，停药后恢复正常。少部分病人出现兴奋现象。

（5）健康指导要点：服药期间勿驾驶、高空作业等。

8. 氯氮平

（1）适应证：通过抑制大脑皮质边缘系统的DA受体和直接抑制脑干网状结构上行激活系统而有较强的抗精神病及催眠作用，主要用于急慢性精神分裂症，也可用于焦虑、药物依赖及酒精中毒。

（2）禁忌证：①中枢神经系统处于明显抑制状态；②严重肝肾功能障碍；③严重低血压；④12岁以下儿童。⑤白细胞低于3.5×10^6/ml者。

（3）用法用量：口服60~120mg/d，最高剂量可达600mg/d。

（4）使用过程中的注意事项：不可突然停药，应在1~2周内逐渐减量至停药；用药剂量应注意个体化差异，密切观察给药效果。

（5）用药过程中的观察处理要点：①体位性低血压：服药期间应监测血压；②长期服药者应定期监测血常规；③恶性综合征：观察有无体温升高、肌强直等。

（6）健康指导要点：①告知病人在更换体位时应缓慢，避免长时间站立；②嘱咐病人及家属严格遵医嘱服药，勿随意加减剂量或突然停药；③告知病人及家属可能发生的并发症的观察，如呕吐、腹痛、精神错乱、头晕、皮疹等，及时报告医生。

9. 奥氮平

（1）适应证：通过与多种神经递质受体亲和，拮抗DA、5-HT和M受体，产生与氯氮平相似的药理作用。主要适用于精神分裂症的阳性和阴性症状，对阴性症状的改善优于氟哌啶醇。

（2）禁忌证：①闭角性青光眼；②哺乳期妇女。

（3）用法用量：起始剂量 5~10mg/d，每周以 5mg 的幅度递增，数周后调整至 20mg。

（4）使用过程中的注意事项：长期运用可增加迟发性运动障碍及高血糖的发生概率。

（5）用药过程中的观察处理要点：参见氯丙嗪。

（6）健康指导要点：参见氯丙嗪。

二、抗焦虑药

（一）概述

抗焦虑药是指在不明显影响中枢神经功能的前提下使焦虑症状减轻或消除的一类药物。临床目前常用于抗焦虑的药物有苯二氮䓬类、新一代抗抑郁药及其他非苯二氮䓬类。有学者将抗焦虑药分为第一代和第二代抗焦虑药，其中第一代抗焦虑药主要指苯二氮䓬类、β- 肾上腺素能受体阻断剂、吩噻嗪类、传统抗抑郁剂、抗组胺药、巴比妥类；第二代抗焦虑药包括丁螺环酮、黛力新和第二代抗抑郁药。

（二）常用药物

1. 苯二氮䓬类

苯二氮䓬类是临床运用最广泛的抗焦虑药，该类药物小剂量时通过作用于边缘系统、海马、杏仁核，产生抗焦虑、缓解恐惧、紧张及烦躁症状的作用。随着剂量的增大，药物作用于脑干网状结构上行激活系统及皮质，产生镇静、催眠的作用。临床上常用的此类药物有地西泮、氯硝西泮、艾司唑仑、阿普唑仑。

（1）地西泮

1）适应证：小剂量时能改善紧张、焦虑、恐惧症状，用于焦虑症和各类神经官能症；大剂量时有镇静、催眠、抗惊厥作用，为控制癫痫持续状态的首选药物。

2）禁忌证：①对苯二氮䓬类药物过敏；②新生儿；③妊娠前 3 个月及产前数周。

3）用法用量：①抗焦虑：成人每次口服 2.5~5mg，每日 3 次；②催眠：5~10mg 睡前顿服；③抗惊厥：成人每次 2.5~10mg，每日 2~4 次，6 个月以上儿童每次 0.1mg/kg，每天 3 次；④抗癫痫：每次 10~20mg，肌内或静脉注射，以后每 3~4 小时追加 5~10mg，24 小时总量不超过 40~50mg。

4）使用过程中的注意事项：①老年病人剂量宜减半；②静脉注射速度过

快可导致呼吸抑制,应缓慢注射,同时在严密的生命体征监测的前提下进行,床边备好除颤仪、吸痰器及抢救车;③本品具有成瘾性,应严格管理,不得滥用。须遵照国家二类精神药品管理的相关规定储存和使用;④注射剂应单独给药,不得与其他药物混合;⑤本品注射剂不溶于水,因此宜直接使用,不必稀释;⑥本品有一定的刺激性,肌内注射尽可能深部注射,静脉给药宜选择粗大血管,避免在同一部位反复注射。

5)用药过程中的观察处理要点:①常见的副反应是嗜睡、头晕、乏力;②大剂量时有共济失调、手部震颤、呼吸抑制、兴奋不安、幻觉等;③偶有低血压、心动过缓、视物模糊、肝功能受损、粒细胞减少等,应加强观察;④若出现急性药物过量中毒,应立即行洗胃、催吐、导泻等处理,同时配合医生静脉注射利尿剂、补液、使用中枢兴奋药及其他对症处理。

6)健康指导要点:①服药期间避免饮酒,以免诱发或加重中枢性呼吸抑制;②服药期间不得从事大型机械性操作和驾驶、高空作业等;③避免吸烟,以免影响药物疗效;④静脉注射后宜卧床休息 2~3 小时,防止体位性低血压或头晕跌倒的发生。

（2）氯硝西泮

1)适应证:药理作用与地西泮相似,但抗惊厥作用比地西泮强,主要适用于控制各型癫痫,还可用于焦虑及失眠症的治疗等。

2)禁忌证:①哺乳期妇女;②青光眼病人;③对苯二氮草类药物过敏者。

3)用法用量:①抗癫痫:口服成人起始剂量 1.5mg/d,分 3 次口服,以后每 3 天增加 0.5~1mg,直至症状控制,最大量 20mg/d;小儿或体重 30kg 以下者每天起始剂量为 10~30μg/kg,以后每 3 天增加 250~500μg;②控制癫痫持续状态:每次 1~4mg,于 30 秒内缓慢静脉注射。

4)使用过程中的注意事项:参阅地西泮。

5)用药过程中的观察处理要点:参阅地西泮。

6)健康指导要点:参阅地西泮。

（3）艾司唑仑

1)适应证:又名舒乐安定,为苯二氮草类新型抗焦虑药,有较强的镇静催眠抗焦虑作用和一定的抗惊厥作用,主要用于焦虑失眠、癫痫发作和术前镇静。

2)用法用量:①催眠:睡前 1~2mg 口服;②抗癫痫:每次 2~4mg,每天 6~12mg 口服;③麻醉前给药:每次 2~4mg,术前 1 小时口服。

3)使用过程中的注意事项:年老体弱及小儿宜减量,有高血压的病人慎用。

4)用药过程中的观察处理要点:此药偶见乏力、嗜睡,但醒后 1~2 小时消失。

5）健康指导要点：参见地西泮。

（4）阿普唑仑

1）适应证：与地西泮相似的药理作用，适用于焦虑失眠、抑郁症。

2）禁忌证：参见氯硝西泮。

3）用法用量：①抗焦虑抑郁：起始剂量每次 0.4mg 开始，每日 3 次，最大剂量为 4mg/d；②镇静催眠：0.4~0.8mg 睡前服药。

4）使用过程中的注意事项：①久用后有戒断症状，尽量避免长期使用，减量及增量应逐渐进行；②本品与中枢抑制药及酒精类饮料合用时应调整本品剂量；③12 岁以下儿童慎用。

5）用药过程中的观察处理要点：①常见的不良反应是嗜睡、头晕、乏力；②大剂量时有共济失调、手部震颤、呼吸抑制、兴奋不安、幻觉等；③偶有低血压、心动过缓、视物模糊、肝功能受损、中性粒细胞减少等，应加强观察；④若出现急性药物过量中毒，应立即行洗胃、催吐、导泻等处理，同时配合医生静脉注射利尿剂、补液、使用中枢兴奋药及其他对症处理。

6）健康指导要点：①服药期间避免饮酒；②服药期间不得从事大型机械性操作和驾驶、高空作业等。

2. 非苯二氮䓬类抗焦虑药

（1）唑吡坦

1）适应证：用于偶发失眠和暂时失眠病人。

2）禁忌证：有过敏史者、严重呼吸功能不全、睡眠呼吸暂停综合征、严重及急慢性肝功能不全者、肌无力者。

3）用法用量：口服，开始应服用最低有效剂量，成人最大剂量一次 10mg，老年人及肝肾功能不全者，一次 5mg，睡前服用，治疗时间最长不超过 4 周。

4）使用过程中的注意事项：①急性酒精中毒者应用时可发生致命危险；②有酒精或药物滥用、依赖史者，对本品可能产生依赖性；③有精神抑郁者，唑吡坦可使症状加重。

5）用药中观察处理要点：不良反应偶见恶心、呕吐、头晕、头痛、困倦、衰弱、记忆减退、记忆障碍、噩梦、夜间坐立不安、抑郁、意识障碍、知觉障碍或复视、震颤、共济失调、摔倒、皮肤反应、性功能障碍等。停药后症状自行消失。

6）健康指导要点：①本品起效快，因此服药后应立即睡觉；②服药期间禁酒；③服药后应禁止从事驾驶、高空作业和机器操作等工作；④服药后有可能会出现行动迟缓或眩晕，应该注意防跌倒；⑤本品不宜长期服用。

（2）佐匹克隆

1）适应证：具有镇静催眠、抗焦虑、松弛肌肉等作用，能延长睡眠时间，提高睡眠质量,适用于失眠。

2）禁忌证:①对本品过敏者;②15岁以下儿童。

3）用法与用量:成人每次10mg,睡前顿服,65岁以上老人剂量减半。

4）使用过程中的注意事项:重症肌无力及肝功能不全病人减量慎用。

5）用药过程中的观察处理要点:参阅唑吡坦。

6）健康指导要点:参阅阿普唑仑。

（3）氟哌噻吨美利曲辛（黛力新）

1）适应证:轻中度焦虑抑郁。

2）禁忌证:①对氟哌噻吨或美利曲辛类活性成分过敏者;②各种原因导致的中枢神经系统抑制状态;③循环衰竭。

3）用法与用量:每片含氟哌噻吨0.5mg、美利曲辛10mg,一般2片/天,分两次口服,最大剂量为4片/天,维持量为1片/天。

4）使用过程中的注意事项:①由于本品有兴奋性,长期使用本品时应检查心理和神经功能状态;②服药期间定期监测肝功能和血细胞计数;③禁止与单胺氧化酶抑制剂同时使用。

5）使用过程中的观察与处理要点:本品副作用较少,但可以出现一过性失眠、不安、口干、便秘。

6）健康指导要点:指导病人服药期间勿酗酒,可适当增加饮水量、进食清淡易消化食物及适量食物纤维素,预防或减轻口干、便秘等不良反应。

三、抗抑郁药

（一）概述

情感性精神障碍与5-羟色胺系统及肾上腺素能系统功能低下关系密切,抗抑郁药的作用机制是通过不同途径使中枢神经系统神经元突触间隙中单胺类神经递质5-羟色胺与去甲肾上腺素的浓度增高而达到治疗目的。根据作用方式和途径不同分为三环类抗抑郁药和单胺氧化酶抑制药两大类。临床常用的药物有氯米帕明、氟西汀、舍曲林、帕罗西汀、西肽普兰、文拉法辛、米氮平等。

（二）常用药物

1. 氯米帕明

（1）适应证:本品为安全速效的三环类抗抑郁药,有较强的抗焦虑抑郁、抗强迫症作用和一定的抗胆碱作用,临床上用于各种抑郁症、强迫症、焦虑症、惊恐障碍、遗尿症等,其中强迫症首选该药。

（2）禁忌证:①循环衰竭;②急性心肌梗死;③心脏传导阻滞;④青光眼;⑤白细胞过低;⑥对本品过敏者。

（3）用法用量：起始剂量75mg/d，分3次口服，最大剂量250mg/d。

（4）使用过程中的注意事项：本品禁止与单胺氧化酶抑制剂合用，以免引起高血压危象。

（5）使用过程中的观察与处理要点：可能发生的副反应包括便秘、尿潴留、口干、白细胞和血小板减少、直立性低血压、躁狂谵妄、色素沉着、过敏等，在用药过程中应注意观察；应逐渐增减剂量。

（6）健康指导要点：①服药期间忌食含酪氨酸食物，如动物内脏、甲壳类食物、黑芝麻、牛奶等；②服药期间忌烟酒，避免服用含乙醇的药剂；③宜饭后服用，减少胃部刺激；④改变体位时动作宜慢，避免从事长久站立、高空作业及驾驶类工作。

2. 氟西汀

（1）适应证：为安全广谱抗抑郁药，无抗胆碱及心脏毒性作用，适应于各类抑郁症、强迫症、暴食症等，为老年性抑郁症的首选药。

（2）禁忌证：①禁用于对本品过敏者；②孕妇、哺乳期禁用；③同时服用单胺氧化酶抑制剂者。

（3）用法与用量：①抑郁症：20mg，早上顿服，最大剂量80mg/d；②暴食症和强迫症：20~60mg/d，顿服。

（4）使用过程中的注意事项：①使用单胺氧化酶抑制剂后，应在停药14天后使用本品；应用本品者，应在停药5周后才能使用单胺氧化酶抑制剂；②老年病人剂量宜小；③肝肾功能损害及儿童病人慎用。

（5）使用过程中的观察与处理要点：主要的不良反应有：①胃肠道反应：恶心、腹泻等，予减少剂量处理；②呼吸道症状：口干、咽喉炎、鼻窦充血等；③中枢神经系统反应：主要为神经质，如焦虑、倦怠、失眠、头痛或震颤，症状严重者应停药；④过敏反应：出现过敏反应者应立即停药。

（6）健康指导要点：①服药期间避免饮酒；②勿随意使用镇静催眠药或强镇痛药；③本品起效时间在用药2周后，应告知病人或家属；④勿攀登高处或驾驶等；⑤告知病人或家属若出现震颤、皮疹、味觉及视力改变时，应及时报告医生。

3. 舍曲林

（1）适应证：异名左洛复，药理作用与氟西汀相似，作用较氟西汀强5倍，适应于抑郁症、强迫症、季节性情感障碍、经前期焦虑等。

（2）禁忌证：①对本品过敏者；②严重肝肾功能不良者；③孕妇、哺乳期禁用。

（3）用法与用量：50mg/d顿服，最大剂量为200mg/d。

（4）使用过程中的注意事项：①本品与华法林合用时应监测凝血酶原时

间；②其余参阅氟西汀。

（5）使用过程中的观察与处理要点：参阅氟西汀。

（6）健康指导要点：参阅氟西汀。

4. 帕罗西汀

（1）适应证：药理作用与氟西汀相似，主要适用于伴有焦虑症状的抑郁症、强迫症、惊恐发作。

（2）禁忌证：参阅氟西汀。

（3）用法用量：起始量 20mg 与食物一起顿服，以后根据病人耐受情况调整剂量，每次调整时间间隔不少于 1 周，每日最大剂量 50mg。

（4）使用过程中的注意事项：参阅氟西汀。

（5）使用过程中的观察与处理要点：常见不良反应有恶心呕吐、腹泻、便秘、口干、头晕、乏力、头痛失眠等，少见焦虑、心悸、体位性低血压、锥体外系反应、血管神经性水肿等，上述不良反应部分会随着治疗时间延长而减轻或减少，一般不会导致停药，应加强观察，症状严重或出现过敏者应立即停药。

（6）健康指导要点：参阅氟西汀。

5. 文拉法辛

（1）适应证：本品是 5- 羟色胺、去甲肾上腺素和多巴胺的再摄取抑制剂，临床适用于各种类型抑郁症，包括伴有焦虑的抑郁症及广泛性焦虑症。

（2）禁忌证：参阅氟西汀。

（3）用法用量：起始推荐剂量为 75mg/d，单次口服，可递增剂量至最大为 350mg/d（间隔时间不少于 4 天，每次增加 75mg/d）。

（4）使用过程中的注意事项：①有高血压、心脏病者慎用，在治疗期间应注意监测血压；②其余参阅氟西汀。

（5）使用过程中的观察与处理要点：观察主要不良反应如恶心、血压升高等，其余参阅氟西汀。

（6）健康指导要点：①嘱咐病人在服用本品过程中不宜饮酒；②不得突然停药，用药时间≥6 周者，宜在 2 周内逐渐减量；③其余参阅氟西汀。

6. 米氮平

（1）适应证：能促进 5- 羟色胺、去甲肾上腺素释放，是唯一一种 5- 羟色胺、去甲肾上腺素能抗抑郁药，适用于抑郁症的发作。

（2）用法用量：初始剂量 15mg/d 口服，有效剂量通常为每日 15~45mg/d。

（3）使用过程中的注意事项：病人应连续服药，应在症状完全消失 4~6 个月后再逐渐停药。

（4）使用过程中的观察与处理要点：本品的主要副作用有嗜睡、食欲增加，用药过程中一般会自动消失，可不予特殊处理。

（5）健康指导要点：①服药期间不得从事驾驶、高空作业等工作；②由于本品治疗显效一般在 2~4 周，指导病人及家属在服药初期症状改善不明显者，不宜轻易频繁换药或停药，若超过最长显效时间，则应报告医生，行停药处理。

四、抗躁狂药

（一）概述

抗躁狂药又被称为心境稳定剂，是指对狂躁发作有治疗作用、但不会引起躁狂与抑郁的相互转换的药物。比较公认的心境稳定剂包括锂盐、抗癫痫药。

（二）常用药物

1. 碳酸锂

（1）适应证：①治疗精神障碍：如双向情感障碍、攻击行为、精神分裂症，是狂躁症的首选药；②治疗非精神病：如丛集性头痛、骨髓抑制导致的白细胞减少等。

（2）禁忌证：①严重心血管系统疾病；②严重中枢神经系统疾病；③糖尿病；④12 岁以下儿童；⑤妊娠头 3 个月及哺乳期妇女；⑥肾功能损害者。

（3）用法用量：初始剂量 0.25~0.3g/d，以后每 3 日每天增加 0.3g，治疗剂量 0.75~2.0g/d，最大剂量 3.0g/d，维持剂量 0.6~1.0g/d。

（4）使用过程中的注意事项：①由于本品存在蓄积性中毒的可能性，治疗量和中毒剂量很接近，因此在服药期间应每月及每次增加剂量之后 2 小时监测一次血药浓度；②注意维持水盐电解质平衡，若出现呕吐造成体液丢失，应及时补充。

（5）使用过程中的观察与处理要点：注意观察不良反应：①消化道反应：烦渴多饮、便秘、腹泻、恶心呕吐，若出现频繁呕吐和严重腹泻者，应警惕为锂中毒先兆，应告知医生，行减量或停药；②神经系统反应：双手细颤、乏力、嗜睡、视物模糊、记忆力减退，若出现粗大震颤、意识模糊应警惕中毒先兆，需停药观察；③心电图改变：心律不规则、T 波低平等；④长期服药者出现甲状腺功能低下、甲状旁腺功能亢进、血钙升高等；⑤肾功能损害：因尿浓缩功能下降而致多尿；⑥中毒的处理：当不良反应加重，应考虑中毒的可能，须监测血药浓度，给予停药、维持水电解质平衡、氨茶碱碱化尿液、甘露醇利尿、重症病人行血液透析等处理。

（6）健康指导要点：①告知病人服药期间多饮水；②避免饮酒或含乙醇类药物及饮料；③告知病人定期到医院行甲状腺功能、肾功能、血液常规、电解质及血锂浓度检测。

2. 卡马西平

（1）适应证：治疗癫痫，是单纯及复杂部分性发作的首选药，对复杂部分性发作疗效优于其他抗癫痫药。

（2）禁忌证：①有骨髓抑制病史者；②孕妇及哺乳期妇女；③过敏性皮疹；④心、肝、肾功能损害者；⑤青光眼病人慎用。

（3）用法用量：治疗剂量 0.8~1.2g/d，分次口服；维持剂量 0.3~0.6g/d，分次口服。

（4）使用过程中的注意事项：应逐渐增减剂量，突然停药会导致癫痫发作，应注意避免。

（5）使用过程中的观察与处理要点：①主要不良反应有再生障碍性贫血、肝脏损害、头晕倦怠等，当剂量过大引起中毒反应后病人可出现精神错乱、谵妄甚至昏迷，可给予洗胃、服用活性炭及对症支持处理；②服药期间定期监测肝功能、血常规、液体出入量及生命体征。

（6）健康指导要点：①告知病人勿突然自行停药；②服药期间应嘱病人餐后服药，减少胃肠道反应；③忌饮酒或服用其他过量药物；④避免大量饮水，因本品可引起水中毒；⑤避免日晒；⑥老年人及虚弱者用药后，应卧床休息至少2小时。

五、镇痛药

疼痛是由各种刺激通过传入神经传至大脑中枢引起的一种不良感觉。而镇痛药是指选择性地作用于中枢神经系统的某些部位的阿片受体，解除或减轻疼痛并改变机体对情绪疼痛反应的药物。根据对阿片受体作用不同，分为完全激动药、激动－拮抗双相类药物、拮抗药，其中完全激动药连续使用易成瘾，又称为麻醉性镇痛药。

（一）麻醉性镇痛药

1. 吗啡

（1）适应证：通过与中枢神经系统阿片受体结合，使其兴奋，产生拟内源性抗痛物质脑啡肽的作用，具有强大的镇痛作用。在镇痛的同时，有明显的镇静、镇咳和呼吸抑制作用，临床常用于缓解各种疼痛，抢救心源性哮喘及术前麻醉诱导。

（2）禁忌证：①哺乳期妇女及临产妇；②婴儿；③颅内高压及各种原因导致的呼吸抑制状态；④肺源性心脏病、支气管哮喘；⑤肝肾功能不良及长期使用单胺氧化酶抑制剂者。

（3）用法与用量：口服：成人 5~15mg/ 次，100mg/d，肌肉或皮下注射 5~15mg/ 次，15~40mg/d；静脉缓慢注射 5~10mg/ 次，年老体弱者减量。

（4）使用过程中的注意事项：①使用本品应严格遵照国家《麻醉药品和精神药品管理条例》的规定，如由取得麻醉药品处方权的医师开出专用处方、严格掌握适应证、双人核对使用及余药销毁过程等；②对于未诊断明确的疾病，尽量不用本品，以免掩盖病情；③注射给药时宜单独使用，不得与其他药物配伍；④本品极易成瘾，不得长期使用。

（5）使用过程中的观察与处理要点：①观察一般不良反应如恶心呕吐、头晕、嗜睡，可以不做特殊处理；②中毒反应：昏迷、呼吸抑制、发绀、血压下降等，此时应采取针对性的抢救措施如人工呼吸、静脉使用对抗剂纳洛酮等。

（6）健康指导要点：①用药期间指导病人勿饮酒；②用药后宜卧床休息，避免久站，改变体位时动作宜缓慢；③由于本品使尿意降低而导致尿潴留，应指导病人按时排尿；④使用口服控释剂者，嘱病人直接用水吞服，不得嚼碎服用。

2. 哌替啶

（1）适应证：药理作用类似吗啡，但作用强度是吗啡的 1/10，没有吗啡的镇咳作用，临床上用于各种急性剧痛、术前麻醉诱导及人工冬眠合剂应用。

（2）禁忌证：参阅吗啡。

（3）用法与用量：肌内注射成人每次 100mg，每 6 小时一次，静脉复合麻醉成人每次 50~100mg。

（4）使用过程中的注意事项：参阅吗啡。

（5）使用过程中的观察与处理要点：①本品的成瘾性较吗啡略低，一般副反应与吗啡相似；②在中毒剂量时，可出现阿托品样症状，如心动过速、兴奋、谵妄，然后转为抑制，应给予针对性的处理。

（6）健康指导要点：①用药期间指导病人勿饮酒；②用药后宜卧床休息，避免久站，改变体位时动作宜缓慢。

3. 芬太尼

（1）适应证：药理作用同吗啡，但药效是吗啡的 100 倍，维持时间短，对心血管系统作用及呼吸抑制作用弱于吗啡，常用于麻醉前、中、后镇静与镇痛，慢性中、重度癌性疼痛。

（2）禁忌证：①支气管哮喘；②对本品过敏者；③重症肌无力病人；④婴儿。

（3）用法用量：麻醉诱导：静脉注射 0.1mg，间断 2~3 分钟可重复一次；术后镇痛：0.0007~0.0015mg/kg 静脉缓慢滴注；贴剂：1 片 /72 小时，贴于胸部锁骨下皮肤处。

（4）使用过程中的注意事项：参阅吗啡。

（5）使用过程中的观察与处理要点：参阅吗啡。

（6）健康指导要点：①告知使用贴剂的病人避免驾驶或高空作业及活动；②余同哌替啶。

4. 布桂嗪

（1）适应证：为速效镇痛药，镇痛作用较吗啡低，约为吗啡的 1/3，注射后 10 分钟生效。临床用于偏头痛、肌肉关节疼痛、外伤性疼痛、痛经、术后疼痛、癌性疼痛。

（2）用法与用量：口服，成人 60mg，3~4 次 / 天。肌内注射，50~100mg/ 次 / 天。

（3）使用过程中的注意事项：参阅吗啡。

（4）使用过程中的观察与处理要点：观察一般不良反应，如恶心、头晕、嗜睡、全身发麻感，可不做特殊处理。

（5）健康指导要点：①用药期间避免饮酒；②避免在用药期间从事驾驶、高空作业、机械操作等工作。

（二）非麻醉性镇痛药

1. 曲马多

（1）适应证：本品属于非吗啡类强效镇痛药，但镇痛效果为吗啡的 1/10，耐受性和成瘾性较吗啡低，治疗剂量不会产生对呼吸循环系统的影响。临床适用于中度以上及慢性疼痛。

（2）禁忌证：①精神药物及中枢抑制药物中毒的病人；②正在使用单胺氧化酶抑制剂的病人；③对本类药物过敏者。

（3）用法与用量：口服：成人每次 50~100mg，每日总量不超过 400mg，儿童每次 1~2mg/kg；肌内注射：成人 50~100mg。

（4）使用过程中的注意事项：①由于本品有一定的耐受性和依赖性，一般轻度疼痛避免使用，且不宜长期使用；②静脉注射应缓慢注射，同时严密监测血压、心率等生命体征。

（5）使用过程中的观察与处理要点：①观察一般副反应：恶心、口干、出冷汗、心动过速、眩晕、嗜睡，轻者不必处理；②出现不能耐受的副反应及过敏症状时应立即停药，如排尿困难、皮疹、低血压等；③当用量过大出现中毒时，参阅吗啡中毒处理措施。

（6）健康指导要点：①口服制剂宜整片吞服，避免嚼碎；②在使用本品期间，指导病人戒酒，避免驾驶及从事高空作业等；③指导病人学会辨别中毒症状，并及时报告医生。

2. 其他非麻醉性镇痛药　上述镇痛药主要作用于中枢神经系统而产生强大的镇痛作用。但在临床上，有时需要根据疼痛的原因，有针对性地使用非中枢性镇痛药物。这些药物通过作用于外周平滑肌组织（如麦角胺等）或抑制局部组织中致痛物质的生成（例如解热镇痛药）而产生镇痛效果，止痛效应较中枢性镇痛药低，一般没有成瘾性。详见本手册相关章节。

（欧尽南）

第十七节 解热镇痛及风湿科用药

一、解热镇痛抗炎药

（一）概述

解热镇痛抗炎药通过抑制前列腺素、缓激肽、组胺生成的作用,具有解热镇痛、抗炎、抗风湿的作用,主要分为乙酰水杨酸类、吡唑酮类、灭酸类、吲哚类及丙酸类等。

（二）常用药物

1. 阿司匹林乙酰水杨酸

（1）适应证:①小剂量用于动脉硬化性心脑血管疾病治疗和二级预防;②大剂量用于发热、轻中度疼痛、风湿及类风湿、胆道蛔虫病。

（2）禁忌证:①对水杨酸过敏者;②有活动性消化性溃疡及出血及其他出血性疾病者;③早产儿、新生儿及 2 岁以下儿童、孕妇和哺乳妇女禁用。

（3）用法用量:①口服:解热镇痛,成人 0.3~0.5g/ 次,每日 3 次;儿童每次 10~15mg/kg,必要时 4~6 小时重复;②抗风湿:成人 0.6~1.0g/ 次,每日 3 次;儿童 0.08~0.1g/（kg·d）,分四次服。为减少不良反应,开始 3 天先服半量;③抗血小板凝集,防止血栓形成:100mg/ 次,每日 1 次;④胆道蛔虫病:1g/ 次,每日 2~3 次,连服 2~3 天;⑤足癣:本品粉末撒于患处。

（4）使用过程中的注意事项:①手术前一周应停用,以免造成伤口出血不止;②宜干燥通风保存,潮解后不宜用。

（5）使用过程中的观察与处理要点:

1）不良反应:①胃肠道反应多见,如上腹部不适、胃痛、恶心、呕吐,较大剂量诱发溃疡、出血等;②过敏反应中以哮喘常见,其次为荨麻疹、剥脱性皮炎,偶尔可引起过敏性休克;③长时间用药可发生慢性水杨酸盐中毒,表现为头痛、耳鸣、视听觉减退、精神紊乱、呼吸加快、皮疹和出血等。

2）不良反应的处理:①采用肠溶剂可明显减少对胃肠道黏膜的刺激;②长期服用者,须定期复查血小板;③避免空腹服用;④对出血倾向、手术后、高血压病人,避免服用阿司匹林。

（6）健康指导要点:①指导病人自己学会观察不良反应,如皮肤瘀斑、出血等,必要时停药就医;②服药期间戒酒;③不随意加减药量或停药;④避免与糖皮质激素类药物同服。

2. 对乙酰氨基酚

（1）适应证:用于解热镇痛,作用较阿司匹林弱。

（2）禁忌证：对本品过敏、严重肝肾功能不全者、孕妇及 3 岁以下儿童禁用。

（3）用法用量：每次口服 0.25~0.5g，1 日 3~4 次。1 日量不超过 2g，疗程不超过 10 日。12 岁以下儿童按每日每平方米体表面积 1.5g 分次服。

（4）使用过程中的注意事项：本品不宜长期大量使用。

（5）使用中的观察与处理要点：常规剂量下对乙酰氨基酚的不良反应很少，偶尔可引起恶心、呕吐、出汗、腹痛、皮肤苍白等，仅少数病例可发生过敏性皮炎、粒细胞缺乏、血小板减少、贫血、肝功能损害等。在长期治疗期间应定期检查血象及肝功能。

（6）健康指导要点：①本品为对症治疗药，用于解热连续使用不超过 3 天，用于止痛不超过 5 天，症状未缓解请咨询医师或药师；②不能同时服用其他含有解热镇痛药的药；③服用本品期间不得饮酒或含有酒精的饮料。

3. 布洛芬

（1）适应证：①用于风湿性和类风湿性关节炎、骨关节炎、强直性脊柱炎、牙痛、背痛、发热、痛经、软组织损伤及术后疼痛等；②对急性痛风也有一定疗效。

（2）禁忌证：①鼻息肉综合征、哮喘、活动性溃疡，对本品过敏者，孕妇和哺乳妇女禁用；②6 个月以下小儿慎用或遵医嘱。

（3）用法用量：①口服片剂：0.2g/ 次，每日 3~4 次；②缓释胶囊剂：0.6g/ 次，早晚各 1 次。类风湿性关节炎用量可增加，每日最大限量为 2.4g；③儿童：用于发热，20mg/（kg·d），分 3 次口服；用于镇痛，30mg/（kg·d），分 3 次口服。

（4）使用过程中需注意：①本品不良反应与剂量相关，宜从小剂量开始；②与其他水杨酸类药物同用时，药效不增强，而胃肠道不良反应及出血倾向发生率却会增加；③与抗凝药及血小板聚集抑制药同用时有增加出血的危险。

（5）使用的观察与处理要点：①消化系统反应，如轻度消化不良、胃烧灼感，宜餐后服用；②头痛；③转氨酶升高；④胃肠道出血；⑤少见皮疹等过敏反应。

（6）健康指导要点：①布洛芬片为对症治疗药，不宜长期或大量使用，用于止痛不得超过 5 天，用于解热不得超过 3 天，如症状不缓解，请咨询医师或药师；②1 岁以下儿童应在医师指导下使用；③不能同时服用其他解热镇痛药和饮酒；④指导病人学会患处不良反应，如出血、瘀斑等。

二、抗风湿药

（一）概述

风湿病药物的治疗目的在于控制关节肿痛、晨僵等症状，控制疾病的发展和减轻关节骨的破坏,改善骨关节的功能。针对这些治疗目的,所供选择的药物可有 3 类,即非甾体抗炎药、抗风湿药物和激素。

（二）常用药物

1. 甲芬那酸

（1）适应证:用于风湿性和类风湿性关节炎,还可用于头痛、牙痛、痛经、神经痛及其他炎性疼痛。

（2）禁忌证:胃肠炎、溃疡病和癫痫病人禁用,哮喘病人慎用。

（3）用法用量:口服,首剂 0.5g,以后每 6 小时追加 0.25g。

（4）使用过程中的注意事项:①与阿司匹林或其他非甾体抗炎药有交叉过敏反应,应注意;②甲芬那酸胶囊宜于饭后或与食物同服,以减少对胃肠道的刺激;③甲芬那酸胶囊不宜长期应用,一般每次用药疗程不应超过 7 天;④老年人易引起毒副反应,开始用量宜小。

（5）使用中的观察与处理要点:①胃肠道反应较常见,如腹部不适、胃烧灼感、纳差、恶心、腹痛、腹泻等,严重者可引起消化性溃疡,用药期间一旦出现腹泻及皮疹,应及时停药;②精神抑郁、头晕、头痛、易激惹、视力模糊、多汗、气短、睡眠困难、过敏性皮疹等少见。

（6）健康指导要点:本品宜于饭后或与食物同服。

2. 双氯芬酸

（1）适应证:用于止痛、消炎和抗风湿,如类风湿性关节炎、强直性脊柱性炎、骨关节炎、急性痛风、创口疼痛、痛经及咽喉痛等。

（2）禁忌证:妊娠头 3 个月孕妇禁用。

（3）用法用量:①口服:成人每日 100~150mg,分 2~3 次服用;儿童 0.5~2.0mg/（kg·d）,分 2~3 次口服。青少年类风湿性关节炎可予 3mg/（kg·d）,分 2~3 次服用;②肌内注射:75mg/ 次,每日 1 次。

（4）使用过程中的注意事项:哺乳妇女慎用。

（5）使用中的观察与处理要点:偶有胃肠反应、头晕、头痛、嗜睡、皮疹、末梢水肿、血小板和白细胞减少,少有肝、肾方面的损害,如血尿、黄疸等。

（6）健康指导要点:同甲芬那酸。

三、抗痛风药

（一）概述

抗痛风药的作用机制是通过抑制尿酸合成、促进尿酸排泄,以降低血中尿酸值及减少尿酸在关节及肾脏的沉积,抑制粒细胞游走或抑制嘌呤代谢而达到治疗作用。常用药物包括秋水仙碱、非甾体类抗炎药、激素类、促进尿酸排泄药（如丙磺舒、磺吡酮及苯溴马隆）和抑制尿酸合成药（别嘌呤醇）等。

（二）常用药物

1. 秋水仙碱

（1）适应证：主要用于急性痛风，对一般疼痛、炎症和慢性痛风无效。

（2）禁忌证：①孕妇；②骨髓增生低下；③肝肾功能损害。

（3）用法用量：①治疗急性痛风：首次口服 1mg，随后每 1~2 小时 0.5mg，直至症状缓解，但 24 小时内不可超过 6mg。在症状缓解后 48 小时内不需服用，72 小时后每日 0.5~1mg 服用，服用 7 天。静脉注射每次 1mg，每日不超过 2mg；②预防痛风急性发作：每日或隔日 0.5~1mg。

（4）使用过程中的注意事项：①静脉注射时宜用生理盐水或灭菌注射用水稀释，不得与含糖或任何其他药液混合，以免因 pH 改变发生沉淀；②注射宜选择粗大静脉，减少对血管的刺激；③防止药物外渗：一旦外渗，应立即皮下注射 5% 半胱甲酯对抗；④女性病人在服药期间及停药以后数周内不得妊娠。

（5）使用中的观察与不良反应：①常见恶心、呕吐、腹泻、腹痛等；②对骨髓有直接抑制作用，引起粒细胞缺乏、再生障碍性贫血；③肌肉、周围神经病变；④致畸；⑤其他：脱发、皮疹、发热及肝损害、静脉炎等；⑥较长时间使用者应注意监测肝肾功能、血常规等。

（6）健康指导要点：①口服制剂可与牛奶同服；②鼓励病人适当增加饮水量。

2. 丙磺舒

（1）适应证：①主要在痛风发作期间和慢性期使用以控制高尿酸血症，适用于血尿酸增高、肾功能尚好、每天尿酸排出不多的病人；②可作为一些需维持长期高浓度青霉素和头孢菌素血浓度的疾病的辅助治疗，如亚急性感染性心内膜炎、淋病等。

（2）禁忌证：肾功能低下、对磺胺类药过敏、哺乳期妇女禁用。

（3）用法用量：慢性痛风，口服，每次 0.25g，每日 2 次，一周后可增至每次 0.5~1g，每日 2 次；增加青霉素类的作用，每次 0.5g，每日 4 次。

（4）使用过程中的注意事项：给药时加用碳酸氢钠碱化尿液，防止尿液结晶。

（5）使用的观察与处理要点：①与磺胺类药物间有交叉过敏反应；②少数病人可见胃肠道反应；③治疗初期可使痛风发作加重，是由于尿酸盐由关节移出所致。

（6）健康指导要点：鼓励病人多饮水、戒酒、控制富含嘌呤类食物摄入。

3. 别嘌呤醇

（1）适应证：①慢性原发性或继发性痛风的治疗，而对急性痛风发作无效；②用于治疗伴有或不伴有痛风症状的尿酸性肾病；③用于反复发作性尿酸结石病人,以预防结石的形成;④用于预防白血病、淋巴瘤或其他肿瘤在化疗或放疗后继发的组织内尿酸盐沉积、肾结石等。

（2）禁忌证:孕妇、哺乳期妇女禁用。

（3）用法用量:①治疗痛风:初始剂量每次 0.05g,每日 2~3 次,2~3 周后增至每日 0.2~0.4g;严重痛风每日可用至 0.6g。小儿每日 8mg/kg;②治疗继发性高尿酸血症:一般剂量为每日 0.1~0.6g,分 2~3 次服用。高尿酸血症伴有白血病者,初始剂量每次 0.2g,每日 3 次。

（4）使用过程中的注意事项:服药期间应多饮水;与 6- 巯嘌呤合用时,可使后者分解代谢减慢而增加毒性;不与氧化钙、维生素 C、磷酸钾（钠）同服;肾功不良的病人可使别黄嘌呤体内蓄积,使本药不良反应增多。

（5）使用中的观察与处理要点:①皮肤反应:瘙痒或皮疹等较常见;②胃肠道反应:腹泻、恶心、呕吐、腹痛等;③周围神经炎:手脚麻木感、刺痛或疼痛等;④血液系统反应:粒细胞减少、全血细胞减少、骨髓抑制等,极少见;⑤全身过敏性血管炎;⑥服药初期可诱发痛风,故开始 4~8 周内可与小量秋水仙碱合用;⑦嗜睡、眩晕等。

（6）健康指导要点:①服药期应多饮水;②戒酒;③避免驾驶或高空作业;④避免暴晒,烈日下戴墨镜,防止并发白内障。

（杨 群）

第三篇
药疗咨询护士必备技能

第八章 基本沟通技能

第一节 护患沟通基础

护患沟通是护士与病人及其家属之间的信息交流过程,交流的内容是与病人的护理及康复直接或间接相关的信息,同时包括双方的思想、感情、愿望和要求等方面的交流。其沟通形式包括语言和非语言两种。

一、非语言沟通技巧

(一)护士的仪表礼仪

护理职业形象要求护士必须着装整洁大方得体,给病人以可信赖感。如护理行为规范中的"四轻"就是体现护理职业素养的基本要素。

(二)面部表情与眼神

表情自然微笑能给信息接收者亲切感,是有效沟通的重要因素之一。同时应注意保持目光温和地平视对方的面部,避免从头扫到脚,以示尊重和对交流内容的专注,鼓励病人继续提供有效的信息。

(三)适当的肢体语言

在护患沟通的过程中,有时一些恰当的肢体接触、手势较语言沟通更能达到传递医务人员理解和关怀情感的效果。对忧伤或情绪激动病人接触和触摸便是一种无声的安慰,能使不安的病人安静下来,使之变得坚强。对行动不便的病人主动搀扶、咳嗽咳痰中的病人轻拍背部、给正在哭泣的病人递去纸巾等,将对病人的关心、呵护体现在细微的动作中,可增强沟通效果。

(四)倾听

倾听应注意以下几个方面:①预留时间倾听;②学会集中注意力听;③不

急于判断；④仔细听"弦外音"；⑤注意病人的非语言行为；⑥在病人讲述病情或用药情形时，注意避免随意打断，表达理解病人病人用药后的感受，以进一步增加对护士的信任，提高用药依从性。

（五）沉默技巧

适时的沉默可以给病人充裕的时间考虑自己的想法和回顾其所需要的信息，让病人感到护士的用心，同时沉默也可以给护士时间组织问题，并记录资料和观察病人的非语言行为等。

（六）注意空间效应

护士在询问病史、既往用药史或涉及到病人稳私时，保持 50~80cm 的距离，实践证明这是护患最佳的沟通空间距离。

二、语言沟通技巧

语言是沟通最直接的方式，是传递信息的重要环节，包括说话和文字沟通。语言沟通应遵循以下原则：①语言通俗、简明，使用非专业术语；②说话语速适中、语气温和；③使用礼貌性语言及安慰性语言；④尊重病人隐私。在沟通过程中尽量提出开放性的问题，鼓励病人提供尽可能多疾病相关信息，为下一步针对性地咨询指导提供依据。为保证信息的准确性，应在语言交流时对病人所说内容进行复述，进一步确认或点头示意等，让病人感知到对他谈话内容的理解。

三、特殊情况下沟通技巧

（一）与愤怒病人的沟通

首先要证实病人是否在生气或愤怒，其次要接受他的愤怒，分析发怒的原因，以便针对性地帮助解决。不要将自己的愤怒来应对愤怒，应重视病人的需要，有效地处理病人的意见。

（二）与哭泣病人的沟通

首先要保持周围环境安静，让病人哭泣而不要阻止他，适时安抚、递给纸巾饮料等。在哭泣停止后，用倾听的技巧鼓励病人说出流泪的原因。

（三）与抑郁的病人的沟通

护士应以亲切和蔼的态度提出一些简短的问题，并以实际行动使他感到有人关心照顾他，最终让病人尽量多地表达自己的感受。

（四）与视力丧失的病人沟通

护士在走进或离开病房时都要告知病人，并通报自己的名字；沟通时对发出的声响作解释，应避免或减少非语言性信息；及时为病人补充一些可能因失明而遗漏的内容等,这些都是提高沟通效果的一些举措。

（五）与听力丧失的病人沟通

与此类病人沟通时,要让病人容易看到你的脸部和口形,并用手势和脸部表情来加强你的表达,在病人没看见你之前不要开始说话。可将声音略为提高,但不能喊叫,要有耐心,更不能着急或发怒。

（六）与危重病人的沟通

与危重病人沟通应尽量简短,每次不要超过 10~15 分钟,避免一些不必要的交谈。对无意识的病人,可持续用同一句话,同样的语调反复地对病人说。另外对病人进行触摸也是一种有效的沟通途径,但在触摸前应该告诉病人。

第二节　影响沟通效果的因素

一、个人因素

（一）信息发送者

作为信息发送者的医护人员在药疗咨询过程中扮演主要角色,首先应重视咨询过程,在充分评估病人的基础上,对所要传递的信息预先进行计划组织,做到目的明确,心中有数。其次,以病人为中心,注重人文关怀,有利于沟通顺利进行。任何缺乏动机的敷衍之举和缺乏人文关怀的沟通都不能取得满意效果。主观臆断说教式的沟通,急于阐述自己的观点的沟通,可能使病人感觉自己的感受对医务人员来说无意义,从而阻碍病人进一步提供自己真实的信息。

（二）信息接收者

病人及家属是信息接收的主体,如果缺乏咨询动机,被动地接收信息,对内容不感兴趣,因各种原因导致的心理障碍、对医务人员不信任、缺乏接收能力等都会影响咨询沟通效果。

二、信息因素

如果单位时间内传递的信息量过大或太复杂,急于求成,超出被咨询对象的接收和理解能力,虽然完成工作,但病人对知识掌握的程度有限。

三、环境因素

包括物理环境、语言环境和沟通双方的心理环境。例如温湿度、光线等是分散沟通双方注意力而影响信息传递和接收的准确性、完整性的因素；语言是咨询沟通的主要载体，不同的语音、语调、语速、方言等会产生不同的沟通效果；另外不容忽视的双方的心理状态，这些都是应该重视的因素。

四、沟通技巧因素

参见本节相关部分。

（欧尽南）

第九章　药疗健康教育技能

一、药疗健康教育的目标

一方面,咨询对象全面了解药疗的目的、方法,知晓药疗效果的观察及常见不良反应的辨别,及早报告医务人员,以便及时应对,从而保证安全用药,同时避免药物滥用,降低医疗费用。另一方面,通过及时的沟通指导,让病人在全面了解药疗知识的基础上,理解医疗护理行为,避免或消除误会,主动配合诊疗活动,进一步加强对医务人员的信赖感,促进医患和谐。

二、药疗健康教育的原则

药疗健康教育必须遵循的原则包括以下几个:①科学性:是指内容必须遵循科学,它是咨询是否成功的核心;②个性化原则:或称为针对性原则。个性化的咨询服务是沟通成败的关键,处于不同环境中的个体对药疗的认知及用药后的生理反应存在差别,在为病人提供咨询服务过程中,遵循药疗基本原则的同时,应充分考虑病人的个体差异,理解病人的独特感受,以病人为中心,才能提供个性化的指导方案,从而提高药疗依从性,增强药疗效果;③可行性原则:给服务对象提供药疗健康指导的目的是促进病人的遵医行为,应考虑在一定的社会、经济、文化、风俗习惯的基础上是否可行,说教式的理想模式有时受现实环境的制约而难以付诸实施,导致达不到预期目标,应在充分权衡、评估的基础上为病人提供可行的药疗健康教育处方;④启发性原则:遵医行为与个体的主观动机密不可分,无法强制执行,只有在个体从内心理解、接受的基础上,才有可能使依从行为维持。启发式教育指导,让个体深切体会到不良行为(如药物滥用、随意性大)的危害,从而自觉遵从医务人员的健康处方,起到事半功倍的效果;⑤保密原则:有时出于治疗疾病的需要,当咨询人不得不暴露某些个人隐私时,护士必须保守咨询人的隐私。

三、药疗健康教育的内容

药疗咨询护士对病人进行合理用药指导和宣传,对病人进行针对性的用药指导,同时收集病人信息,为进一步诊治提供依据。从具体内容来看,包括药疗的目的、预期达到的治疗效果和显效时间；药物的名称、作用、主要特性及可能出现的不良反应及应对策略；具体药疗的方法、剂量和配制要点；对于出院带药还需告知药物的保存方法；与病人疾病一致的预计疗程甚至价格因素等。

四、药疗健康教育的形式

药疗健康教育通常采取专题讲座法、示范法、个别会谈法、展示与视听教学法等形式。他们各自具有不同的优势。①专题讲座法：是传统上常用的形式，适合各类团体，能在短时间内传递大量系统的知识，其效果受到人数、环境等诸多因素的影响，不利于听者主动学习，且无法和听众进行良好的沟通；②示范法：适用于某些药疗需要借助某些器具或操作完成的情况，比如教会病人自己皮下注射胰岛素、正确使用吸入剂等。在具体实施过程中，护理人员应注意站在能让病人看清演示的位置，动作不宜过快，并安排病人自己练习；对于复杂的操作可以事先利用视听教具学习基本原理和操作步骤等；③个别会谈法：简便易行，是日常护理工作中用得较多的方法，同样也适合家庭访视的场合。药疗咨询门诊也属于此类。个别会谈前应充分建立相互信任的基础，认真评估咨询对象，运用适当的沟通技巧，围绕宣教主题展开交谈，注意一次内容不宜过多，以免产生疲劳感；④展示与视听教学法：是利用视听材料进行知识传递的方法，例如图文材料、多媒体等，前者适合于公共场合的健康宣教，应注意简明扼要易懂易记，后者适合在室内集中教学，要注意音效质量。

五、健康教育的场所

（一）院内健康教育

1. 门诊健康教育　门诊病人有着流动性大、个体需求不一的特点，无法进行系统的健康教育。就其内容来看，主要针对门诊病人及家属普遍关注的用药问题为主，可以为图文并茂的板报形式，力求精练、通俗。也可以是定期的专题讲座，如高血压的药物治疗原则等。还可以是以药疗咨询门诊的形式，针对个体开出健康教育处方等。

2. 住院健康教育　住院病人由于在院时间相对较长，故护理人员有足够的时间熟悉了解病人，因而能根据病人的需要进行系统的、个性化的健康教育。从内容来看，病房能根据相对集中的病种或药疗范围提供针对性的健康教育；从形式来看，可以是语言文字，可以是视听媒体，可以是一对一操作演示。从时间上看，在护理人员与病人接触的任何时段都可作为健康指导的时间,相对比较灵活。通过评估病人对知识的需求动机、学习能力不同而采取不同的策略途径及频率,以确保病人知、信、行合一。

（二）院外健康教育

院外健康教育的场所主要是社区,主要的对象是患慢性病的老年人。从规模来看,可以是按病种进行集中专题讲座,也可以是一对一地咨询指导即家庭访视。与住院病人不同的是,家庭慢性病病人药疗的依从性受到许多因素的影响,如因工作或社交活动而不能按规定时间服药或忘记服药;或离开医务人员的督促或随着症状的缓解而私自停药;或受到各类广告、传闻的影响私自服用其他药物等。药疗咨询护士应设法通过多种途径帮助他们去除这些影响因素,抵制药物滥用,提高遵医服药的意识。

六、药疗健康教育的策略

药疗健康教育应有足够的频率,以保证病人能够掌握知识,避免遗忘。特别是针对老年病人,应逐渐增加信息,避免"灌输式"教育宣教,及时引导病人回顾所有信息以强化记忆和评估病人所掌握信息的完整性和准确性。根据不同年龄、不同疾病状态、个体主动性和感受性差异形成的不同的护患模式,分别采用不同的健康教育策略。

（一）主动 – 被动模式

此模式中咨询护士处于主动支配的地位,而咨询人则完全处于被动的地位。例如某些危重症病人或精神疾病病人,部分或完全失去正常的思维能力,不会对护士的言行提出任何异议,只能被动地服从。处于这种护患关系模式时,要求健康教育直接明了,在条件允许的情况下借助家属陪同者的帮助,确保药疗过程的正确性。同时要求护理人员有高度的责任心、同情心和护理道德,促进病人快速康复。

（二）指导 – 合作模式

咨询者（病人）在护士的指导下积极配合,对护士有充分的信任感。这是咨询护士在针对住院病人急性期健康教育工作中最常见的咨询关系模式。其特征是护士指导病人操作,如服药、皮下注射胰岛素、正确雾化吸入等,病人向护理人员提供自己在药疗过程中的相关信息,可以提出疑问或咨询,此时护士仍处于主导地位。在这种护患模式下,应鼓励病人提问,尽可能详细叙述药疗过程中的相关症状、感受等信息,以便能对药疗效果及副作用进行及时的辨别与干预,并适时对病人的疑问进行通俗易懂的解答。

（三）共同参与模式

咨询人能在诊疗过程中体现出主动性和参与性,积极提供必要的信息,能通过自身努力和积极的主观愿望来配合相关的药疗过程,这种模式适用于针对慢性疾病的门诊及社区健康指导。在此种模式下,护患双方以平等关系为基础,相互积极配合,共同参与,避免"护士说,病人听"。护士应设身处地地协助病人解决药疗过程中的困难,排除干扰因素,促进咨询过程的有效进展。这是需要重视和推广的模式。

（欧尽南）

第十章　药疗护理病情观察与应急技能

第一节　病情观察

病情观察能力是护理岗位胜任力的基本要素之一,是日常护理工作重要的范畴,是指护理人员在与病人接触的护理实践活动中,依据病人病史,对其现状进行系统评估后作出综合判断的过程。病情观察所得的信息是制定进一步诊断、治疗、护理措施的重要依据;在药疗护理实践中,是判断药物疗效及不良反应、保证用药安全有效的关键。护理人员应有敏锐、细致的观察能力,尽可能不遗漏重要信息。

一、药疗护理病情观察的重点

(一)用药依从性

护理人员应多途径了解病人的用药依从性及其影响因素,以便采取对应措施,进行个性化干预。

(二)药物疗效

护理人员应充分了解药物治疗疾病的作用机制,有目的地观察是否达到预期疗效,如运用降血压药物后重点观察血压变化情况;运用利尿剂后观察尿量及原有水肿症状是否改善等。

(三)药物的毒副作用

药物在发挥其治疗作用的同时,往往伴随不同危害程度的毒副作用。如洋地黄类药物中毒时,出现严重的心律失常、黄视现象。护理人员应该仔细观察,正确判断是一般副作用还是中毒反应,尤其是某些药物治疗极量和中毒剂量相近的情况,有些药物有慢性蓄积中毒特性等,容易被忽视,应做到及时观察、及时报告并协助处理。

二、病情观察的方法

(一)望

通过目测可以观察到病人的精神状态、面部表情、步态、体位、皮肤黏膜情况等,可以直接或间接地判断药物对疾病治疗的效果及副反应。如用药后不久出现皮肤黏膜红疹、瘙痒时高度提示有药物过敏的可能。

（二）闻

利用听觉发现来自病人的各种声音,借此判断病情进展,了解药疗效果和毒副反应。如说话的音调、呼吸的喘鸣音、咳嗽声、呻吟声等。

（三）嗅

利用嗅觉观察来自病人的各种气味,如各类排泄物的气味、病人呼出气体的气味等,作为间接判断疾病状态的信息。

（四）切

通过触摸感知病人身体的变化,如摸脉搏、检查皮肤局部的感知觉或借助检查器械监测生命体征等。

在病情观察的过程中,除了上述几种直接的方法外,通过对病人或家属口头询问,得到一些不能通过医务人员感官直接观察到的资料信息,这些信息同样是很有价值的信息,如食欲状况、头晕乏力感、饥饿感等。

第二节 发生药物不良反应的常用应对技巧

在药疗过程中,因药物本身的作用或药物间相互作用可产生的与治疗目的无关而又不利于病人的各种反应,即药物的毒副作用或不良反应。毒副反应可能是预期的,也可能是无法预期的过敏性或其他特异性反应。药物在导致病人躯体毒副反应的同时,也可能因此而引发病人负性的心理副反应。这种不良的心理反应不利于疾病康复,甚至容易让病人产生误解。因此在积极处理躯体副反应的前提下,医务让人员应该掌握一定的技巧,预防和应对病人的心理副反应。在本书第一篇介绍了药物不良反应的一般处理原则,本节将重点从沟通技巧的角度进行介绍。根据药物毒副反应可能对人体伤害的严重性和发生的概率不同,将药物毒副反应分为四类,即高发低毒、高发高毒、低发高毒和低发低毒四类,下面将分别叙述不同的应对策略。

一、高发低毒类

高发低毒类副反应是指使用某种药物后发生某种副反应的概率高,但这种副反应对人体造成的毒性作用较小,如口服阿司匹林和红霉素后出现胃部不适等。用药前可以预先告知病人可能出现的副反应及如何应对处理;发生此类副反应后,告知病人属于药物正常状态的副作用,以免发生不必要的恐慌。

二、高发高毒类

高发高毒类副反应是指使用某类药物后,不但出现某种副反应的概率大,而且这种副反应对机体伤害程度较重,如抗肿瘤药物对心脏的毒性作用等。用药前告知可能发生的副作用,和病人一道权衡利弊后慎重选用。此类副反应一旦发生,应积极处理干预。当病人出现紧张焦虑情绪时,应采取移情法应对,让病人感受到对他处境感受的理解与重视;同时应随时将处理方案和效果与病人充分沟通,共同将毒副反应给身心带来的损害降至最低。

三、低发高毒类

低发高毒类副反应是指使用某类药物后某种副反应一般很少发生,但一旦发生则毒性作用较为严重,如避孕药导致的中风等。用药前应客观地告知病人,避免说"这个不太可能发生"。发生该类毒副反应后,评估病人对不良反应的感知程度,帮助病人接受事实,应做到医患共同应对、积极处理。

四、低发低毒类

低发低毒类副反应是指使用某类药物后出现某种副反应概率低,且对机体的伤害较小,例如使用甘露醇后极个别病人出现皮疹等。此类副反应危害程度低,首先要确认病人的看法,对于那些特别关注副反应和感受强烈的病人,在理解其感受的前提下,积极处理的同时采取耐心解释、分散注意力等措施,减轻病人心理负担。

（欧尽南）

参 考 文 献

1. 肖激文. 实用护理药物学. 2 版. 北京：人民军医出版社，2007.

2. 童荣生. 妊娠和哺乳期病人治疗临床药师指导手册. 北京：人民卫生出版社，2011.

3. 郑成中. 小儿安全用药 100 问. 北京：人民军医出版社，2009.

4. 李大魁，张石革. 药学综合知识与技能. 北京：中国医药科技出版社，2014.

5. 周丽娟，梁英，宁毅军. 护理用药失误防范. 北京：人民军医出版社，2010.

6. 陈孝治，肖平田. 新编实用药物手册. 4 版. 长沙：湖南科技出版社，2012.

7. 牟燕. 心血管疾病药物治疗学. 北京：化学工业出版社，2011.

8. 赵淑英. 社区健康教育与健康促进学. 北京：北京大学医学出版社，2011.

9. 李小寒，尚少梅. 基础护理学. 4 版. 北京：人民卫生出版社，2006.